# Statistics For Health Care

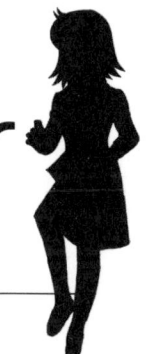

만화로 쉽게 배우는 보건통계학 [제2판]

저자 / 다큐 히로시, 코지마 다카야

BM (주)도서출판 성안당

日本 옴사 · 성안당 공동 출간

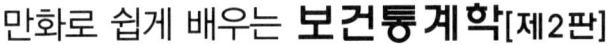
만화로 쉽게 배우는 **보건통계학**[제2판]

Original Japanese Language edition
Manga de Wakaru Nurse no Toukeigaku (Dai 2 Han) – Data no Mikata kara
Settokuryoku aru Happyo Shiryo no Sakusei made –
by Hiroshi Takyu, Takaya Kojima, Keiko Koyama, Becom
Copyright ⓒ Hiroshi Takyu, Takaya Kojima, Becom 2020
Published by Ohmsha, Ltd.
This Korean Language edition co-published by Ohmsha, Ltd.
and Sung An Dang, Inc.
Copyright ⓒ 2021
All rights reserved.

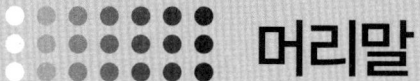

# 머리말

<2004년 가을, 어느 훌륭한 간호사와의 대화>

"선생님, 통계학은 어려운가요?"
"요점만 확실하게 알고 있으면 전혀 어렵지 않아요."
"만화로 쉽게 배우는 간호사를 위한 통계학 책은 없나요?"
"아직 없네요. 진지하게 설명하면 어려워지기 마련이지요. 그래도 그런 책이 있으면 참 좋겠어요."
"간호사를 위한 쉬운 통계학 책을 꼭 만들어 주세요. 그런데, (갑자기 표정이 험악하게 변하며) 어려운 내용을 그냥 만화로 설명하진 않으실 테지요?" (라고 말하며, 나를 봤다.)
"(식은땀을 흘리며) 그럼요, 물론이죠. 수식은 거의 사용하지 않고 알기 쉽게, 그리고 조금은 고차원적인 내용도 설명하면서, 통계학과 친해지기 쉬운 내용의 책으로 만들도록 하죠. 이제 됐나요?"
"와아! 기뻐라. 꼭 좀 부탁드려요!"

이런 요청을 받아 2006년 5월에 이 책의 초판이 탄생하게 되었다.
근거 중심 의학, EBM(Evidence Based Medicine)의 파장이 간호계와 복지계에도 밀어닥치고 있다. 그로 인해 우리는 객관적으로 자신의 아이디어를 증명하는 방법을 요구당하고 있다. 통계학은 그를 위한 하나의 중요한 수단이다. 이제까지 컴퓨터를 능숙하게 다루는 간호사를 만난 적은 있어도, 통계학을 잘하는 간호사는 만난 적이 없을 것이다. 그래서 이 책에서는 간호계 사람들에게 친숙한 소재를 가지고 통계학의 중요사항을

# 머리말

설명하였다. 또한 간호연구를 시작한 초심자들의 이해를 돕기 위해 가장 손쉬운 방법인 카이제곱검정을 앞에 내세워 설명하고자 한다.

이 책은 많은 사람들이 협력하여 출판하게 되었다. 이 자리를 빌려 도움을 주신 출판사 관계자 여러분께 감사의 말씀을 드린다.

집필을 마치고, 지금까지는 없었던 완전히 새로운 컨셉의 '보건통계학 책'이 만들어졌다고 생각한다. 이제까지 통계학 책을 여러 권 집필해 보았지만, 이 책은 통계를 싫어하는 간호사분들도 읽고 싶어지는 책이라고 자부한다. 또한 제2판을 내면서 표계산 소프트웨어를 중심으로 전체 내용을 재검토하여 향상에 힘썼다. 이 책을 읽고, 통계를 싫어하셨던 분들이 적어지고 많은 분들이 간호연구에 적극적인 자세로 임할 수 있기를 바란다.

2020년 9월
저자를 대표하여 **다큐 히로시**

# 차 례

**제1장**

프롤로그     9

## 연구와 통계학의 관계란?     15

1. 타인을 납득시키기 위한 학문 – 통계학     16
2. 두 가지 통계학     20
3. 연구 계획 잘 세우는 요령     27

**제2장**

## 데이터를 수집합시다     39

1. 데이터 수집 잘하는 방법     40
2. 변수의 종류     50
[연습 문제]     60

**제3장**

## 표·그래프를 만들어봅시다     61

1. 표 만드는 방법     62
2. 그래프 만드는 방법     70
[연습 문제]     76

**제4장**

## 간호연구에 쓰이는 기본적인 검정들     77

1. 카이제곱검정     82
2. 카이제곱분포     90
3. 기댓값을 구하는 방법     99
4. 통계적 가설검정     105
5. 카이제곱검정의 친구들     108
[연습 문제]     119

# 차례

## 제5장

### 평균값의 검정   121

1. 정규분포   125
2. 표준편차   127
3. 기본은 표본평균의 분포   136
4. $z$검정   142
5. $t$검정   146
6. $F$검정   152
7. 대응표본 $t$검정   157
8. 베르치 검정   160

[연습 문제]   171

## 제6장

### 불규칙과 상관에 대한 고찰   173

1. 분산분석   177
2. 산포도를 그리자   183
3. 상관계수와 검정   186
4. 상관계수의 주의점과 대처 방법   189
5. 상관을 나타내는 지표   194

[연습 문제]   196

## 제7장

### 통계의 유단자가 되려면   197

1. 회귀분석   200
2. 중회귀분석 그 외   204
3. 주성분분석   206
4. 대응일치분석   212
5. 공분산구조분석   217
6. 인자분석   221
7. 로지스틱 회귀분석   226
8. 생존분석   229

[연습 문제]   236

## 제8장

**발표 요령과 발표 자료의 예**     237

1. 데이터 해석 시 주의할 점     239
2. 초록 작성의 힌트     244
3. 발표 요령     247
4. 논문 작성법     251

**부록A** 김 간호사의 설문조사결과의 분석 예     258

**부록B** Excel 속 비장의 무기     261

**부록C** 연습문제 해답·해설     266

참고문헌, 출전 데이터     269

찾아보기     270

# 근대 간호학의 어머니, 나이팅게일은 뛰어난 통계학자이기도 했다.

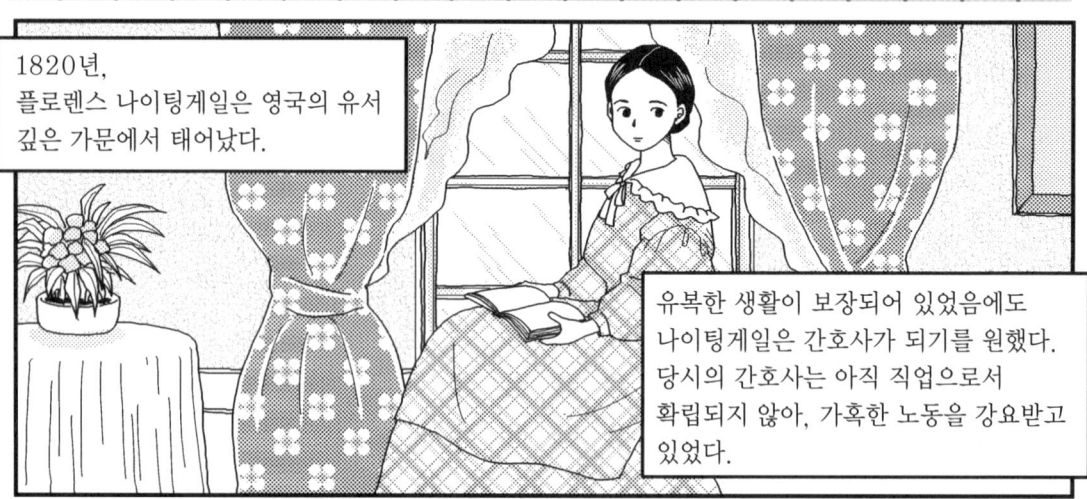

1820년, 플로렌스 나이팅게일은 영국의 유서 깊은 가문에서 태어났다.

유복한 생활이 보장되어 있었음에도 나이팅게일은 간호사가 되기를 원했다. 당시의 간호사는 아직 직업으로서 확립되지 않아, 가혹한 노동을 강요받고 있었다.

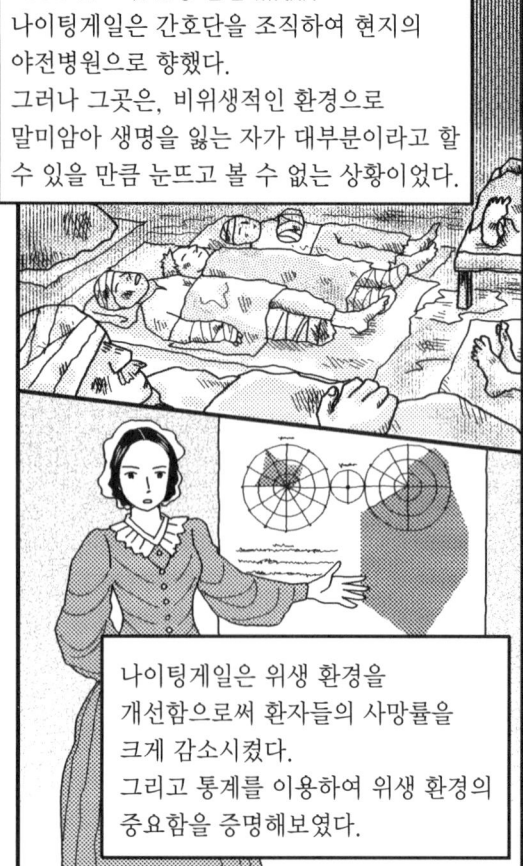

1853년 크림전쟁 발발(勃發). 나이팅게일은 간호단을 조직하여 현지의 야전병원으로 향했다. 그러나 그곳은, 비위생적인 환경으로 말미암아 생명을 잃는 자가 대부분이라고 할 수 있을 만큼 눈뜨고 볼 수 없는 상황이었다.

나이팅게일은 위생 환경을 개선함으로써 환자들의 사망률을 크게 감소시켰다. 그리고 통계를 이용하여 위생 환경의 중요함을 증명해보였다.

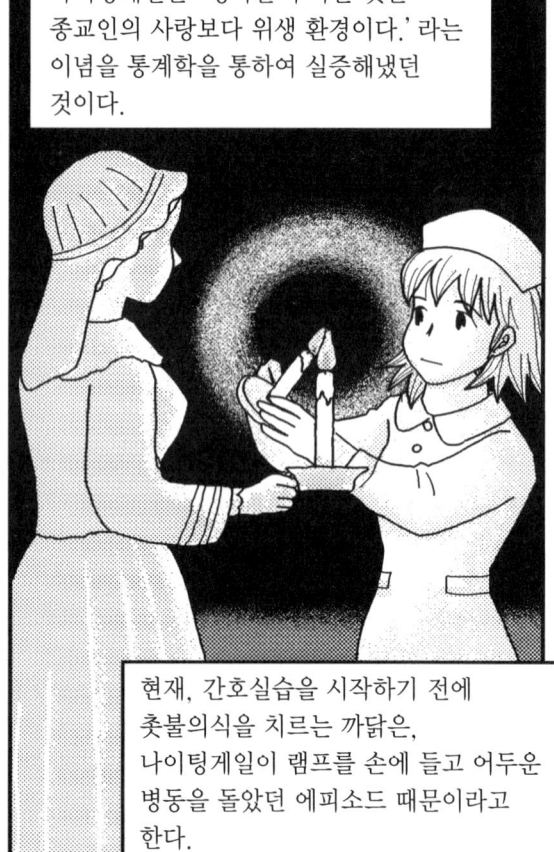

나이팅게일은 '병자를 구하는 것은 종교인의 사랑보다 위생 환경이다.'라는 이념을 통계학을 통하여 실증해냈던 것이다.

현재, 간호실습을 시작하기 전에 촛불의식을 치르는 까닭은, 나이팅게일이 램프를 손에 들고 어두운 병동을 돌았던 에피소드 때문이라고 한다.

# 프롤로그

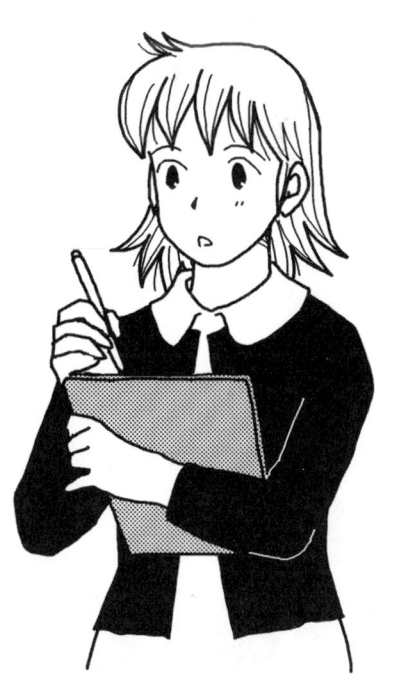

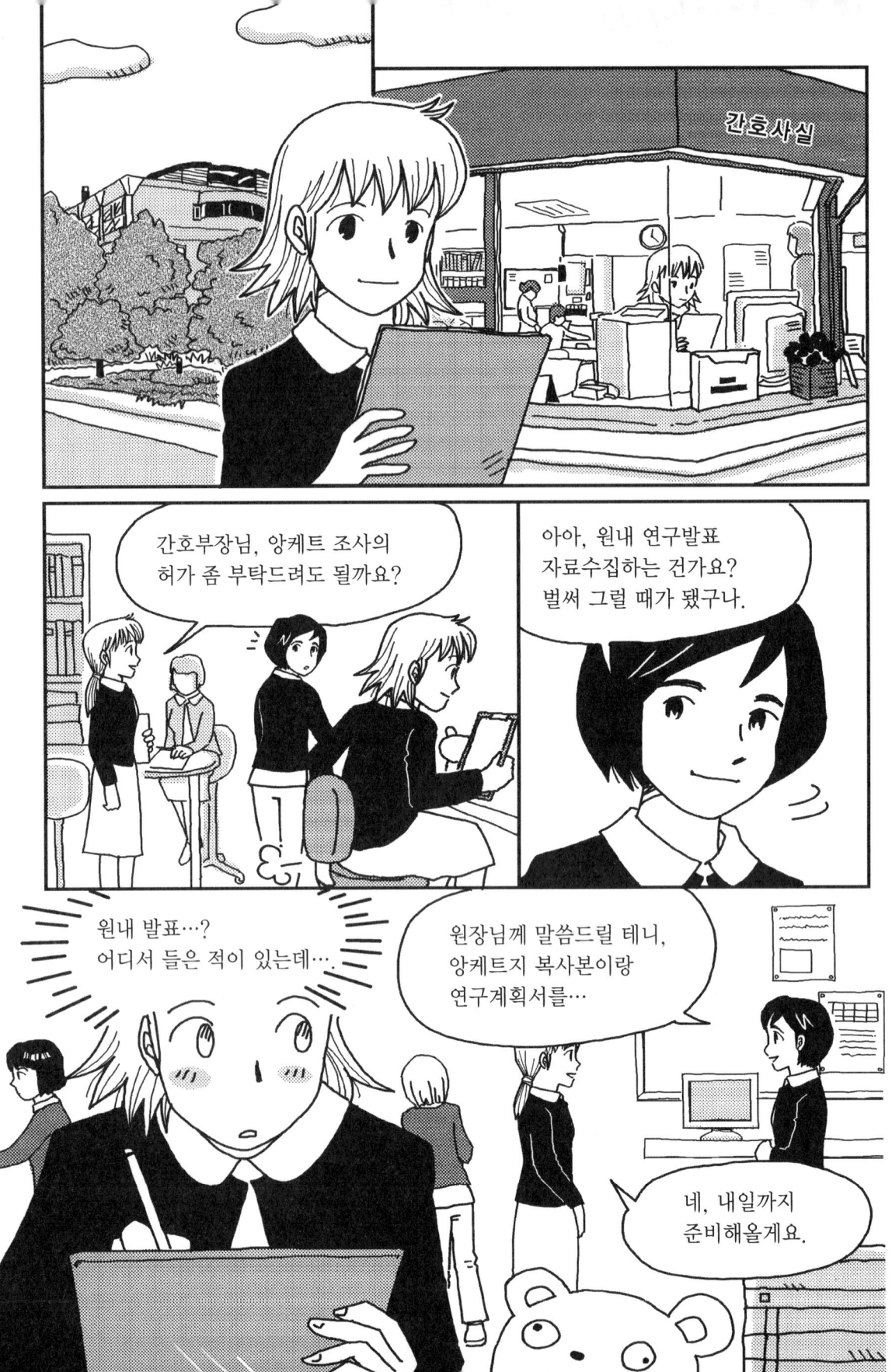

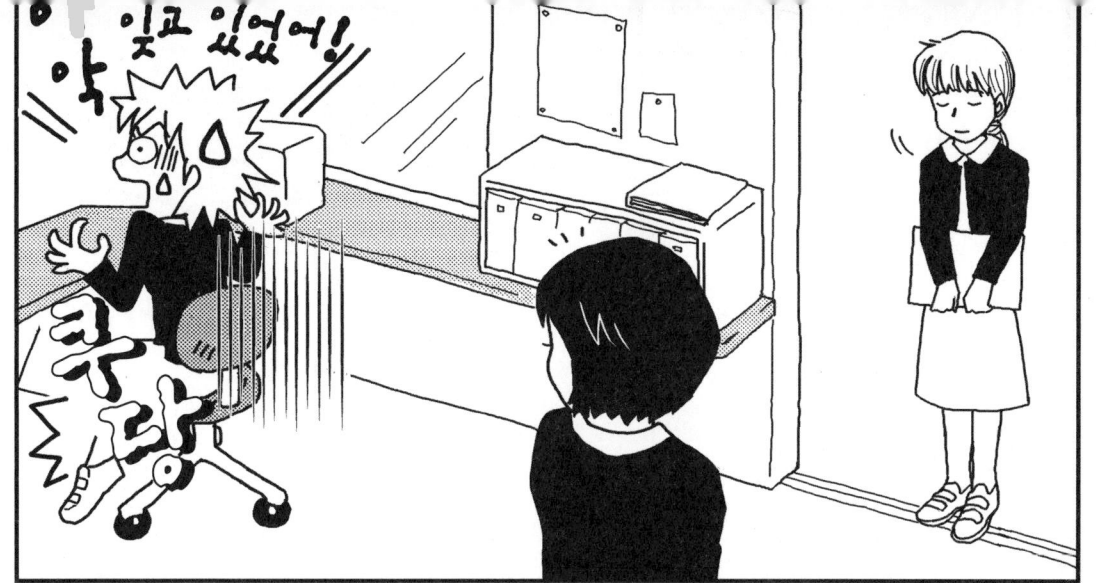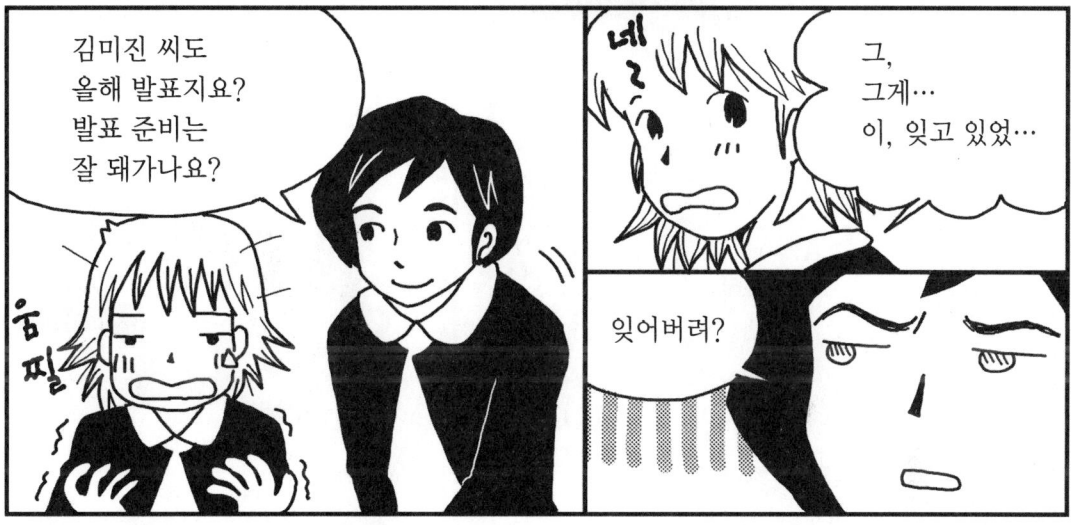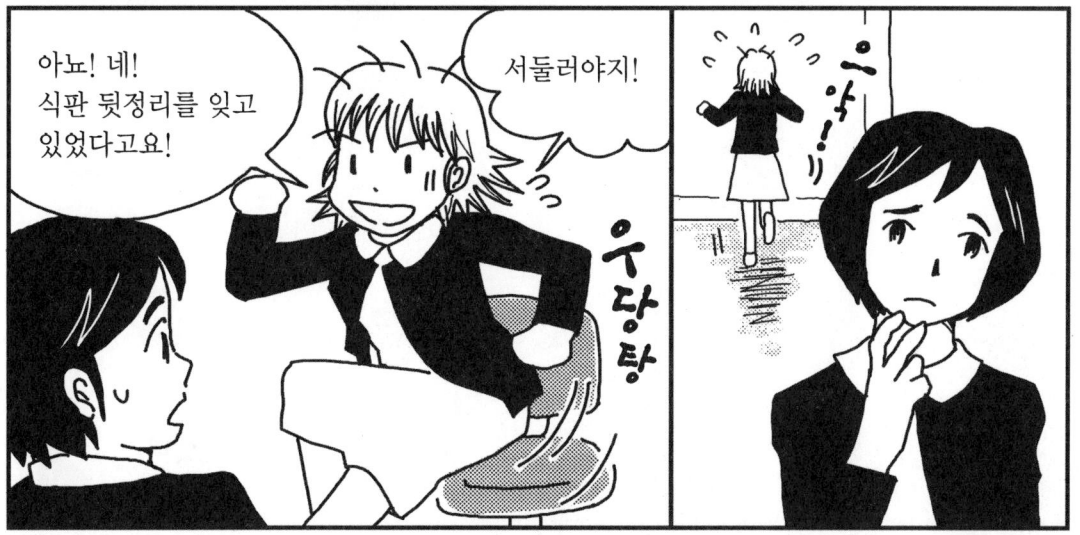

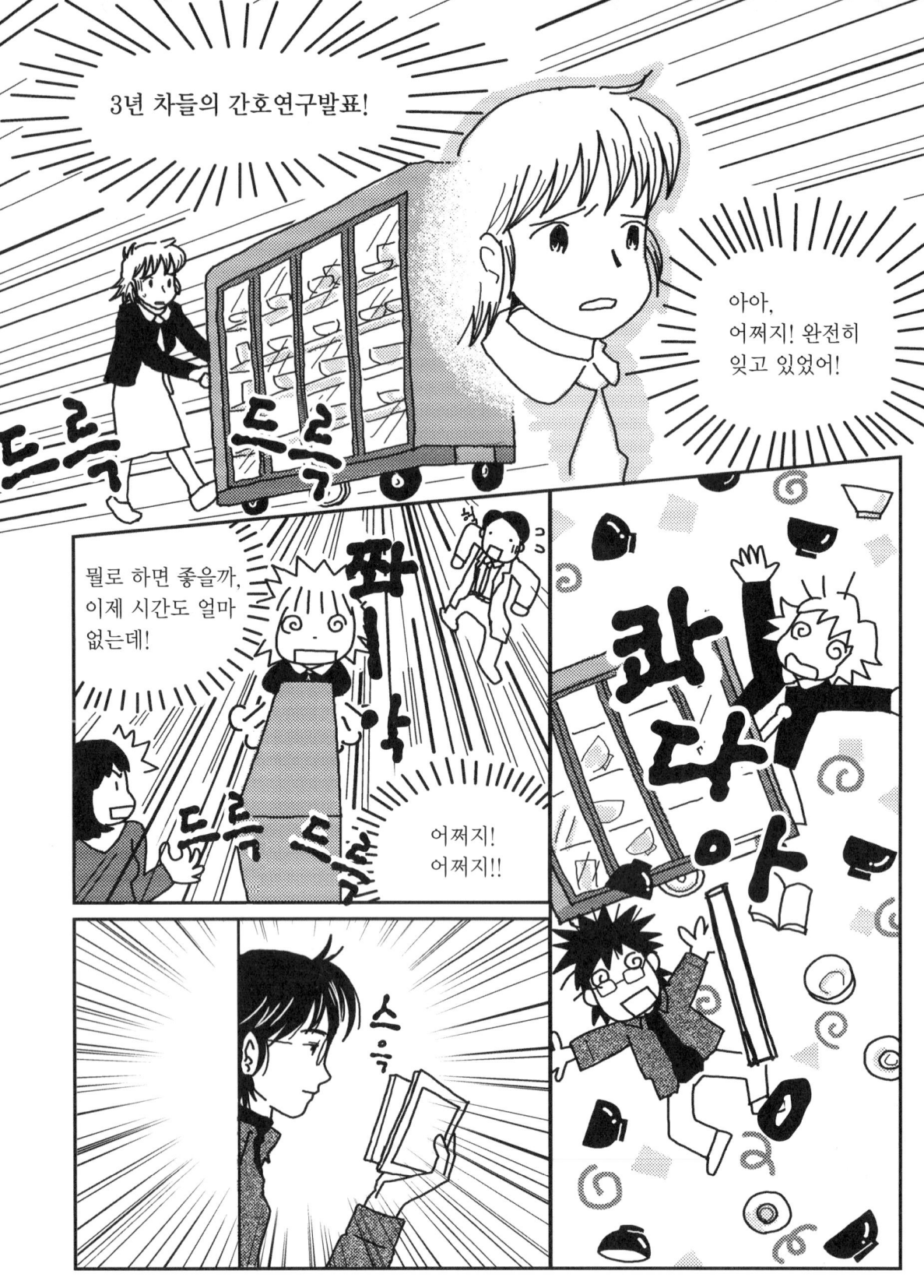

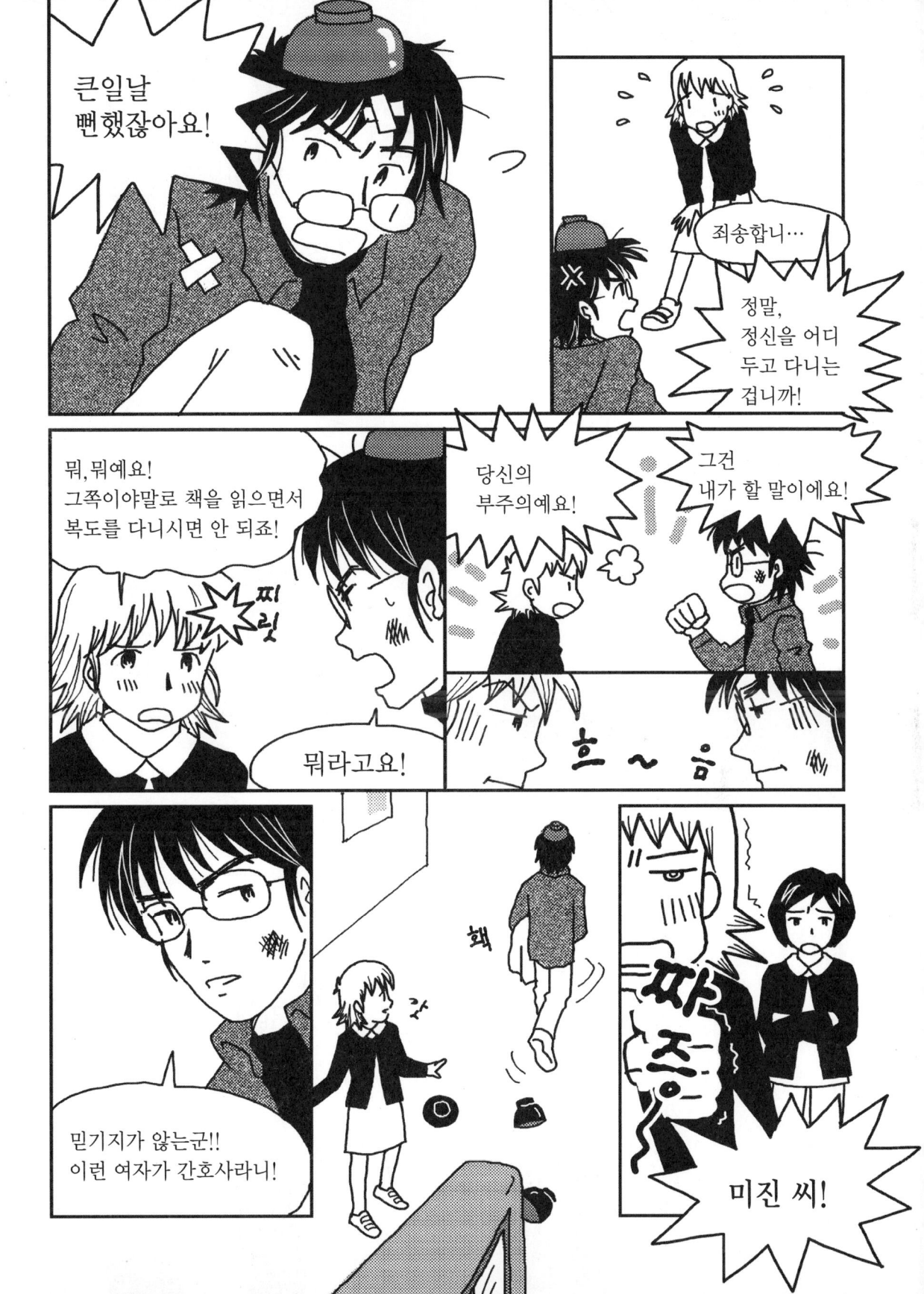

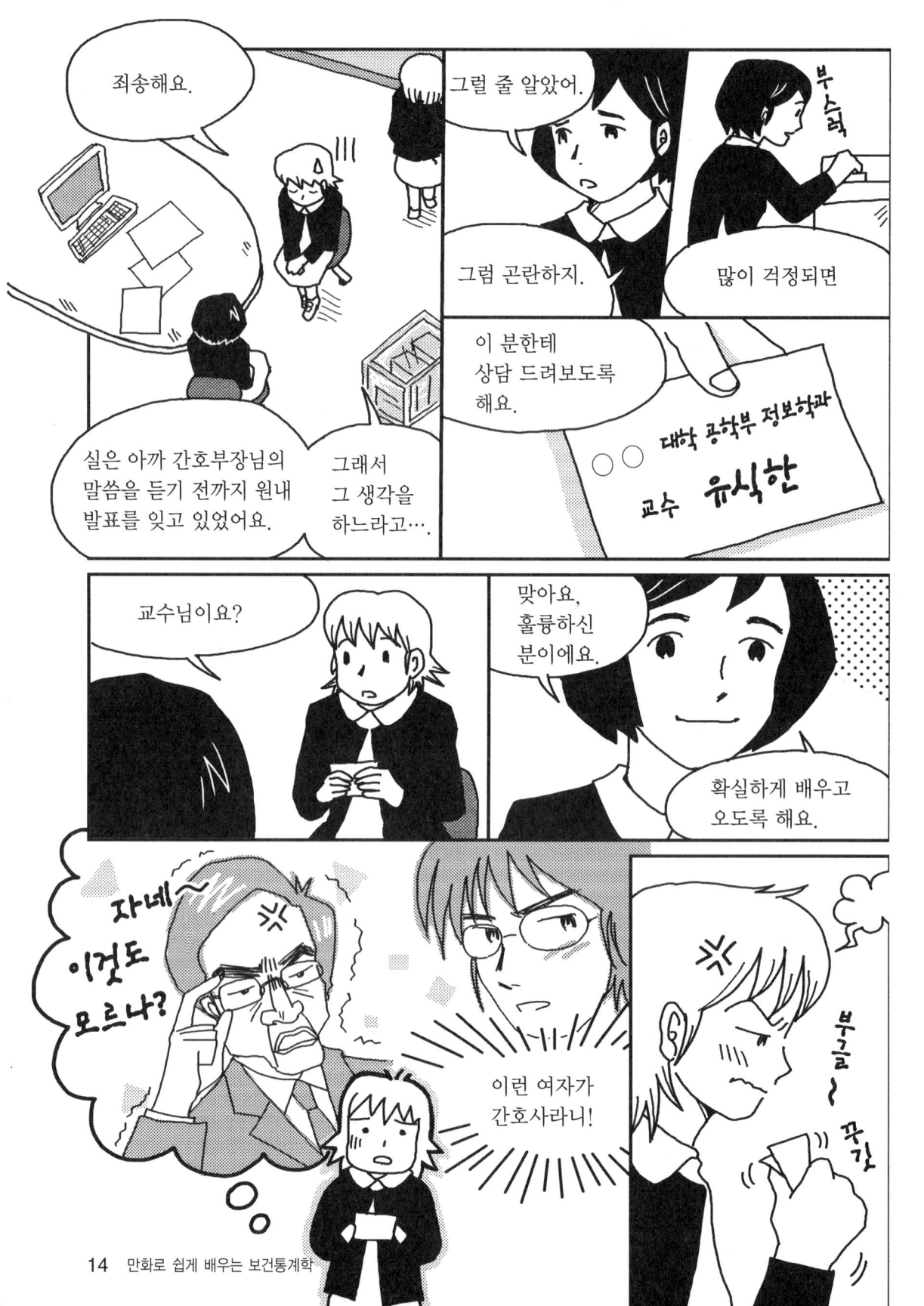

# 제1장
# 연구와 통계학의 관계란?

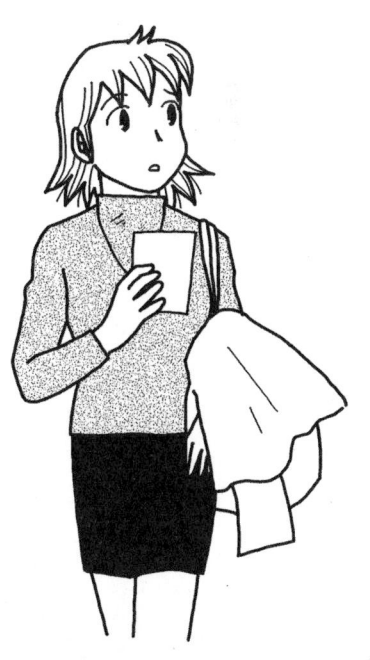

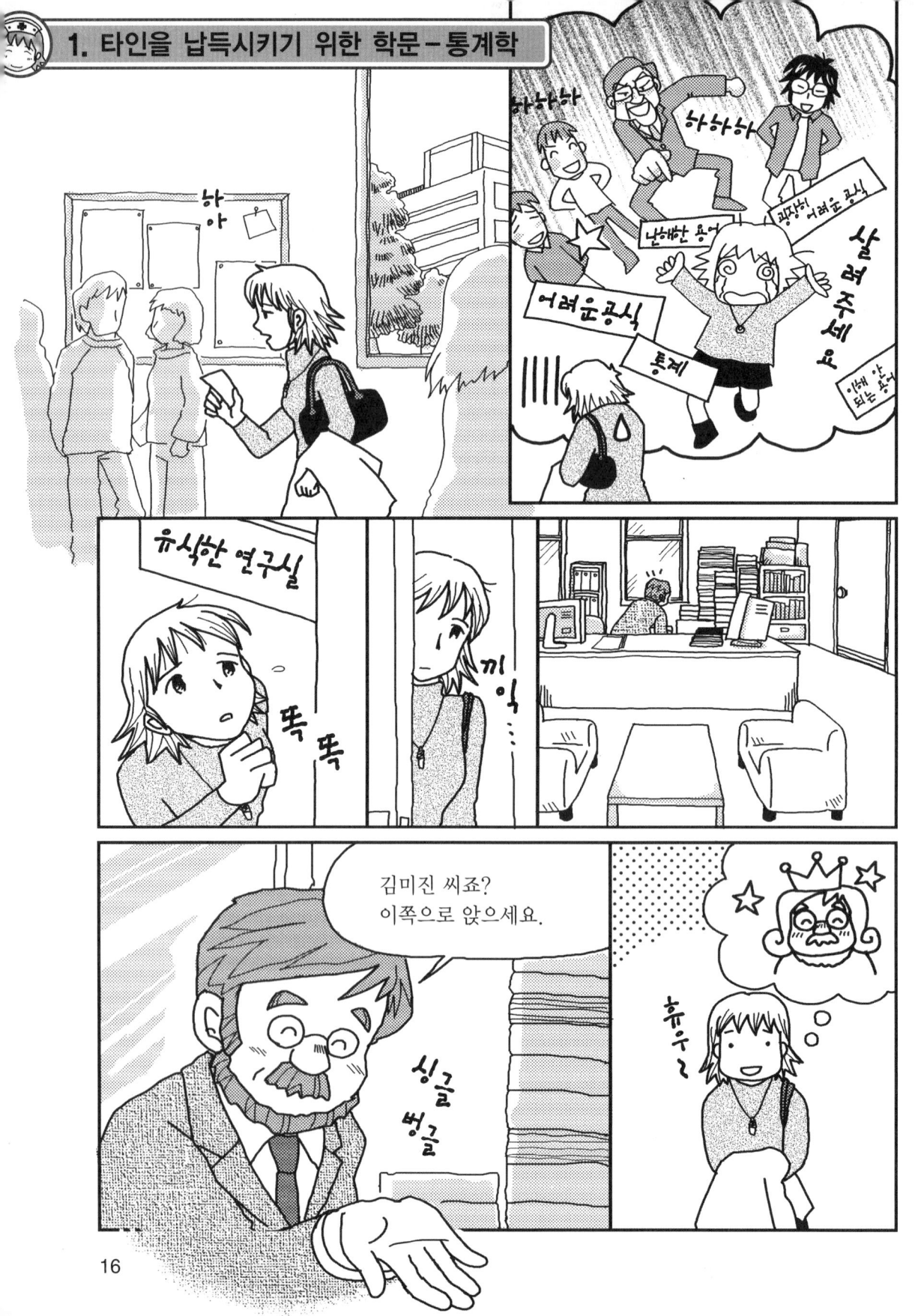

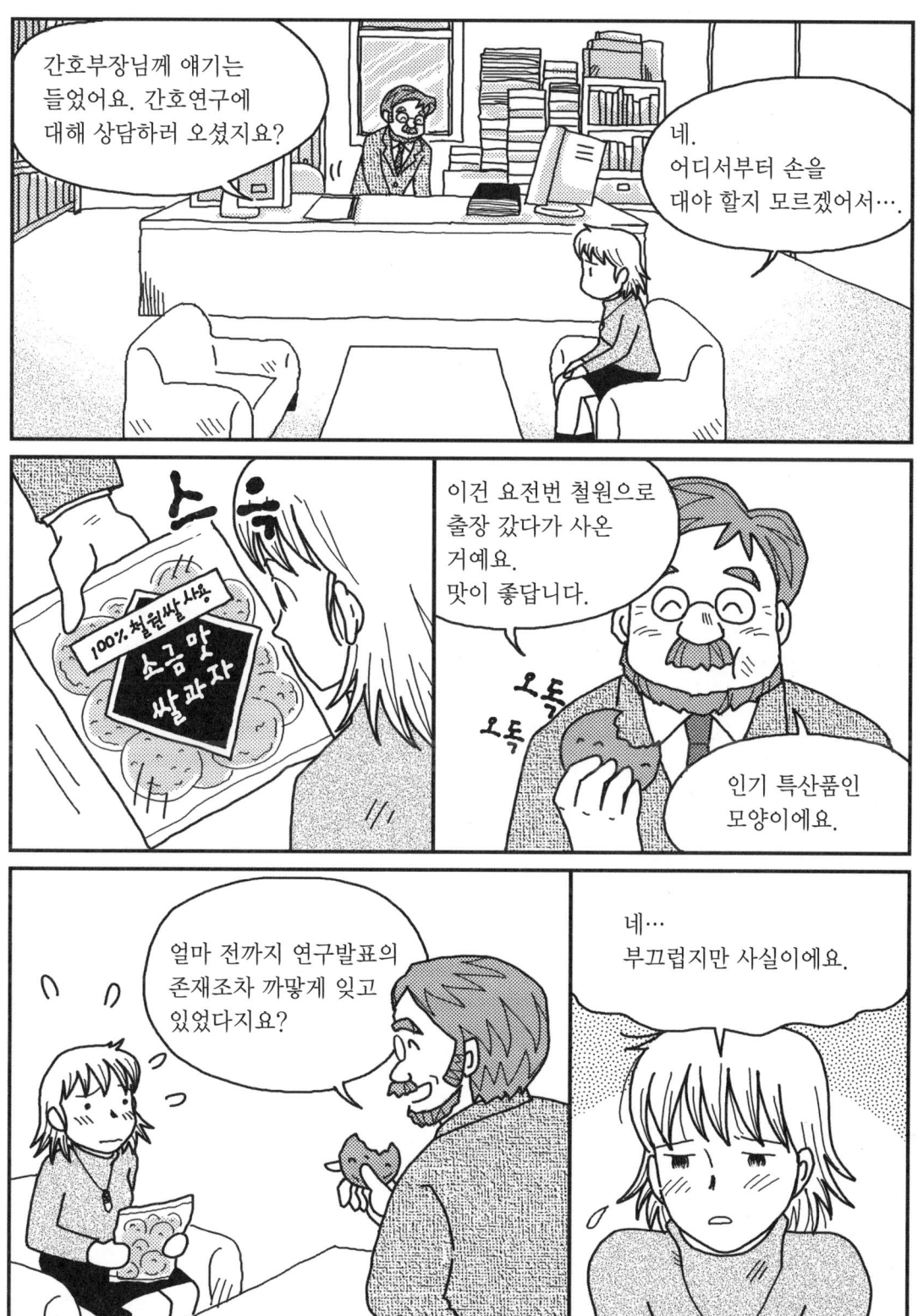

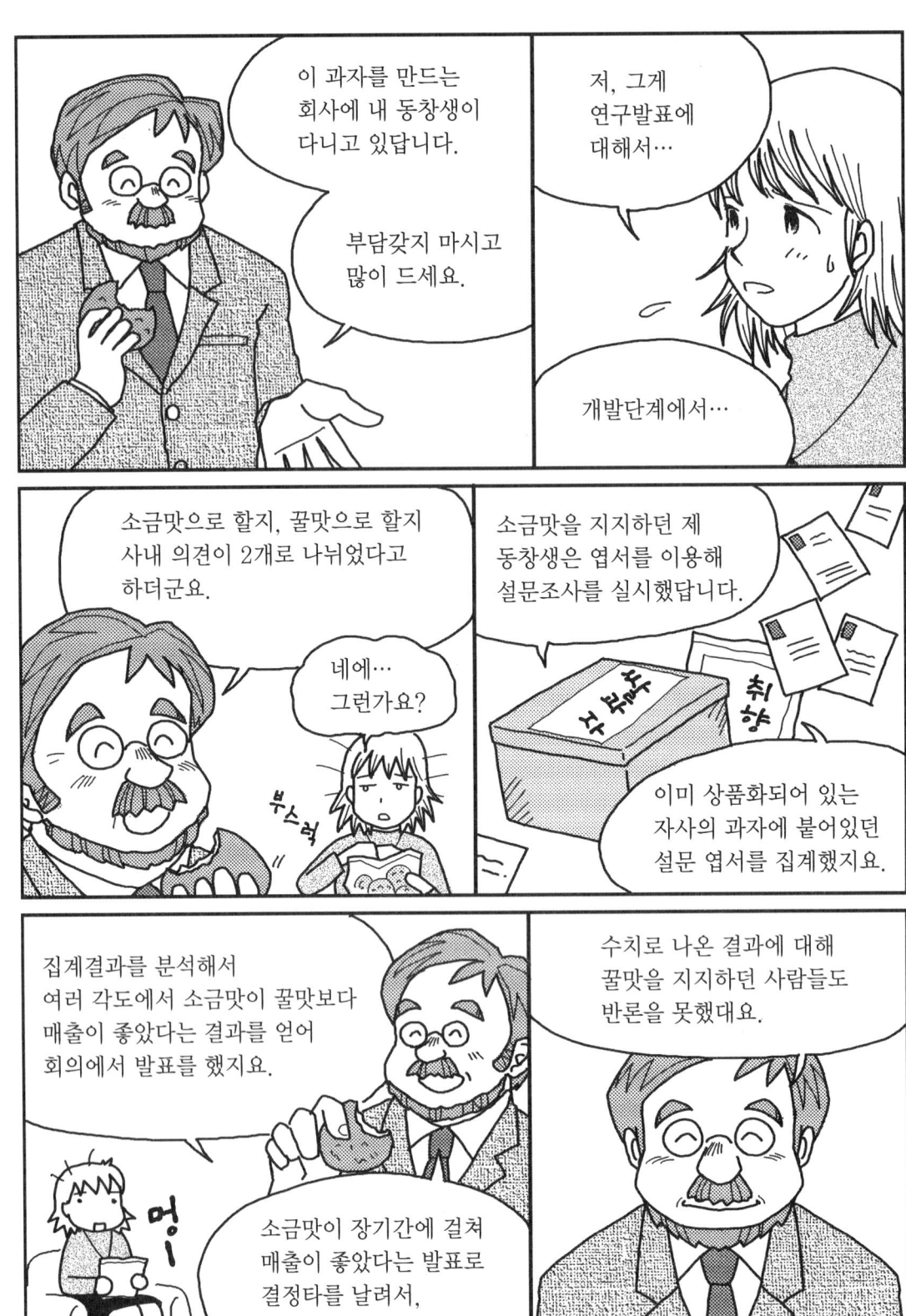

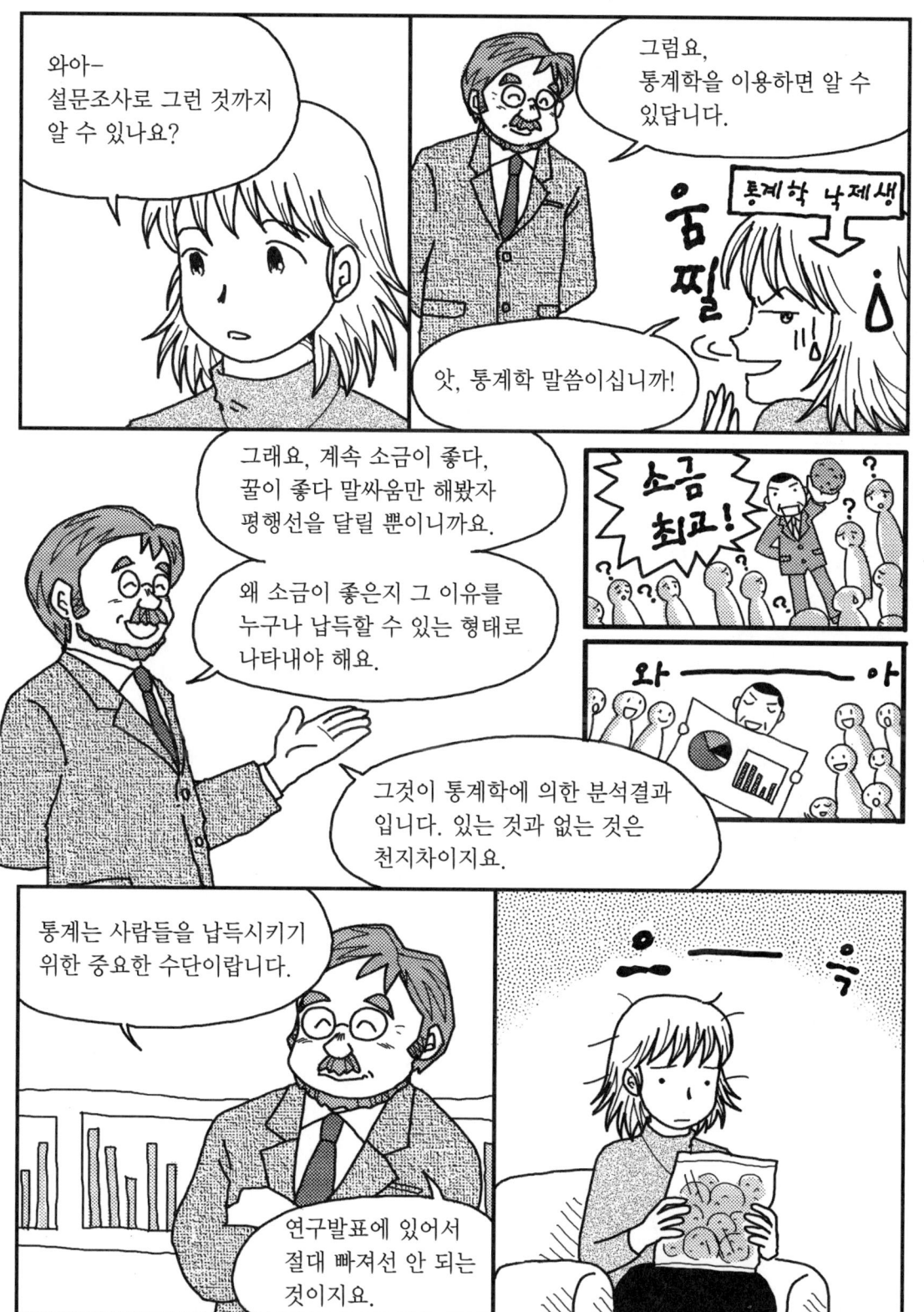

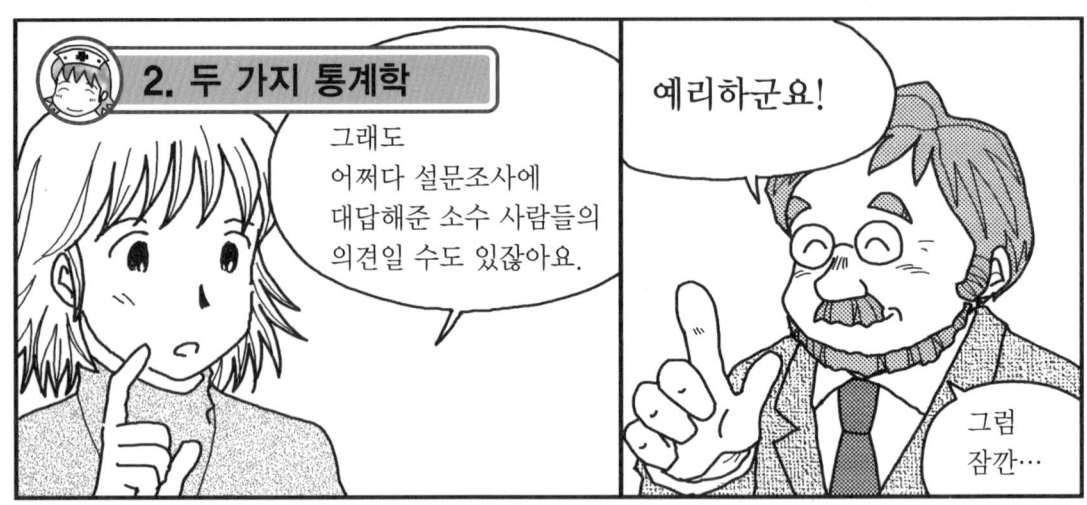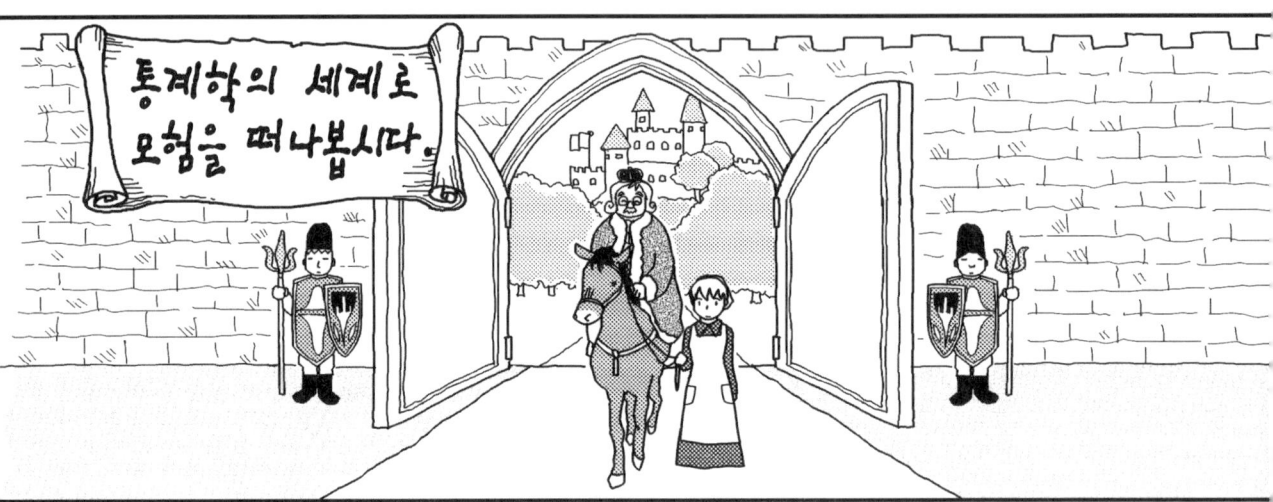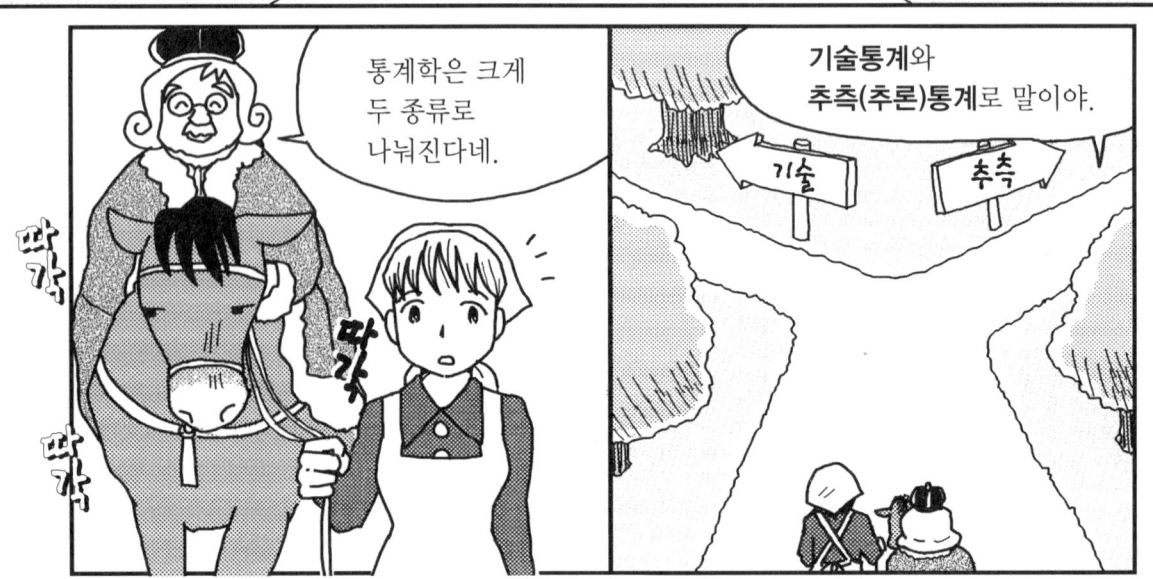

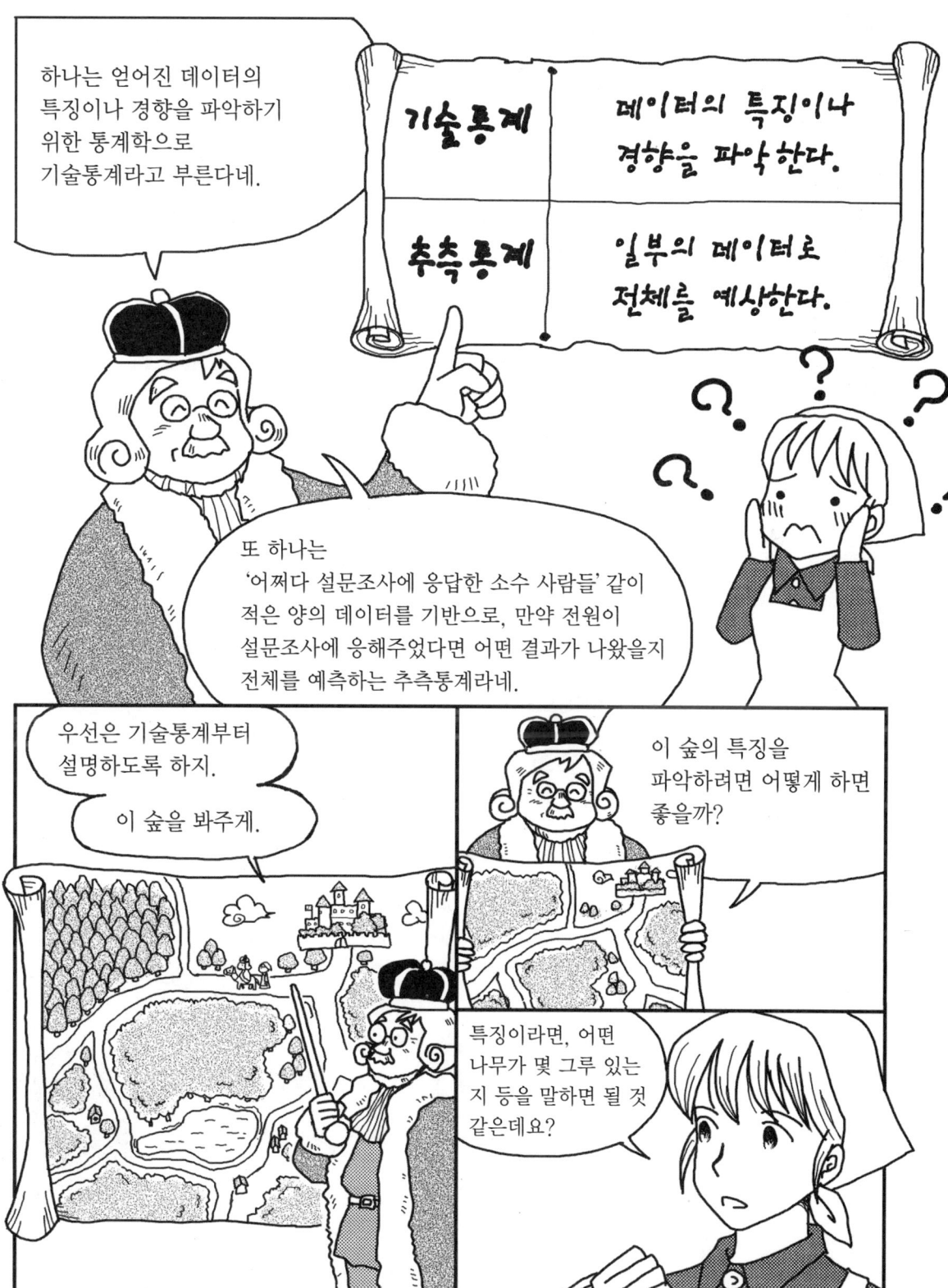

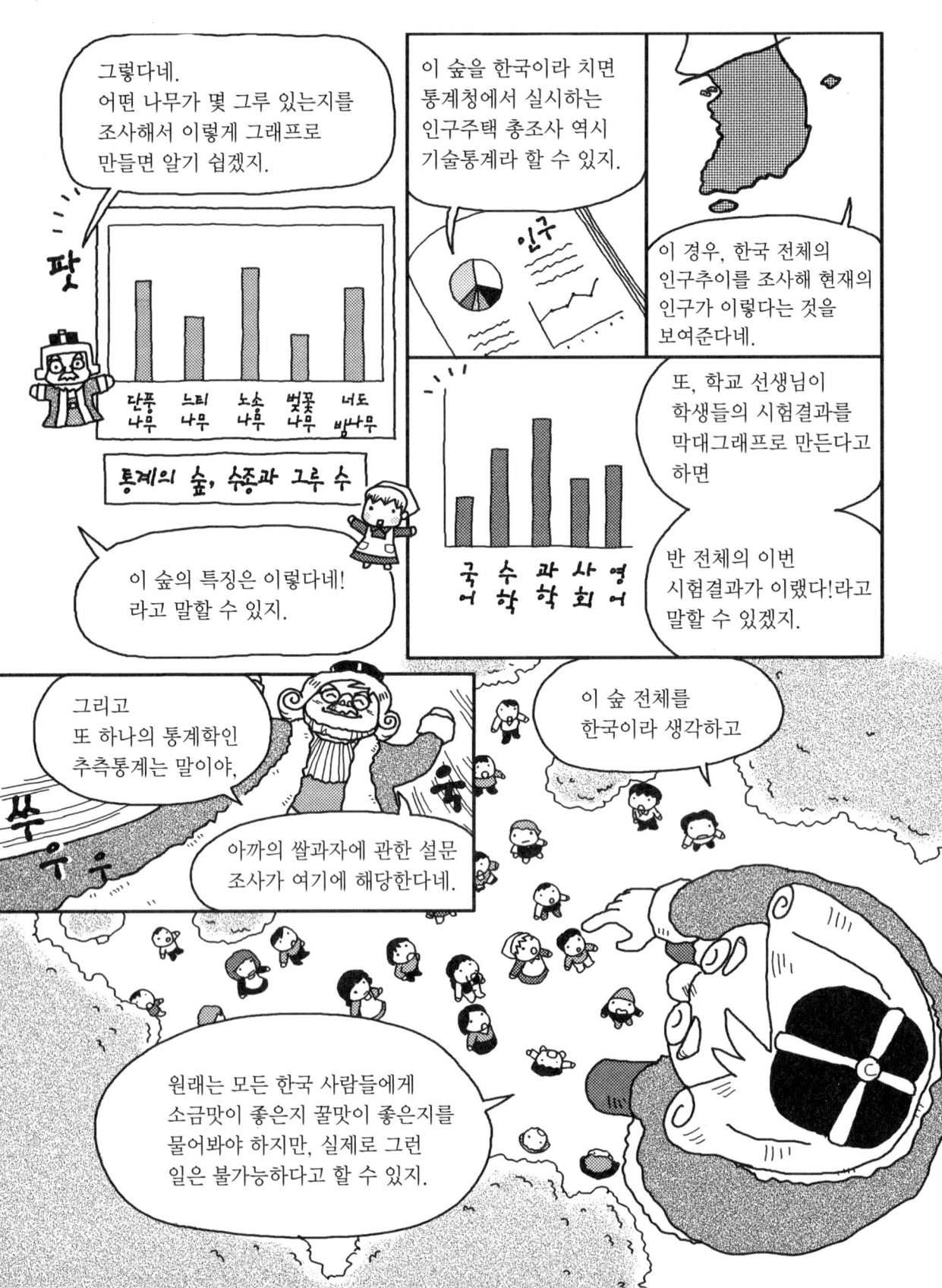

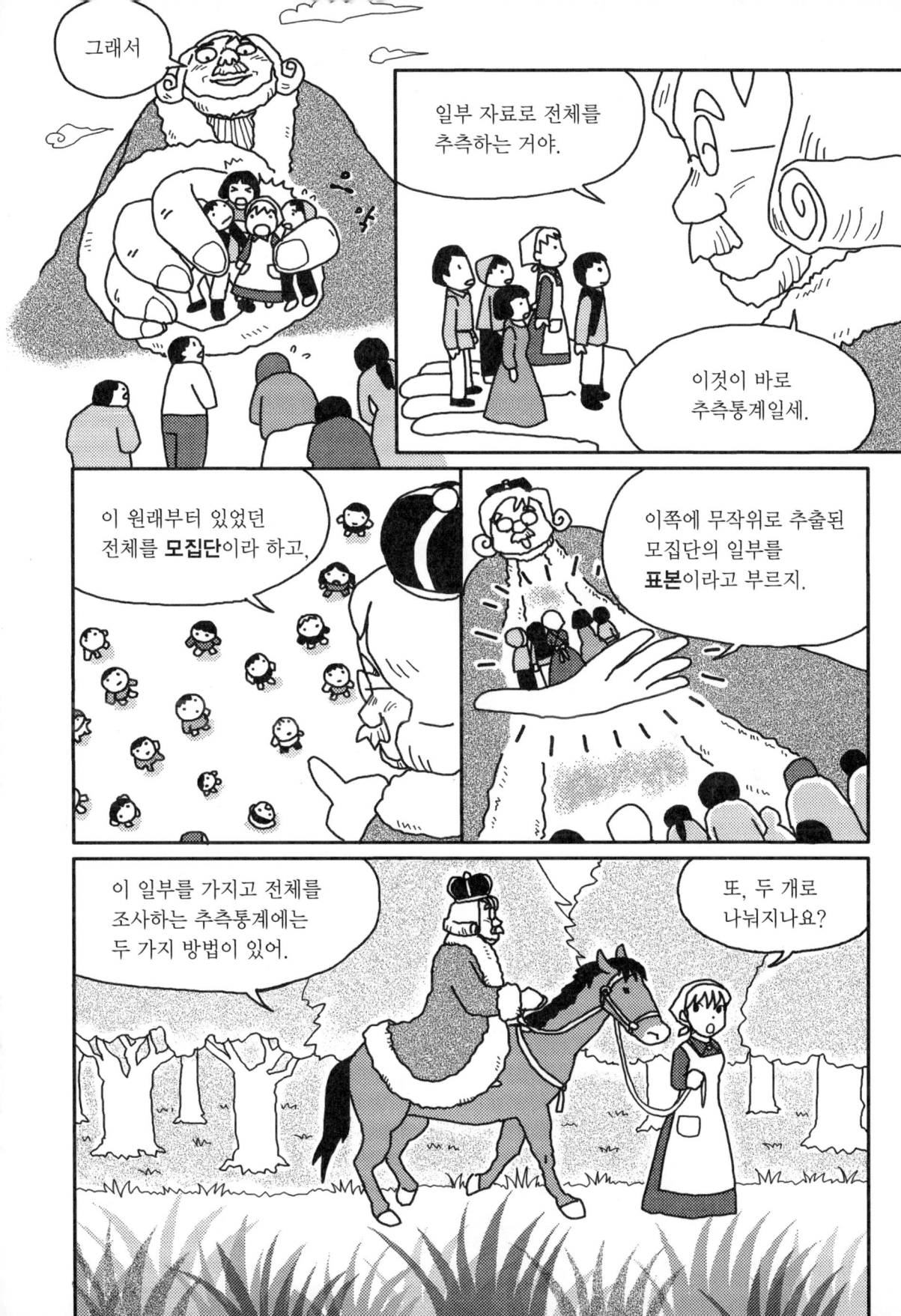

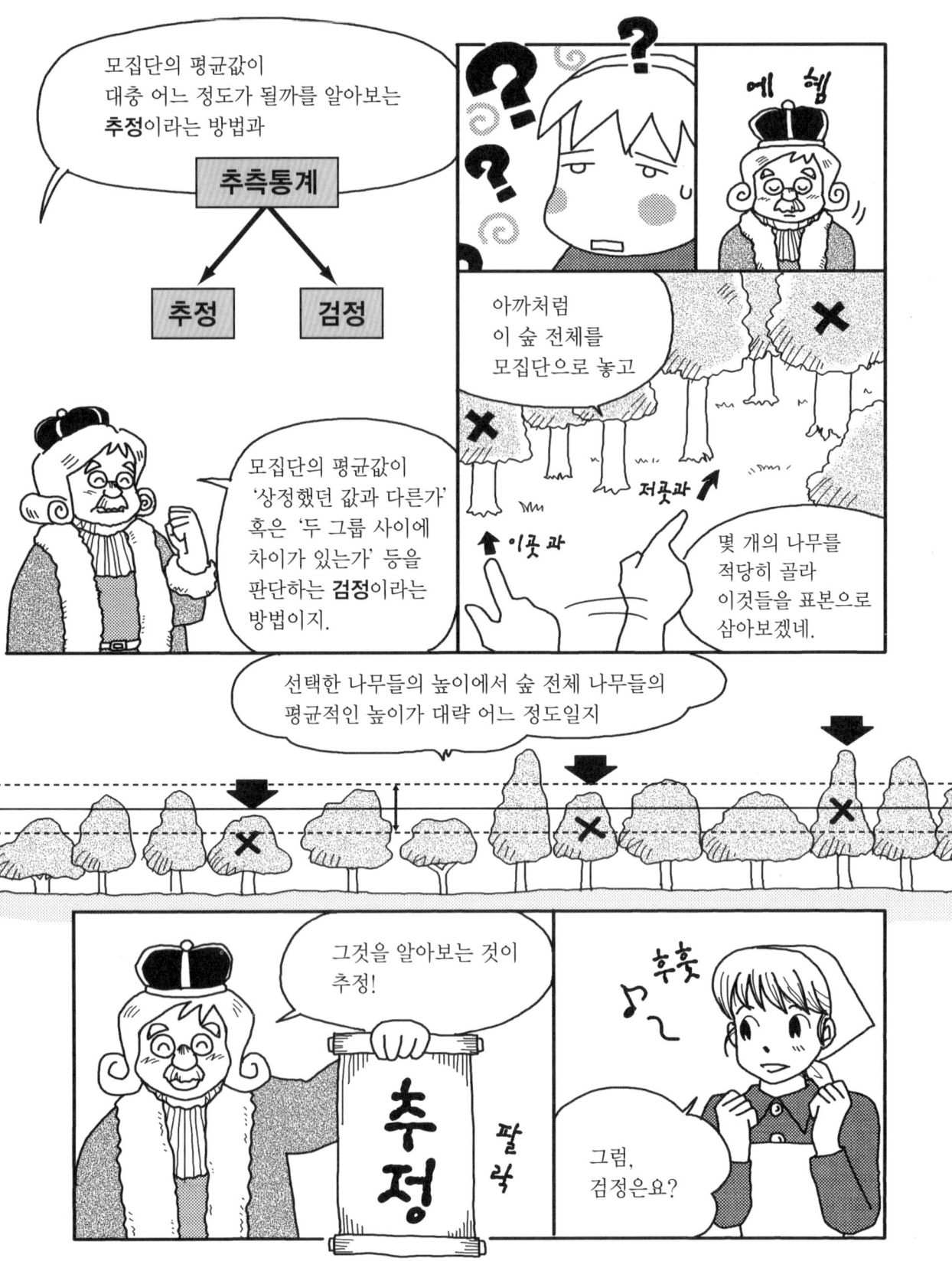

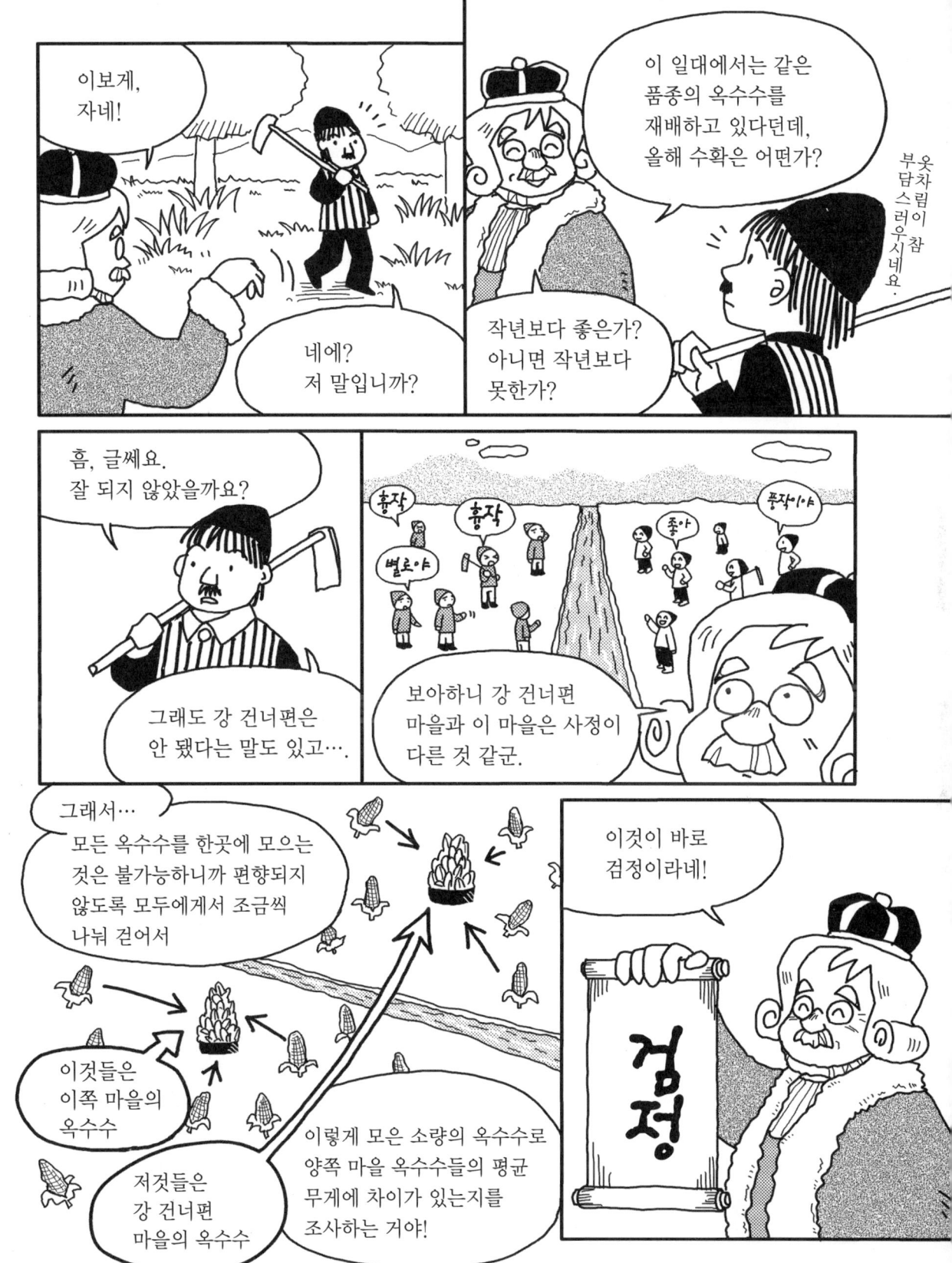

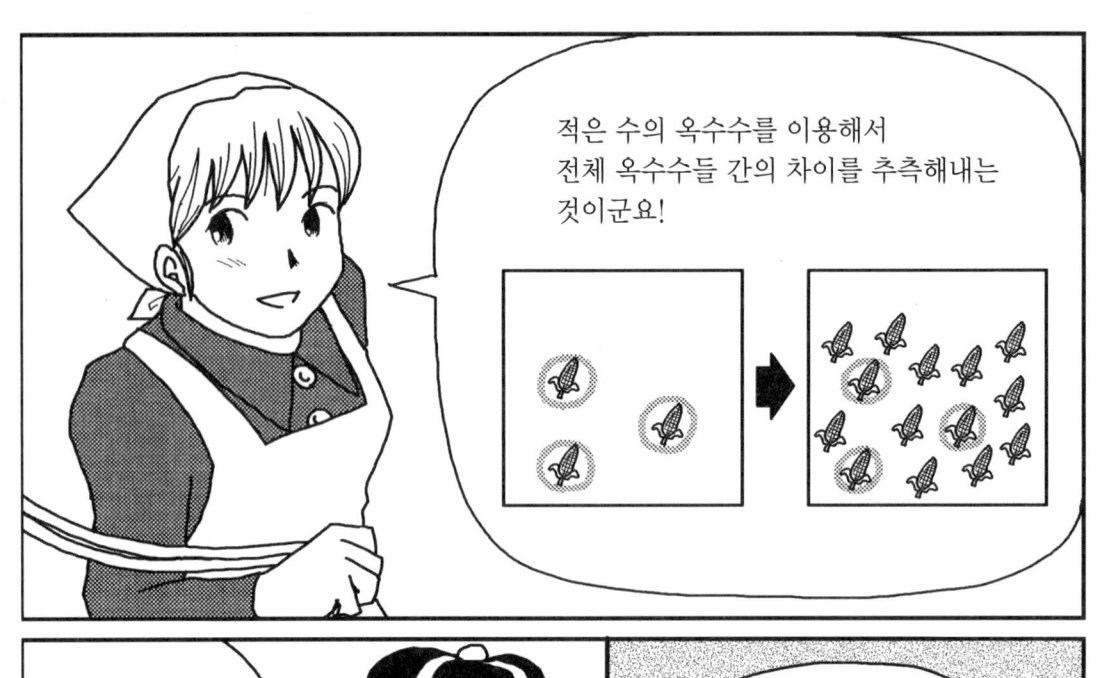

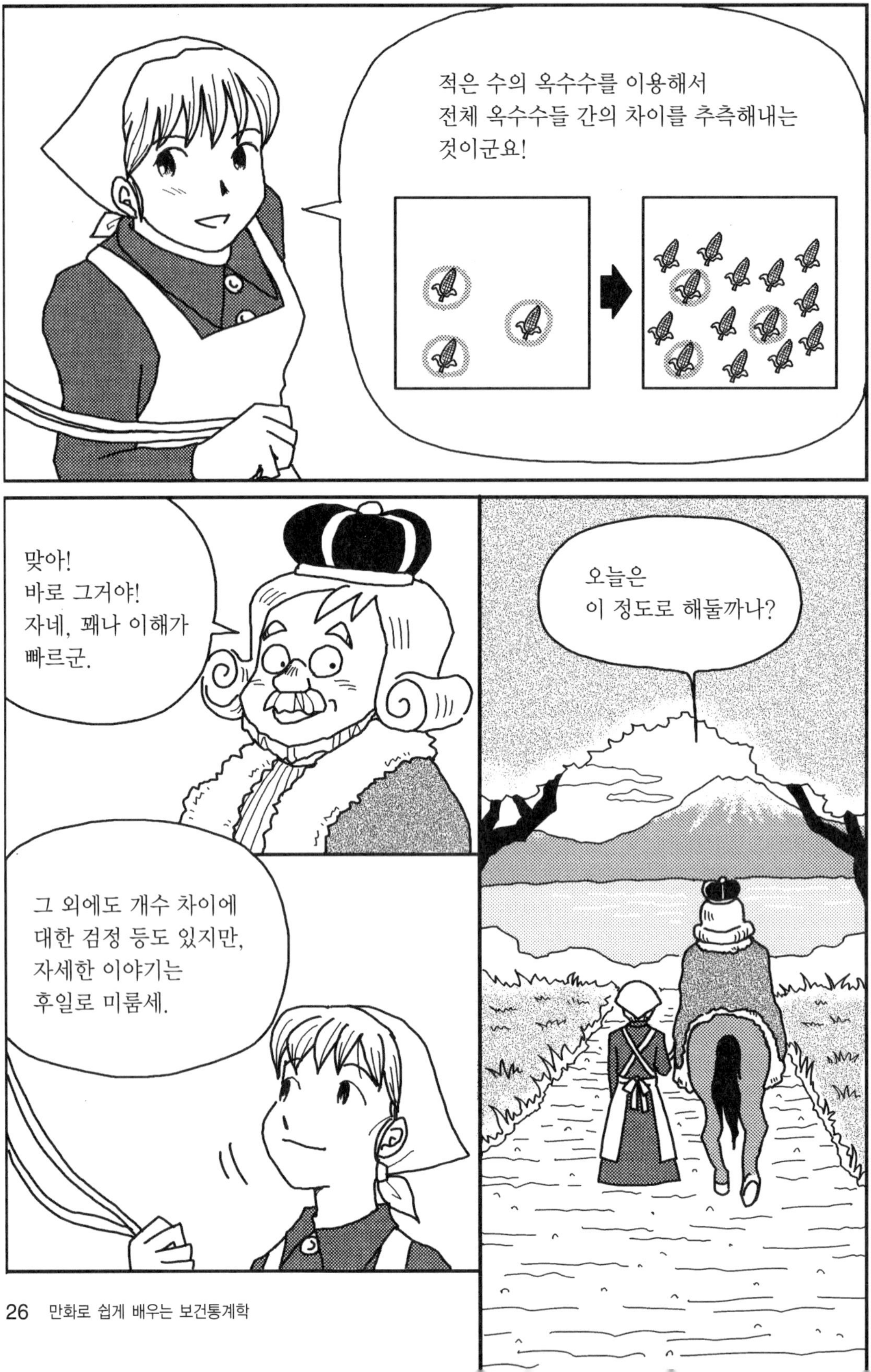

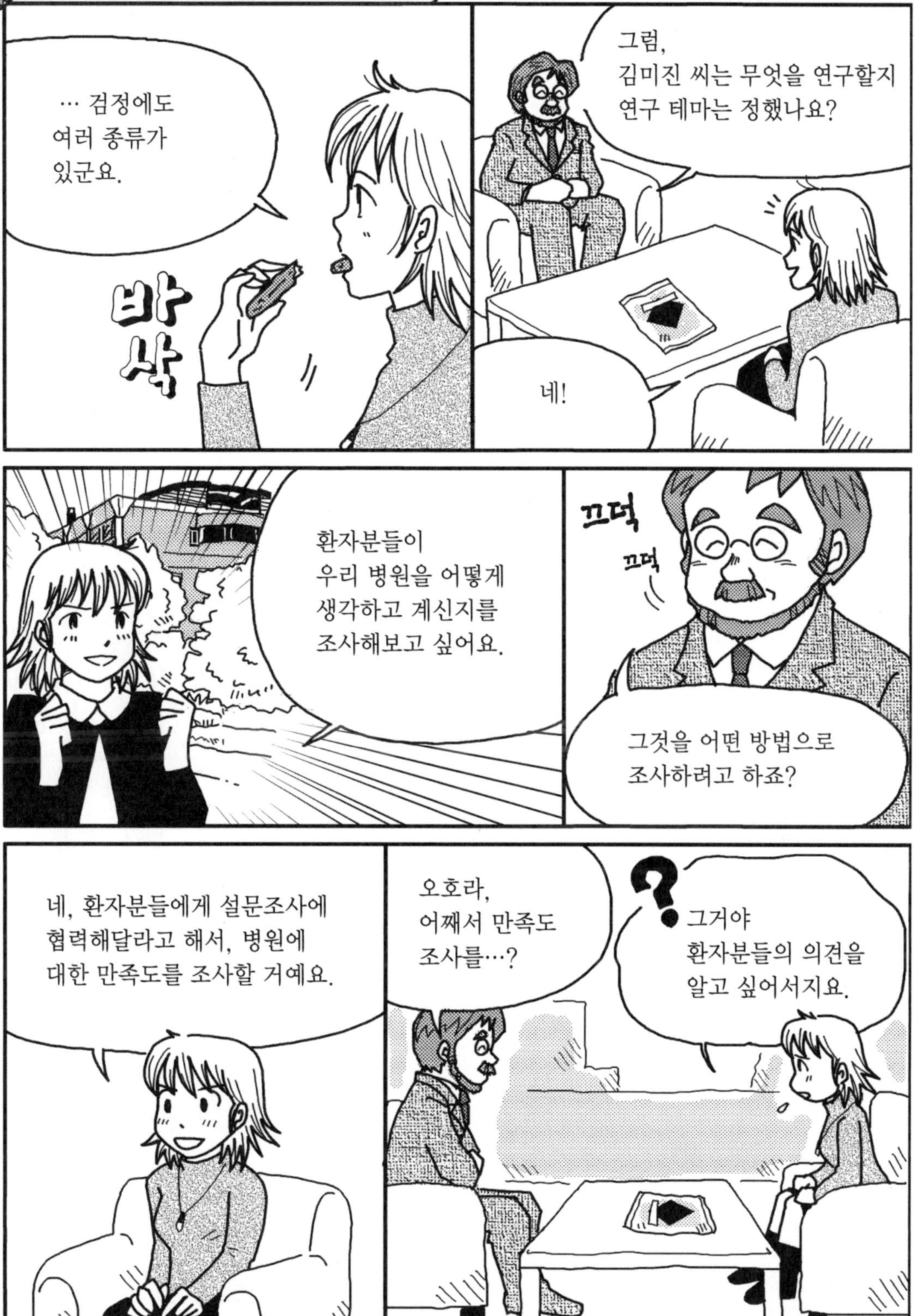

# 3. 연구 계획 잘 세우는 요령

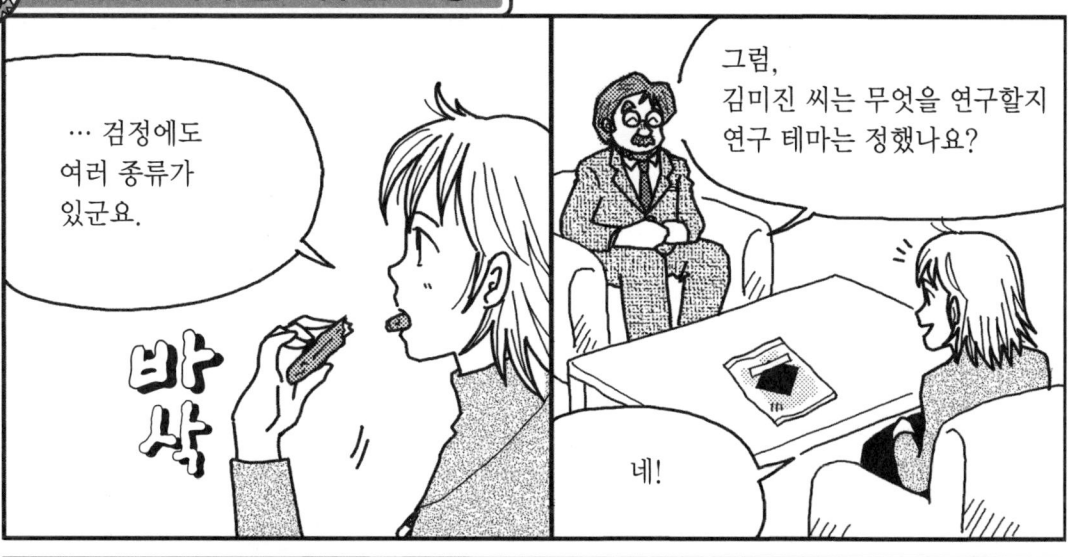

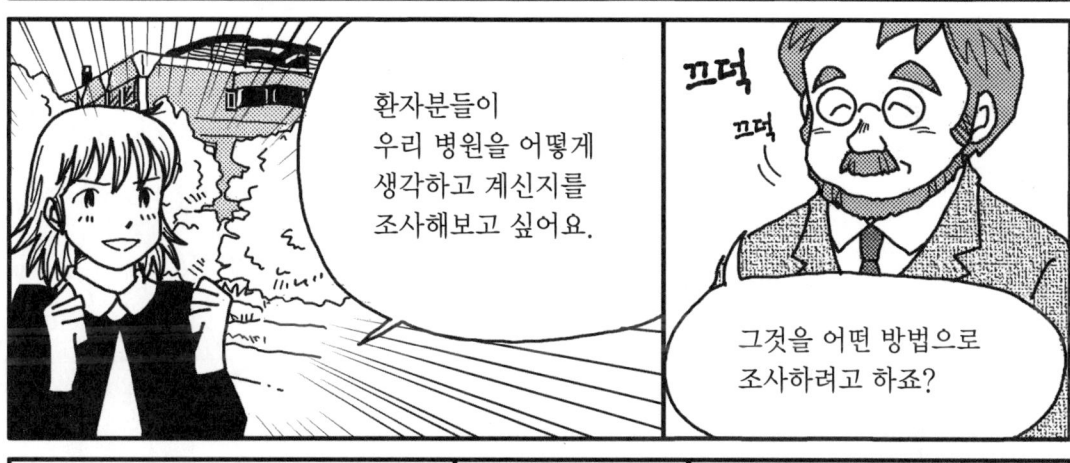

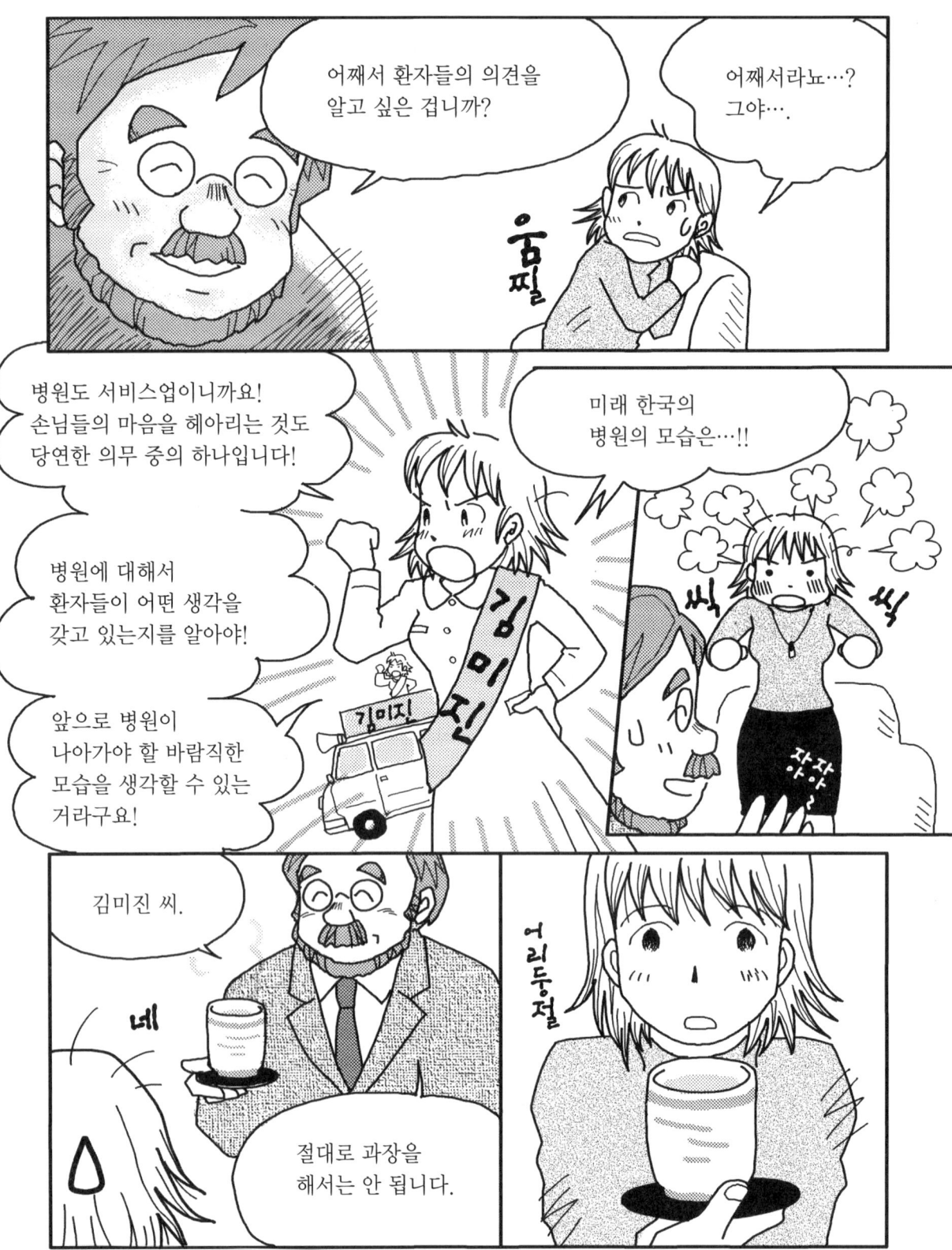

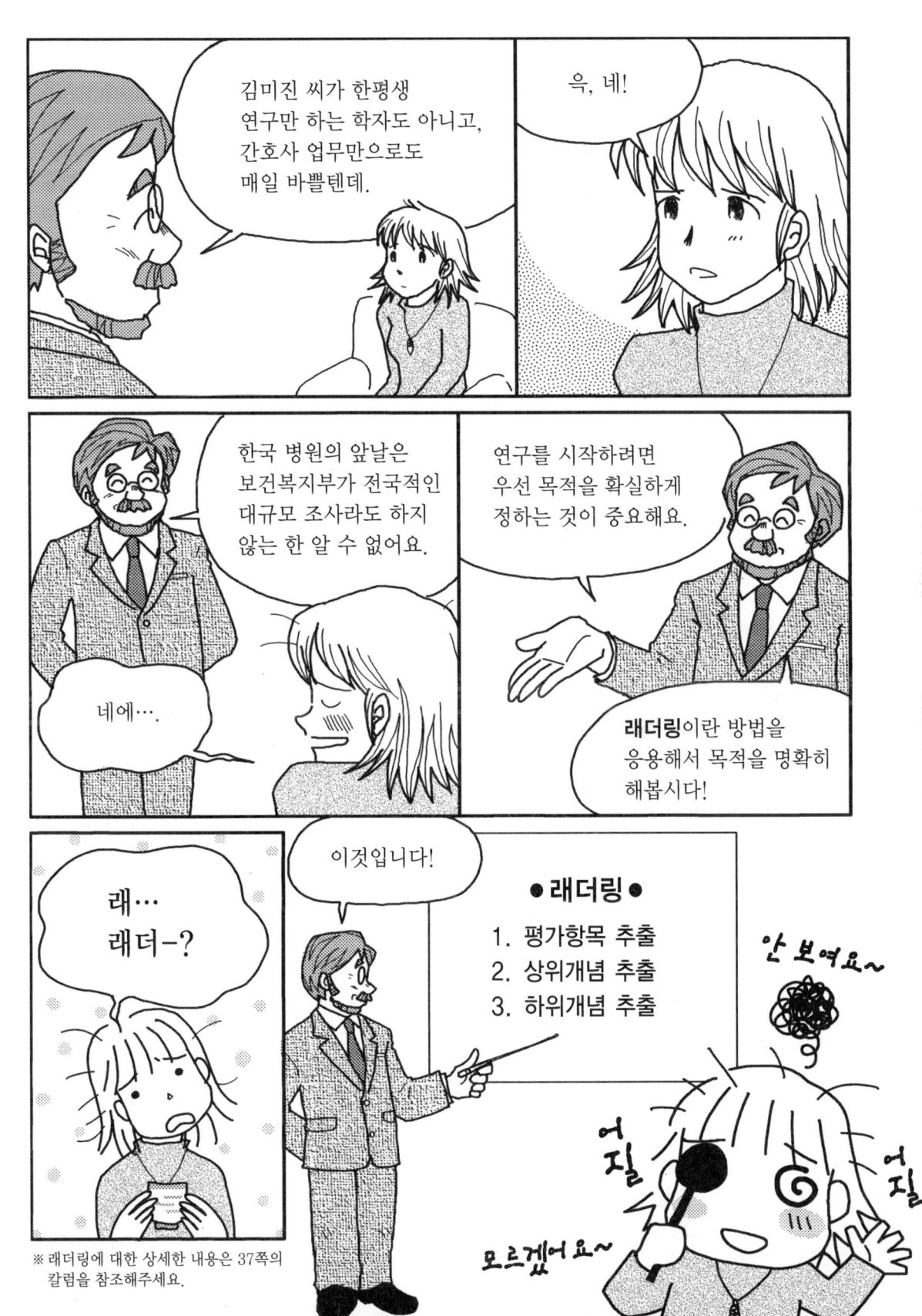

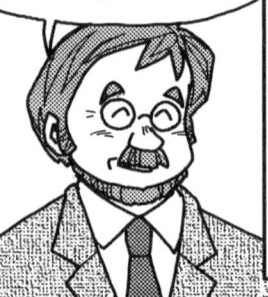
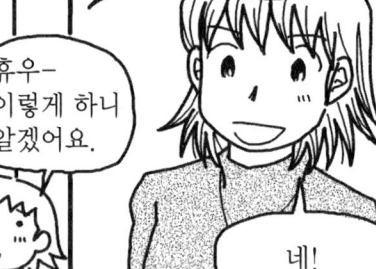
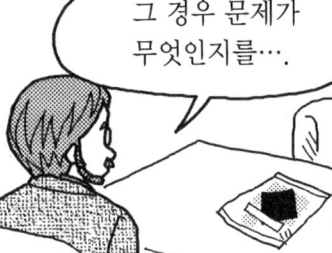
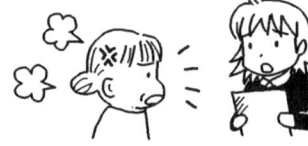
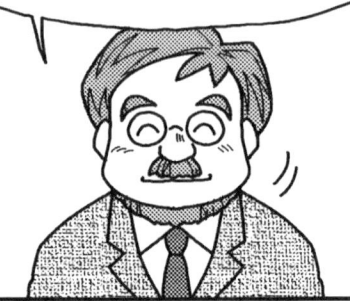
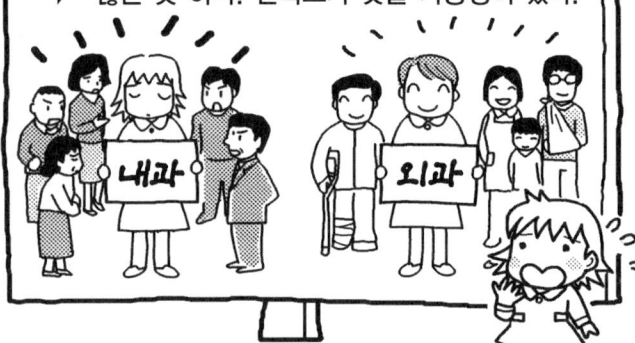

참고문헌 『간호 연구는 두렵지 않아 제2판』 다큐 히로시·이와모토 스스무 공저, 의학서원, 2004년

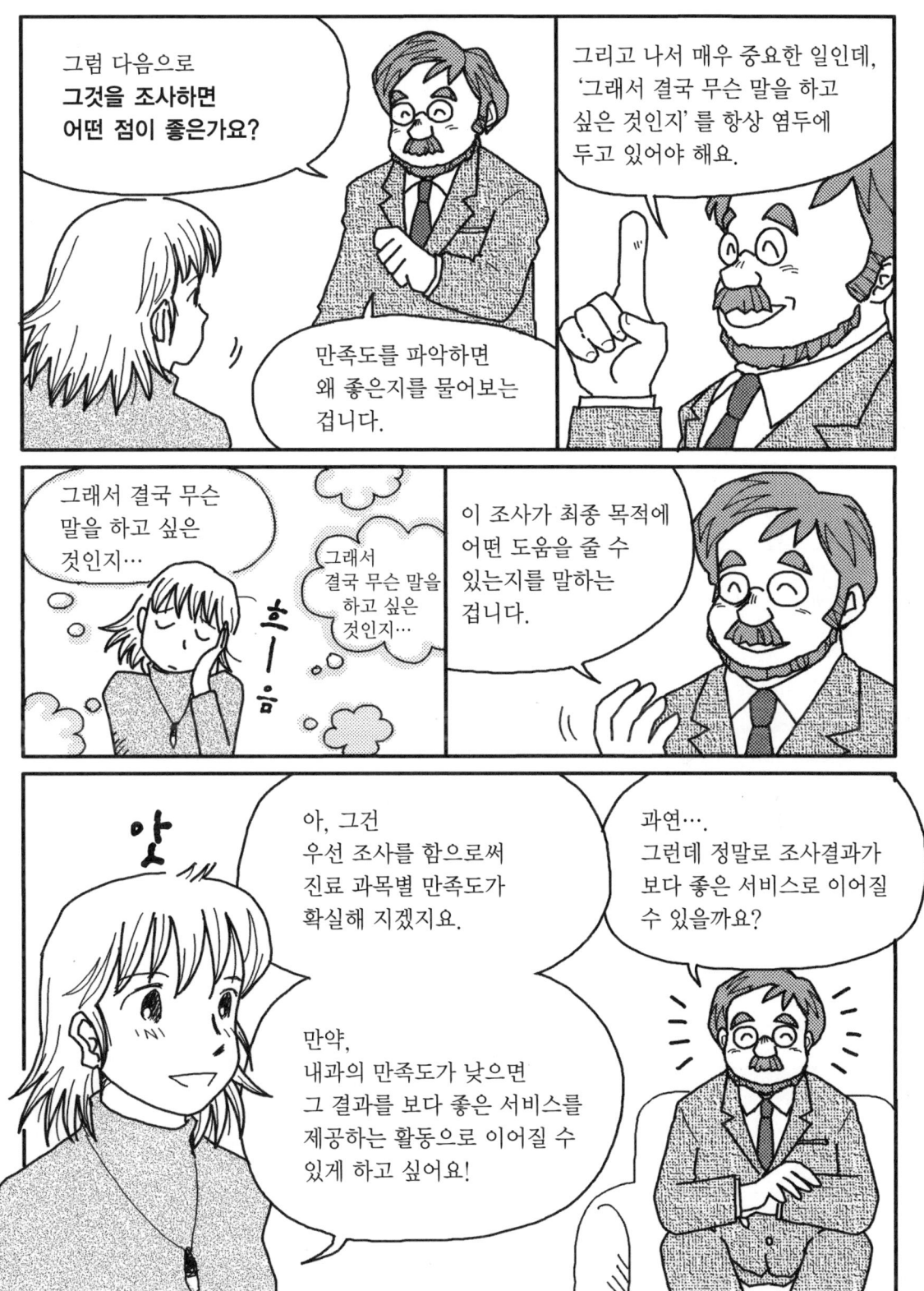

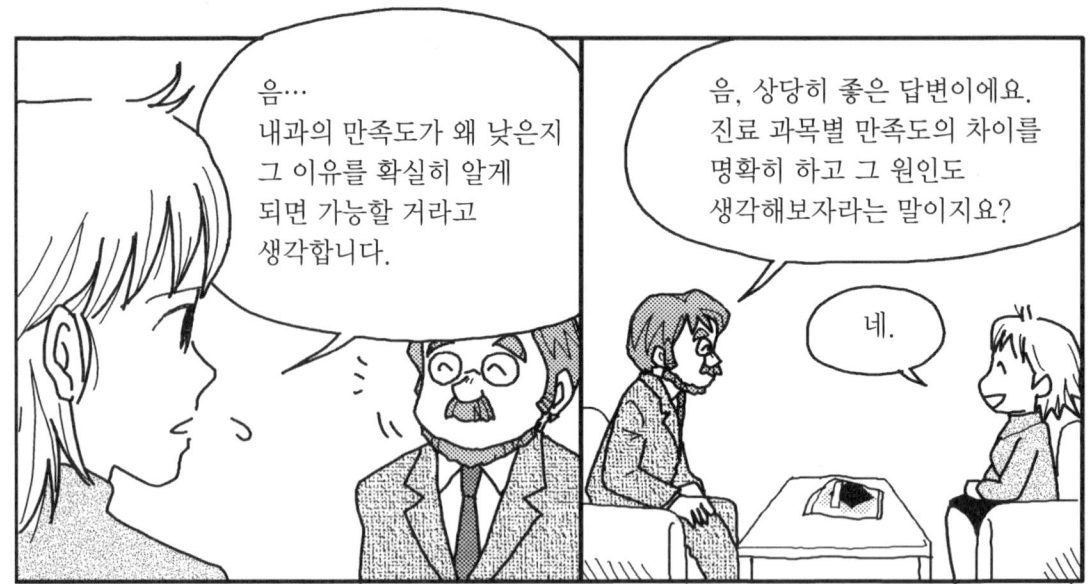

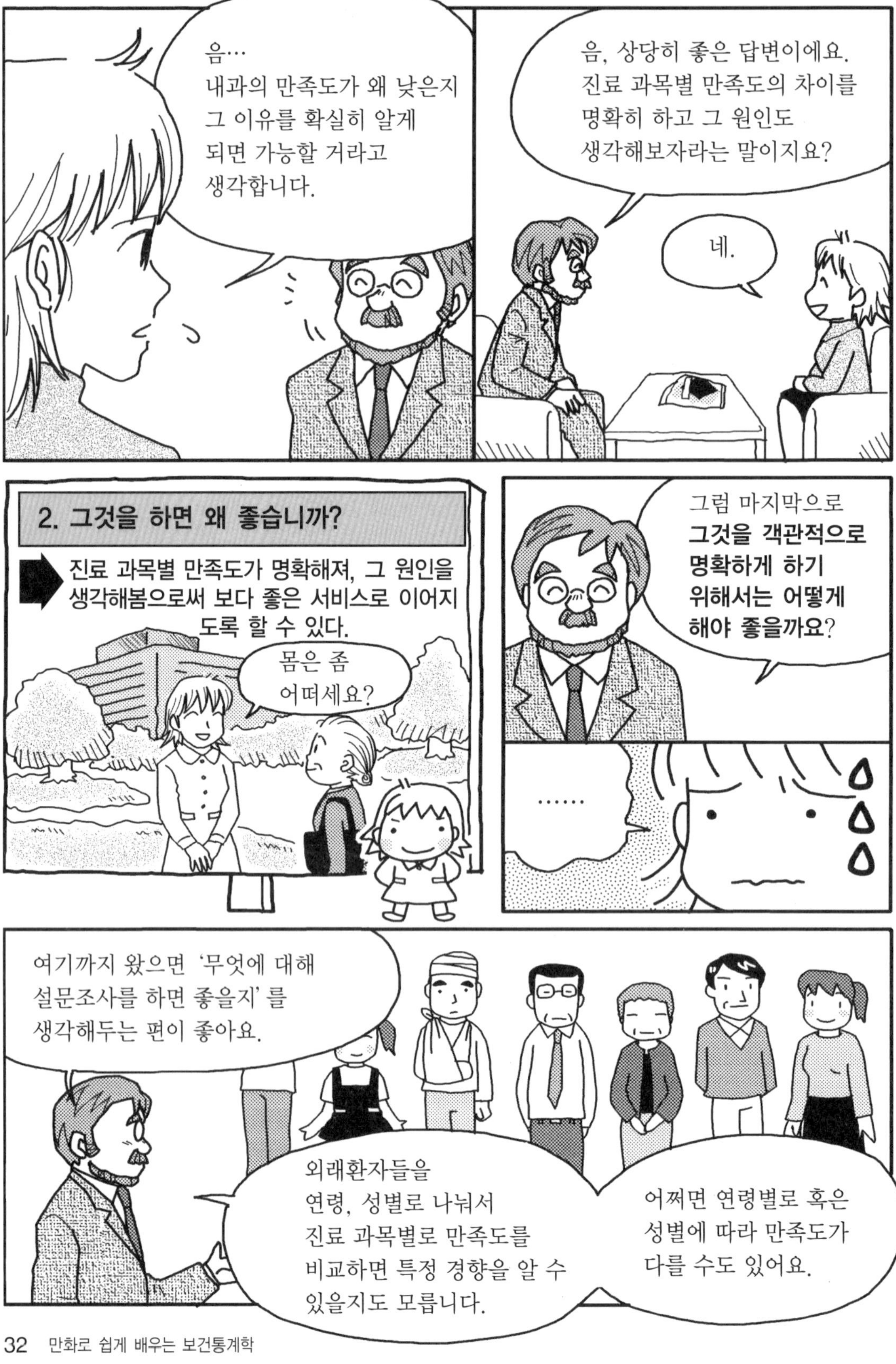

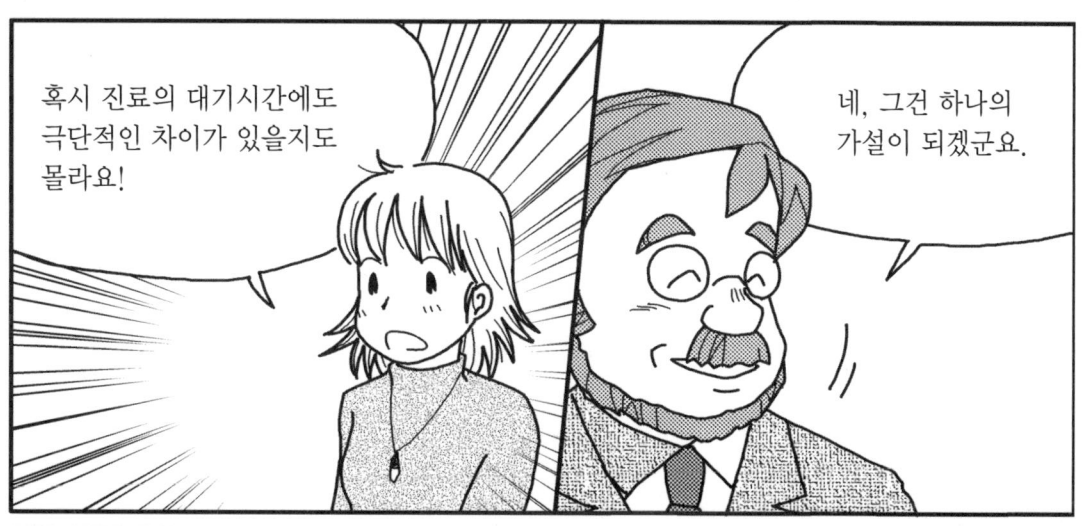
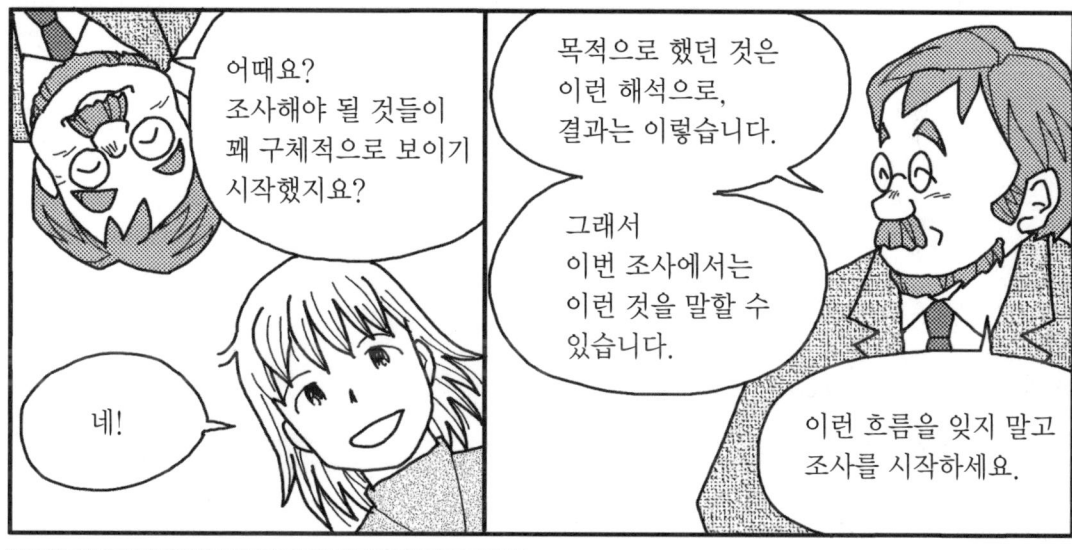
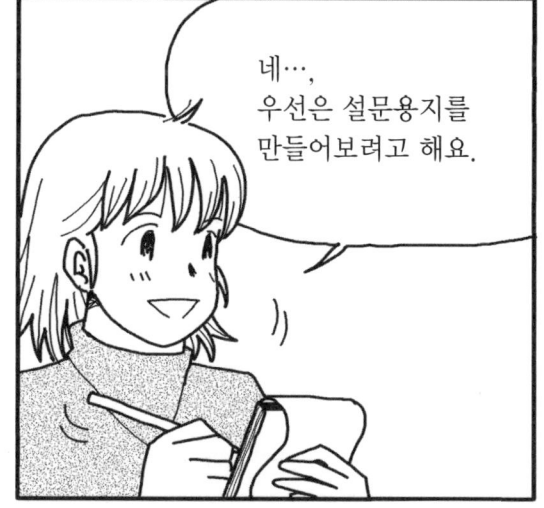
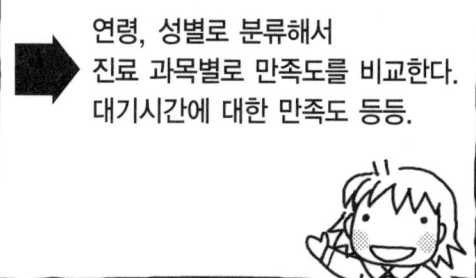

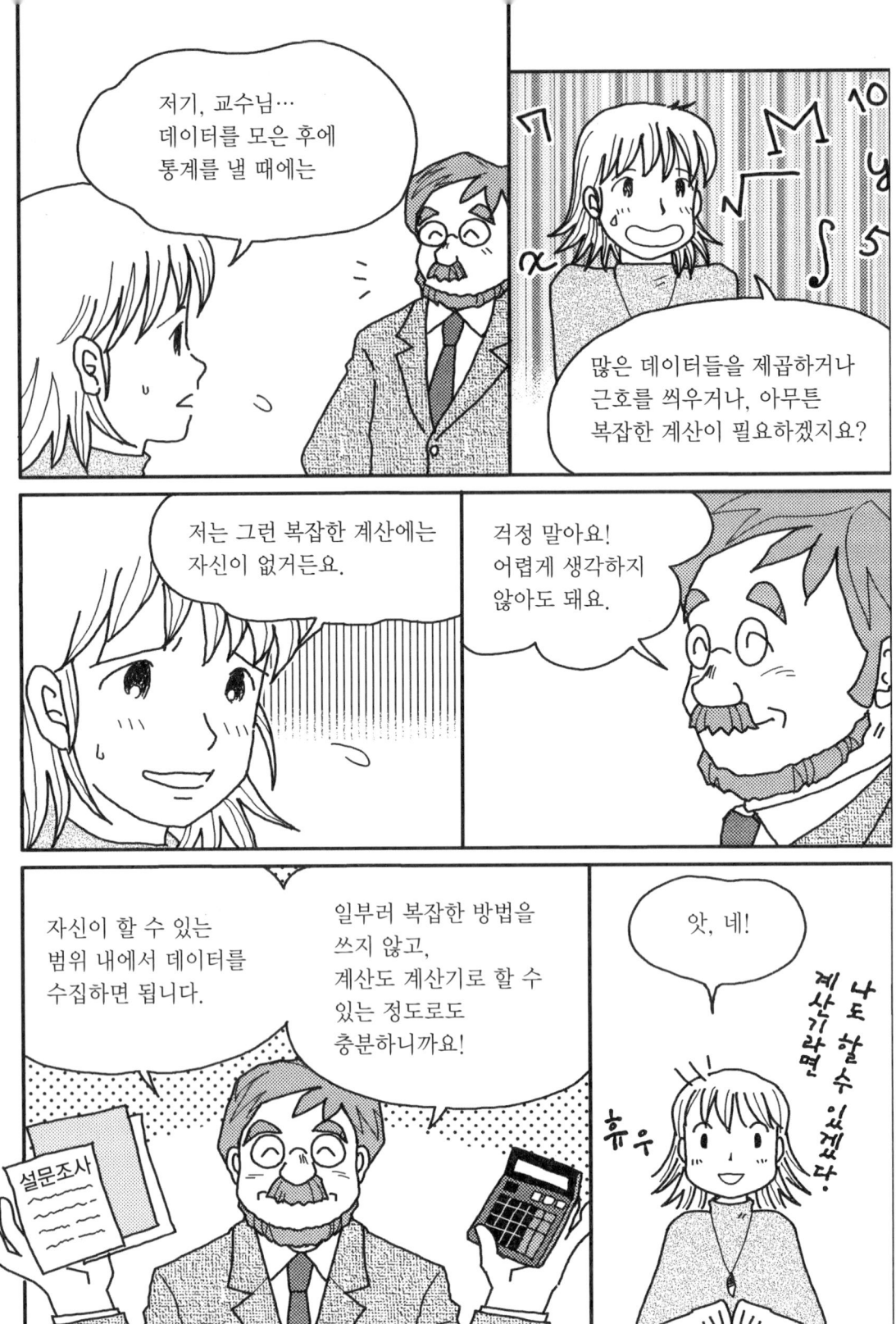

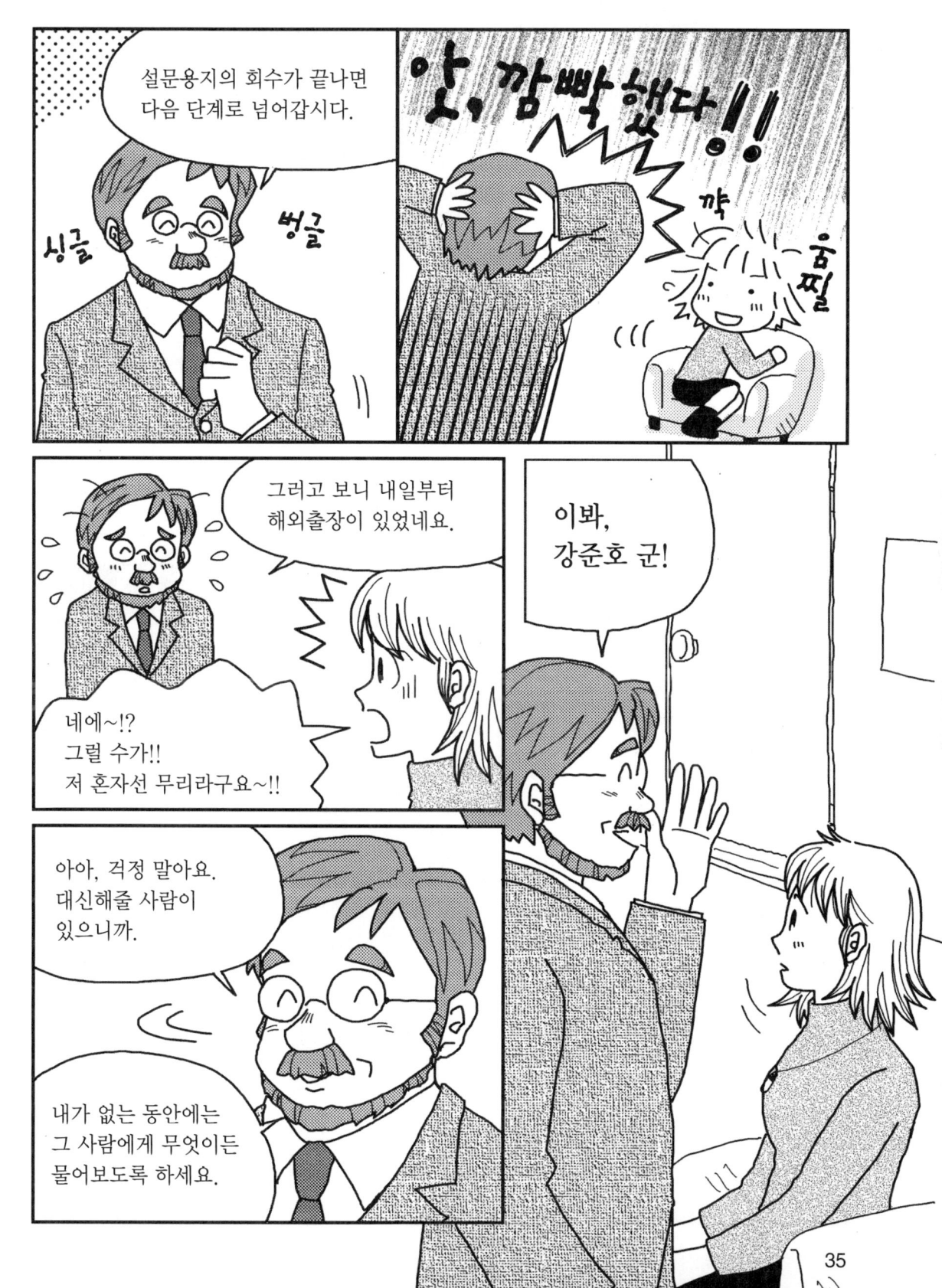

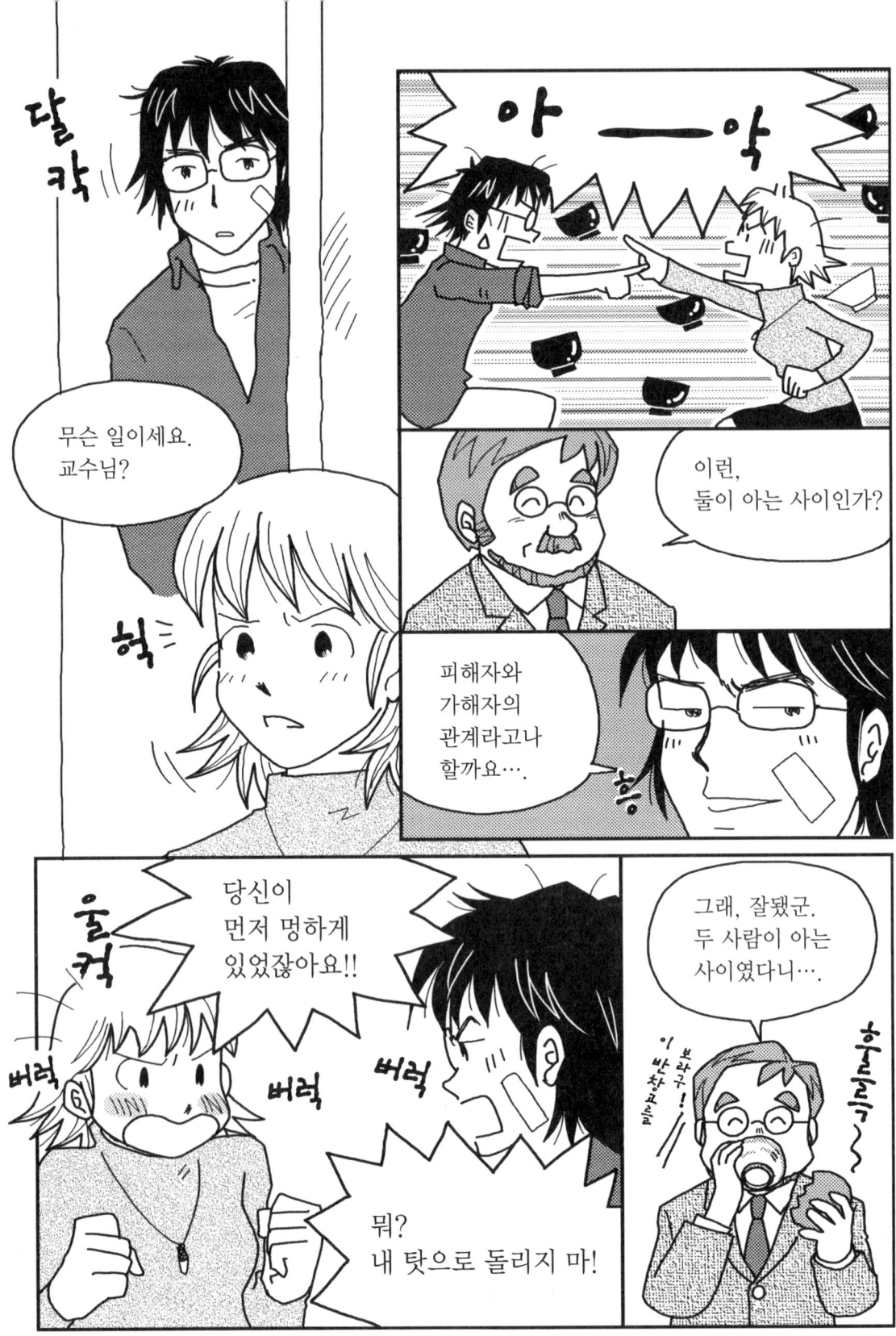

## '래더링'이란 정확하게 어떤 일을 하는 건가요?

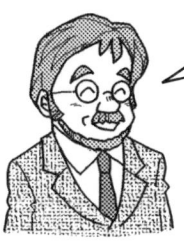

유교수: 김미진 씨의 병원에서는 많은 남성들이 일을 하고 있겠지요? 그 중에서 누가 제일 이상형에 가깝나요?

김간호사: 네? 그걸 여기서 어떻게 말해요.

유교수: 우리 둘만의 비밀로 해둘테니, 이니셜로 말해도 됩니다.

다음은 김미진 간호사와 유식한 교수의 비밀이야기이다.

김간호사: 그럼…, K선생님이요.

유교수: 호오~. K선생님의 어디가 좋은가요? ·················· 평가이유 추출②

김간호사: 음, 보통 때에는 무뚝뚝해보여도 실제로는 다정한 점이랄까요….

유교수: 하하, 김미진 씨는 어떤 남성의 경우에 보통 때에는 무뚝뚝해보여도, 실제로는 다정하다고 생각하나요? ·················· 하위개념을 추출①

김간호사: 가끔 저의 실수를 아무런 티도 안 내고 감싸줄 때요.

유교수: 허허헛. 그럼, 김미진 씨는 어째서 보통 때에는 무뚝뚝해보여도, 실제로는 다정한 남자를 좋아하죠? ·················· 상위개념을 추출③

김간호사: 그야 보통 때에는 무뚝뚝해 보이니까, '아무한테나 다정한 게 아니라 나한테만 다정한 걸지도 몰라.' 하면서 조금 설레게 되거든요. ·················· ③

유교수: 지금의 얘기를 정리해보면 이렇게 됩니다.

| 나의 실수를 아무런 티도 안 내고 감싸준다. | ▶ | 보통 때에는 무뚝뚝해 보여도, 실제로는 다정하다. | ▶ | 나에게만 다정한 걸지도 모른다. | ▶ | 가슴이 조금 설렌다. |
|---|---|---|---|---|---|---|
| ① | | ② | | ③ | | ③ |

하위개념 ◀――――――――――――――――――――――▶ 상위개념

이런 방법으로 진행하는 인터뷰 조사를 **평가 그리드법**이라 하고, 상품기획이나 건축계획 등의 분야에서 소비자의 요구 파악을 위해 쓰이고 있다.

이 중에서 상위개념을 추출하는 질문을 **래더 업**, 하위개념을 추출하는 질문을 **래더 다운**, 양쪽을 합쳐서 **래더링**이라고 한다.

래더라는 것은 영어의 ladder(사다리)를 말하는 것이다. 상위개념·하위개념의 추출을 사다리를 오르내리는 것에 견준 것이다.

※ 자세한 것은 아래의 문헌을 참조하세요.
『보다 좋은 환경 창조를 위한 환경심리 조사 방법 입문』 일본건축학회 편, 기보당출판, 2000년
『건축공간의 휴머니징』 일본건축학회 편, 경국사, 2001년

# 제 2 장
# 데이터를 수집합시다

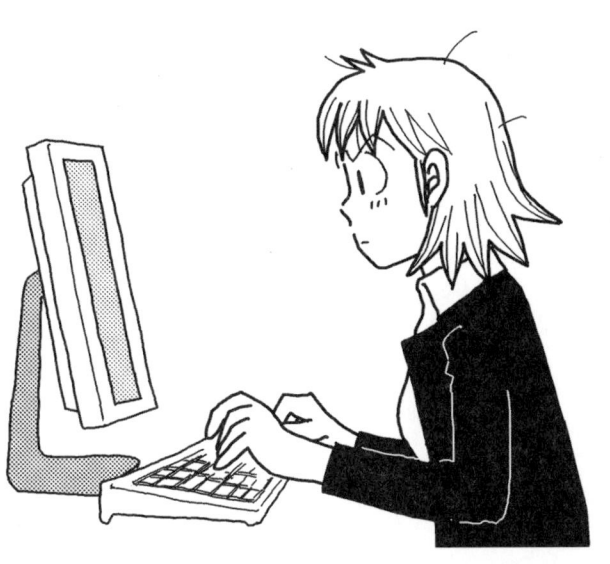

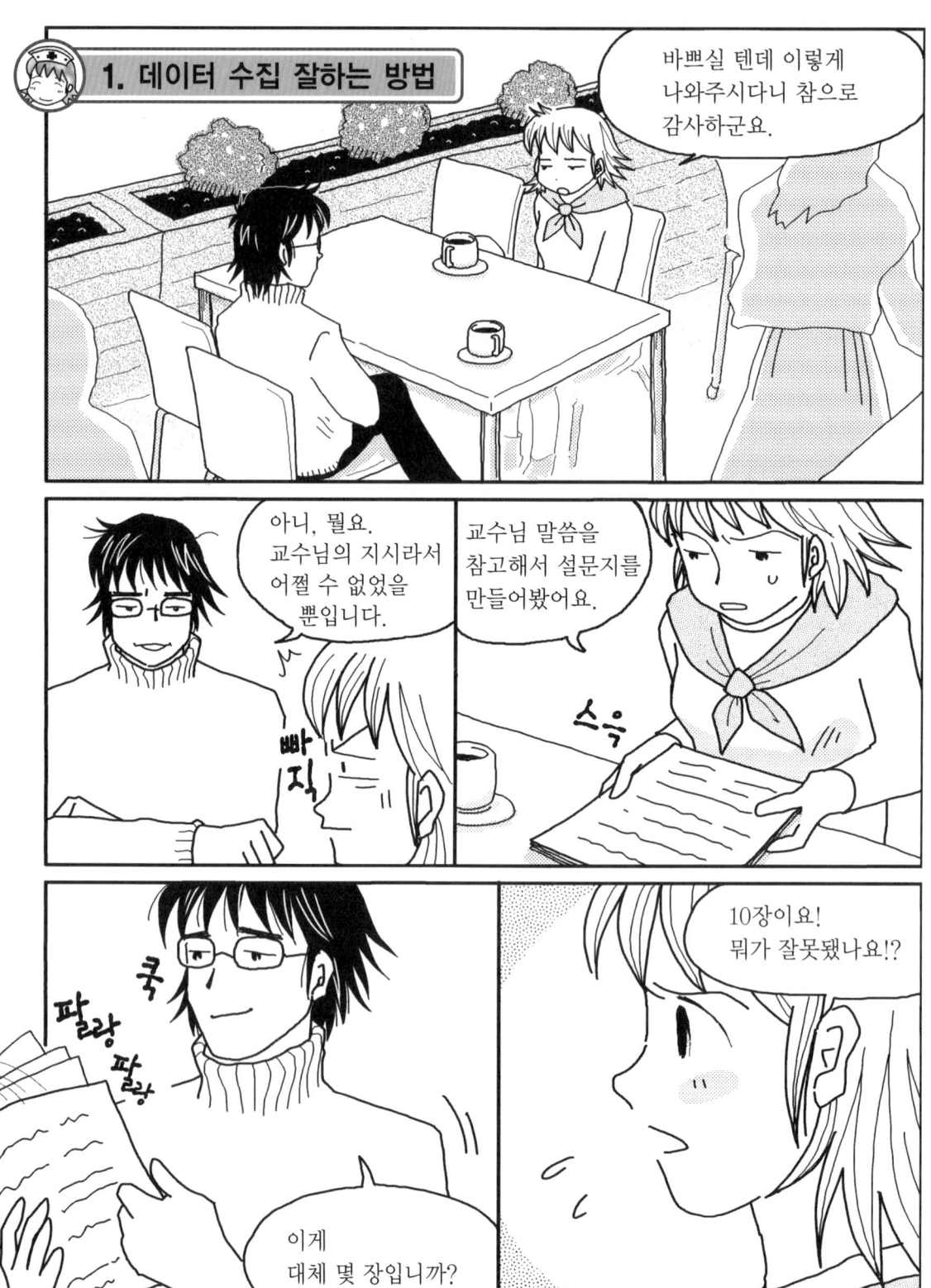

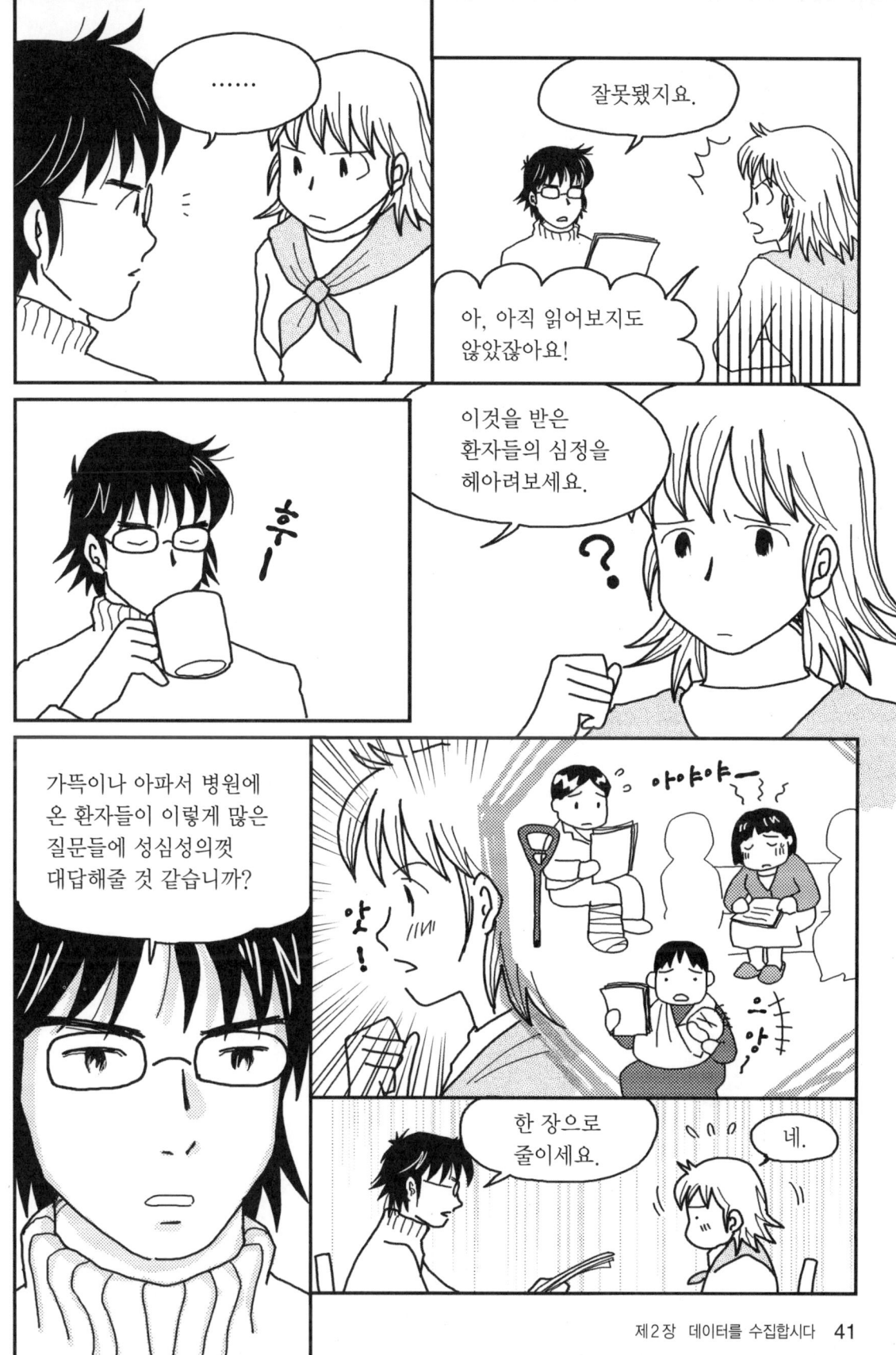

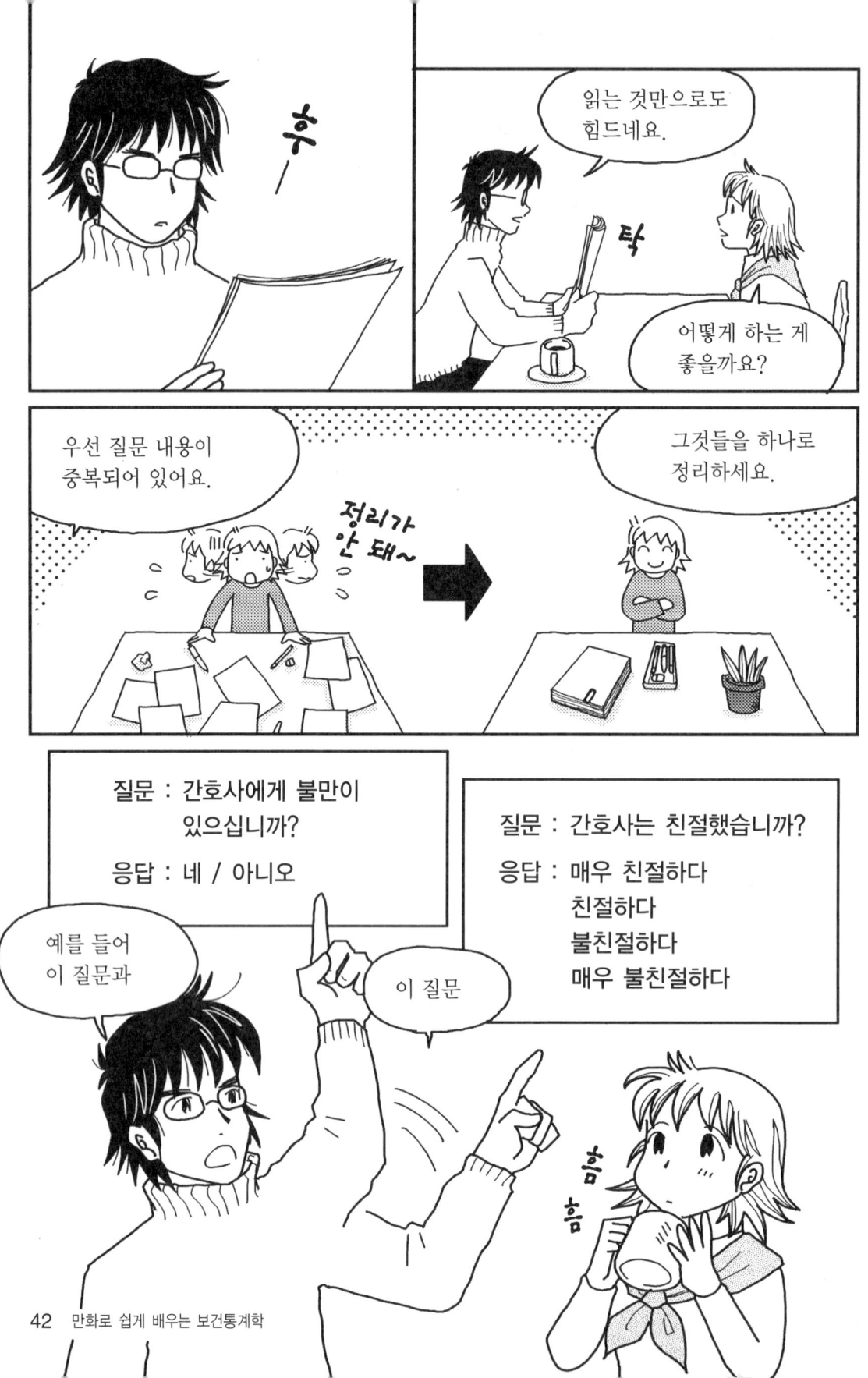

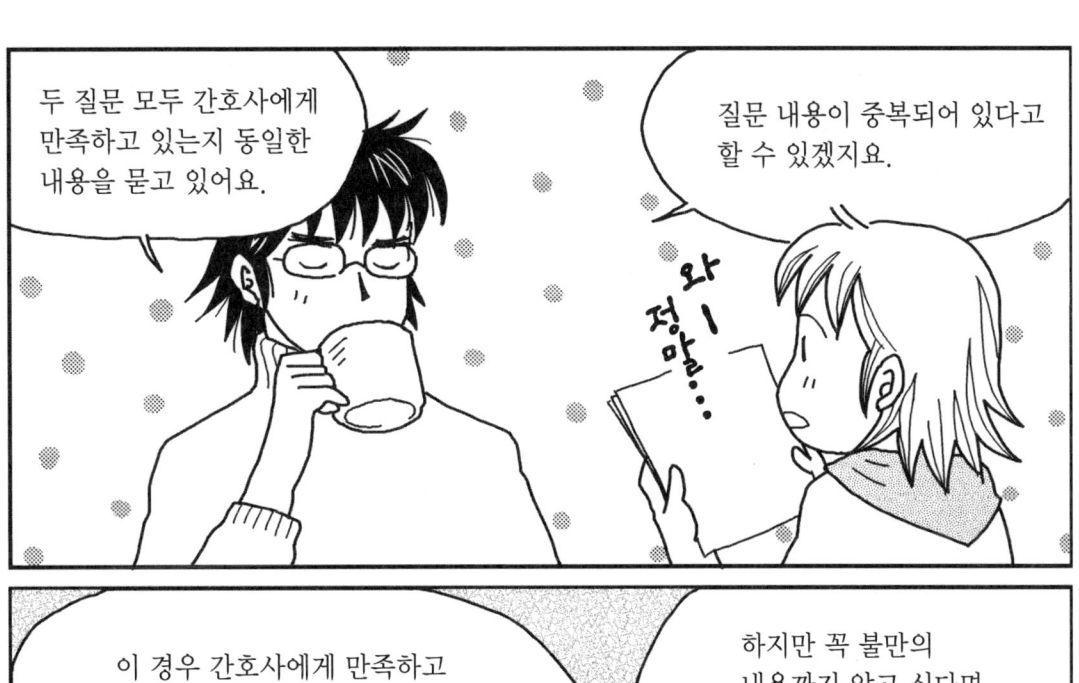

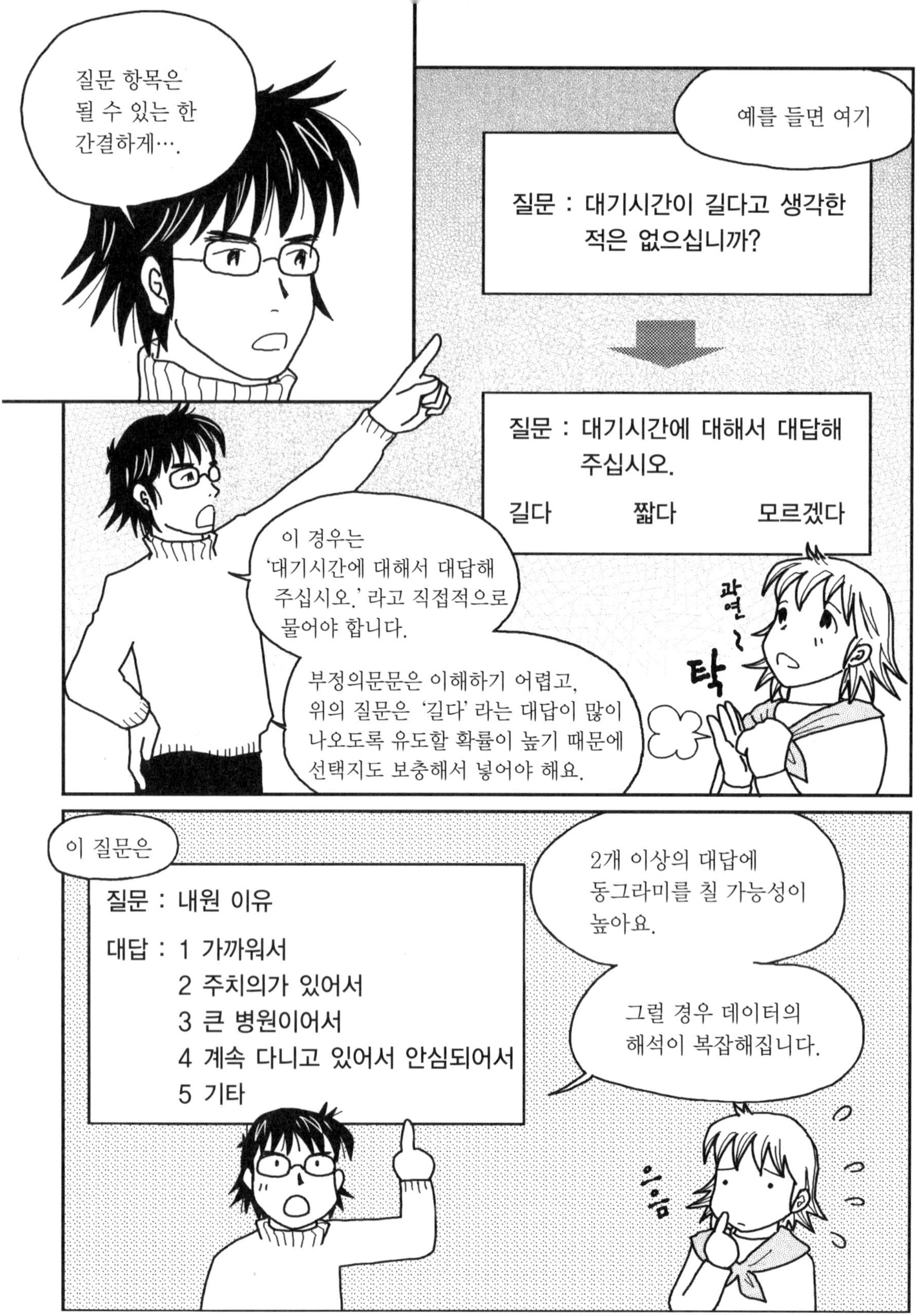

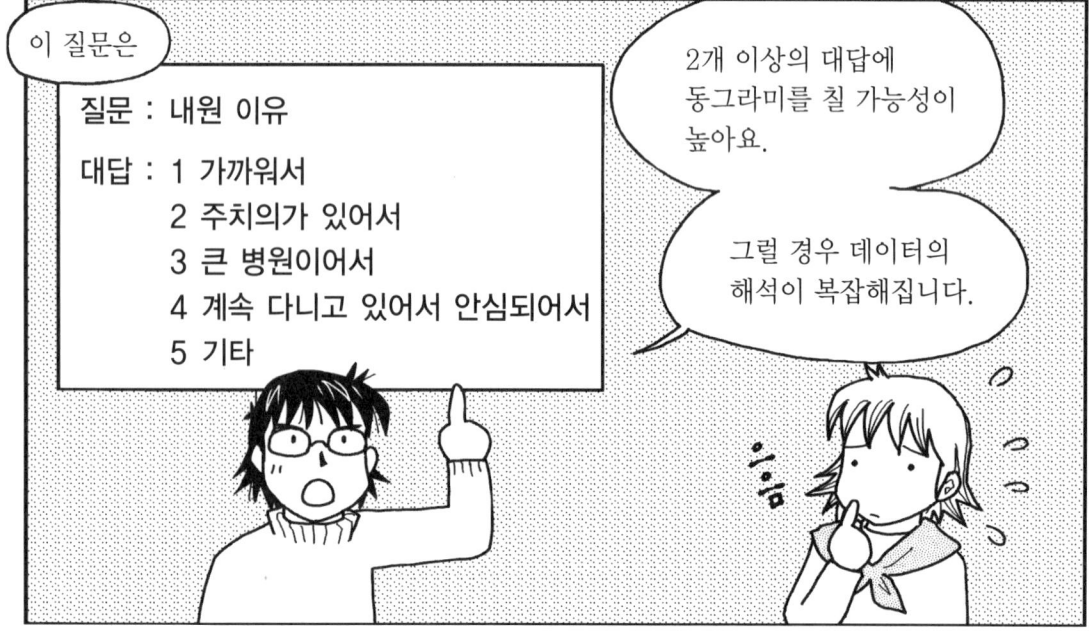

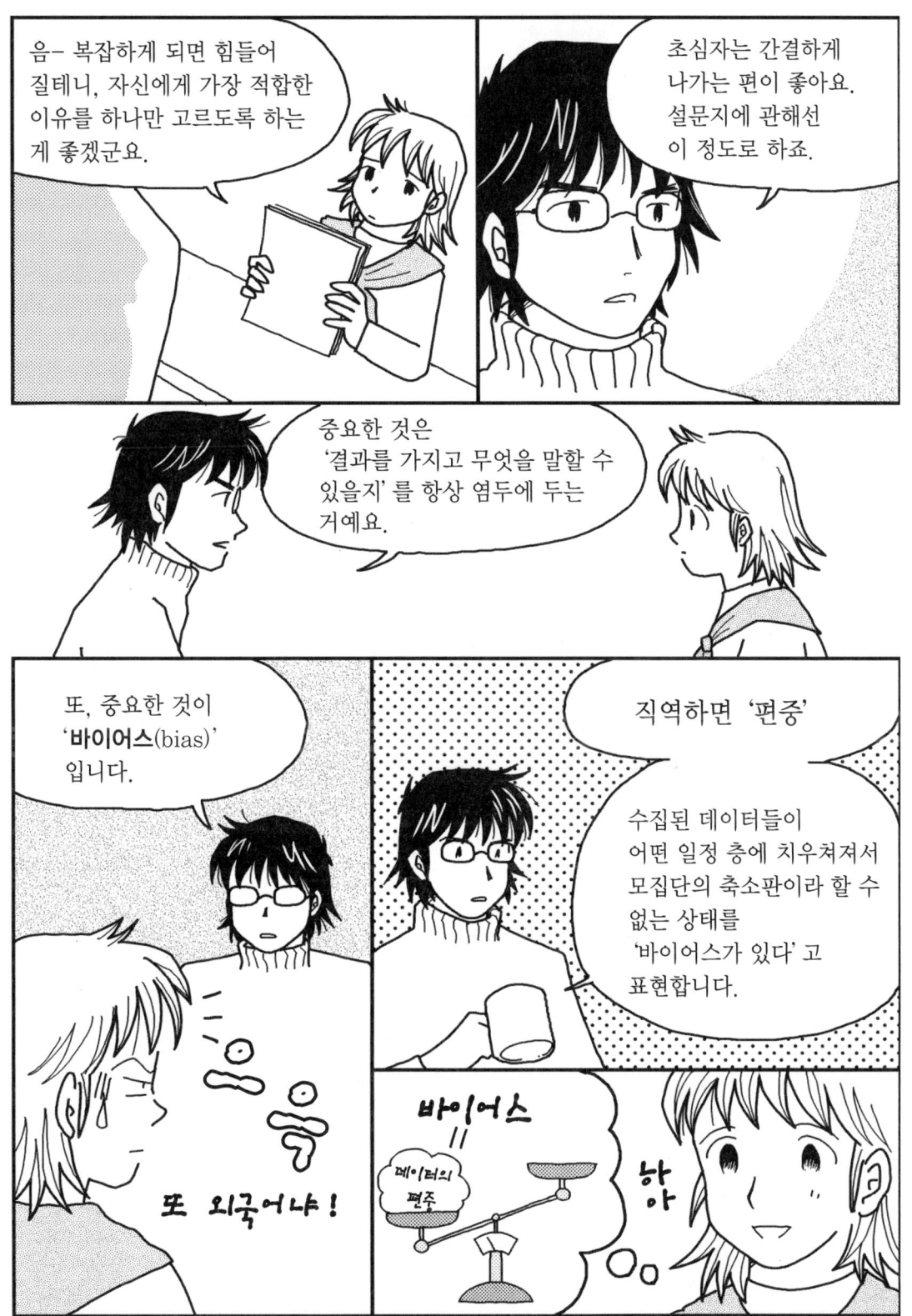

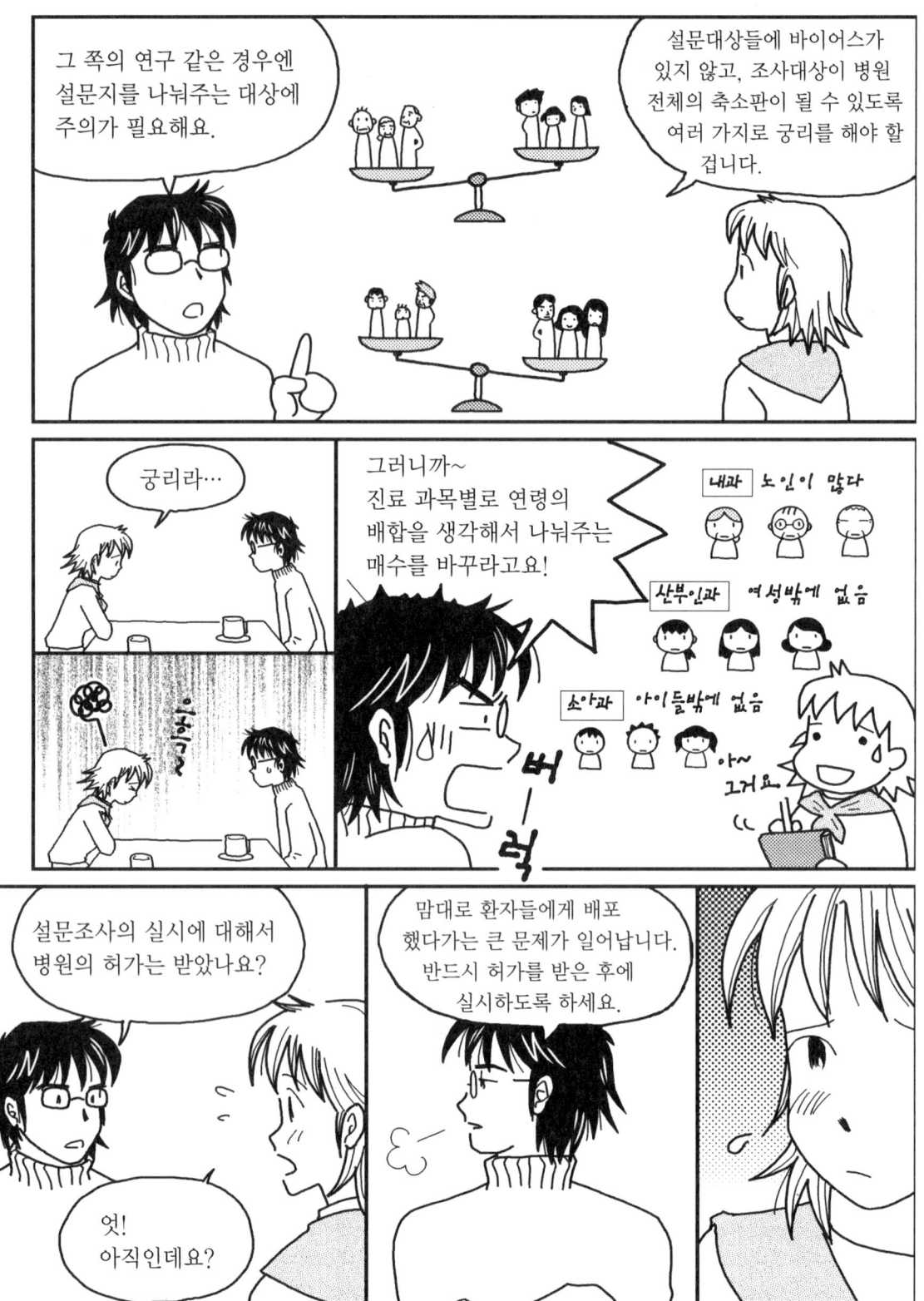

# ◆ 설문지 작성 시 주의사항 ◆

### ● 질문을 많이 하지 않는다!

설문에 답하는 측의 입장에 서서 생각하도록.
질문이 너무 많으면 '귀찮아, 적당히 대답해야지'란 생각을 할 가능성도 있다.

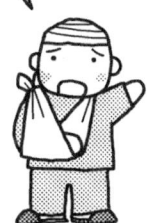
귀찮아!

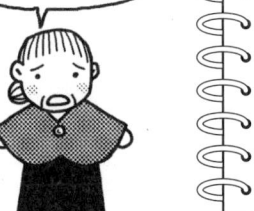
몇 번이나 말해야 돼?

### ● 같은 내용을 여러 번 질문하지 않는다!

세밀하게 나누어 질문을 하는 것은 질문의 항목을 늘리는 원인이 된다.
질문의 결과가 같은 내용을 나타내는 것들은 하나로 정리해서 질문한다.

### ● 자유 응답은 참고로만!

이 사람과 저 사람이 말했으니까, 대부분의 사람들이 그렇게 생각하는 것이 아닐까? 라고 생각하면 위험하다. 통계의 초심자들은, 양적인 해석을 할 수 없는 응답은 참고만 하고 끝내는 편이 좋다.

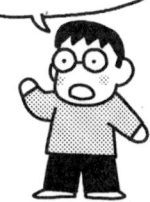
어디까지나 개인적인 의견입니다.

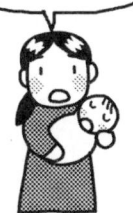
좀 더 직접적으로 물어봐!

### ● 부정의문문은 사용하지 않는다!

정반대의 대답을 할 가능성도 있다.
질문은 될 수 있는 한 간결하고 알기 쉽도록 하자.

### ● 될 수 있는 한 답은 단수로!

데이터들의 해석이 복잡해진다.
초심자들은 될 수 있는 한 단수로 답을
선택하게 한다.

적절한 답에
모두 동그라미를
칠 수 있으니까.

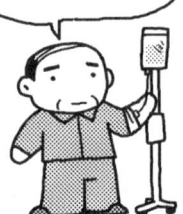

그래서
그게 어쨌다고?

### ● 항상 연구의 목적을 생각하면서!

연구에 직접 반영할 수 없는 질문은 하지
않도록 하자!
연구의 목적을 항상 마음속으로 생각할 것.

### ● 데이터에 바이어스가 생기지 않도록 주의하자!

연령이나 성별 등, 응답자의 조건의 차이는 데이터
에도 영향을 준다.
데이터는 모집단의 축소판이라고 할 수 있도록 바
이어스 없이 수집하도록 한다.

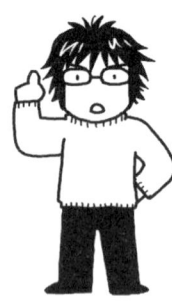

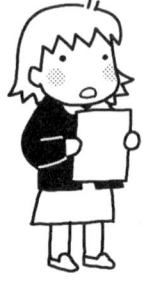

### ● 반드시 설문조사의 실시 허가를 받도록 하자!

'내 환자니까 물어봐도 괜찮아'란 논리는 통하지
않는다.
병원의 윤리위원회, 혹은 직속 상사나 원장에게 반
드시 허가를 받아야 한다.

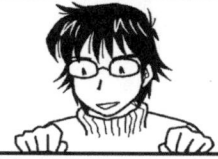

"이상의 주의점들에 입각해서 설문지를 만들어봤습니다."

## 외래진료 서비스 향상을 위한 설문조사

No. _____

환자 여러분들께

　저희 병원에서는 병원을 보다 좋게 만들기 위해 환자분들의 의견을 듣고 있습니다. 바쁘시더라도 다음의 내용에 응답해주시기 바랍니다. 각 질문에 대해서 자신에게 가장 적합한 것에 기입, 혹은 O표해주시고, 돌아가실 때 [설문지 회수함]에 넣어주십시오.

문 1　일반적인 것들을 묻도록 하겠습니다.

　　성별　　　1 : 남　　　　2 : 여
　　연령　　　1 : ~14　　　 2 : 15~24　　　3 : 25~34　　　4 : 35~44
　　　　　　　5 : 45~54　　 6 : 55~64　　　7 : 65~74　　　8 : 75~
　　내원 경험　1 : 처음　　　2 : 이전부터
　　내원 이유　1 : 가까워서　2 : 주치의가 있어서　3 : 큰 병원이라서
　　(※ 한 가지만)　4 : 계속 다니고 있어서 안심되어서　5 : 기타
　　진료 과목　1 : 내과　　　2 : 신경정신과　3 : 소아과　　　4 : 외과
　　　　　　　5 : 뇌신경외과　6 : 성형외과　　7 : 산부인과　　8 : 안과
　　　　　　　9 : 이비인후과　10 : 피부과　　11 : 비뇨기과

문 2　다음은 저희 병원에 오셔서 느낀 점에 대한 질문입니다. 적합한 곳에 O표해주세요. 해당하는 곳이 없으면 아무것도 기입하지 말아주십시오.

|  | 매우 불만족 | 불만족 | 만족 | 매우 만족 |
|---|---|---|---|---|
| A : 직원의 태도 |  |  |  |  |
| B : 의사의 태도 |  |  |  |  |
| C : 간호사의 태도 |  |  |  |  |
| D : 대기시간 |  |  |  |  |
| E : 병원 내 분위기 |  |  |  |  |
| F : 사생활 배려 |  |  |  |  |

문 3　위의 A~F 항목 중에서 중요하다고 생각하는 것을 3개만 골라주세요. (A, B, C, D, E, F의 기호로 대답해주세요.)
　　　1 :　　　　　　2 :　　　　　　3 :

문 4　여러분께서는 가족이나 지인에게 저희 병원을 다닐 것을 권하겠습니까?
　　　1 : 권하지 않겠다　2 : 별로 권하고 싶지 않다　3 : 권할 수도 있다　4 : 강하게 권할 것이다

문 5　그 외에 느낀 점이 있으시면, 거리낌 없이 써주십시오.

　　협조해주셔서 감사합니다. 여러분의 의견은 저희 병원을 보다 좋게 만들어 가는 데 반영하겠습니다.

　　　　　　　　　　　　　　　　　　　　　　설문 책임자
　　　　　　　　　　　　　　　　　　　　　　○○병원 ○○과 김미진
　　　　　　　　　　　　　　　　　　　　　　연락처 02-1234-5678

"심플하고 알아보기 쉬워요~."

설문조사 용지는 Microsoft의 Word 문서 등으로 적절하게 작성합니다.

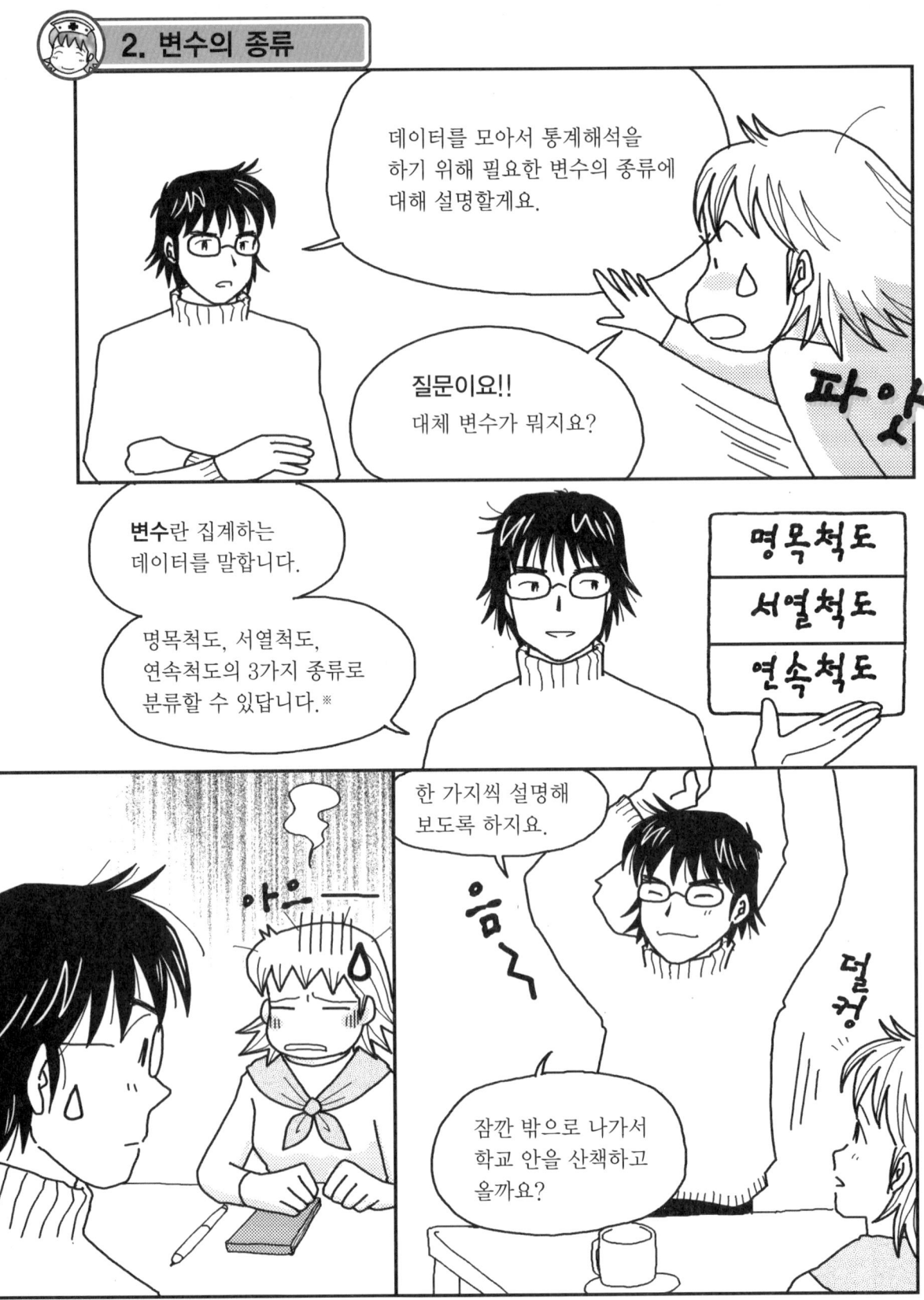

※ [역주] 이 책은 저자가 등간척도와 비율척도를 합하여 연속척도로 표현하였다.

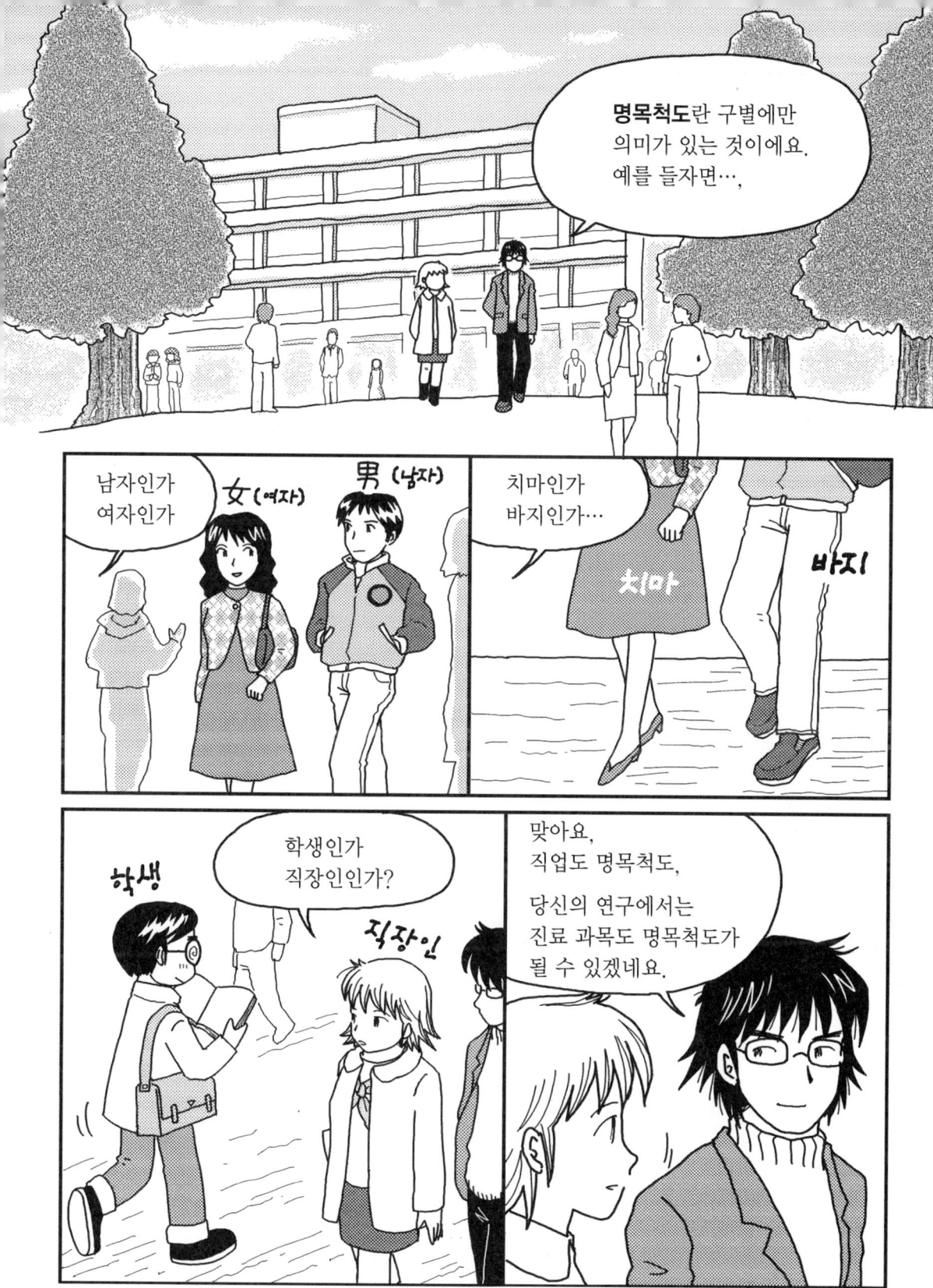

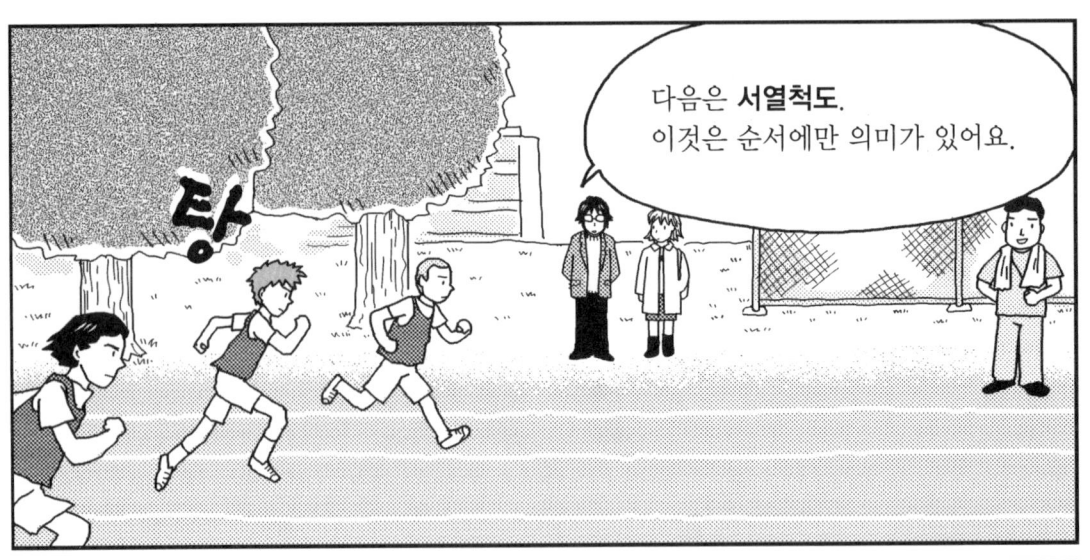
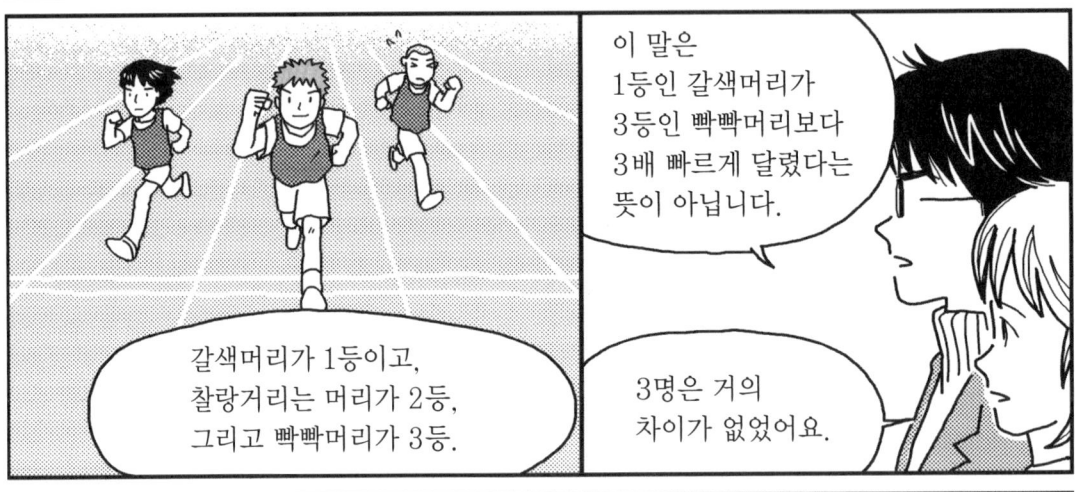
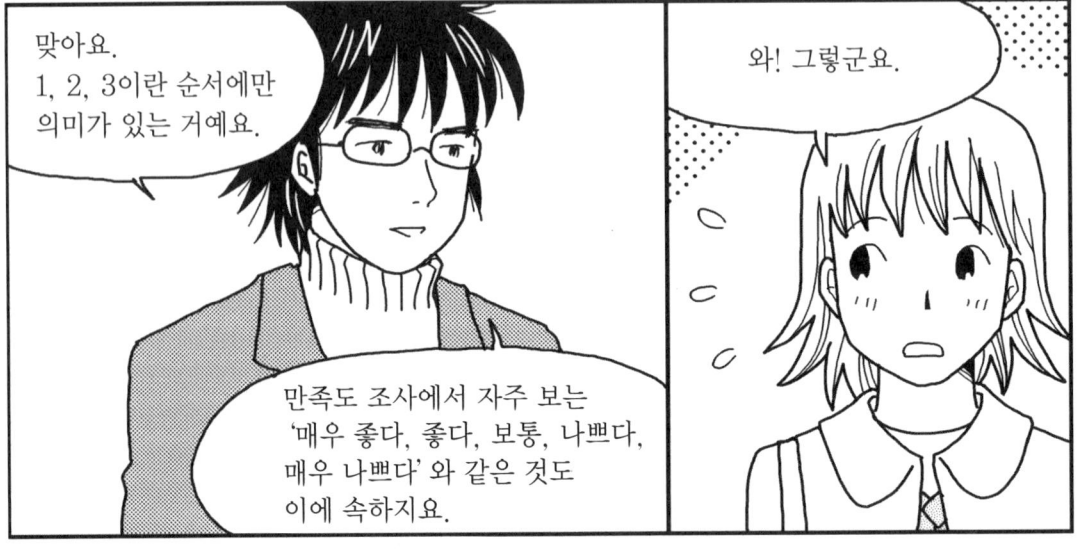

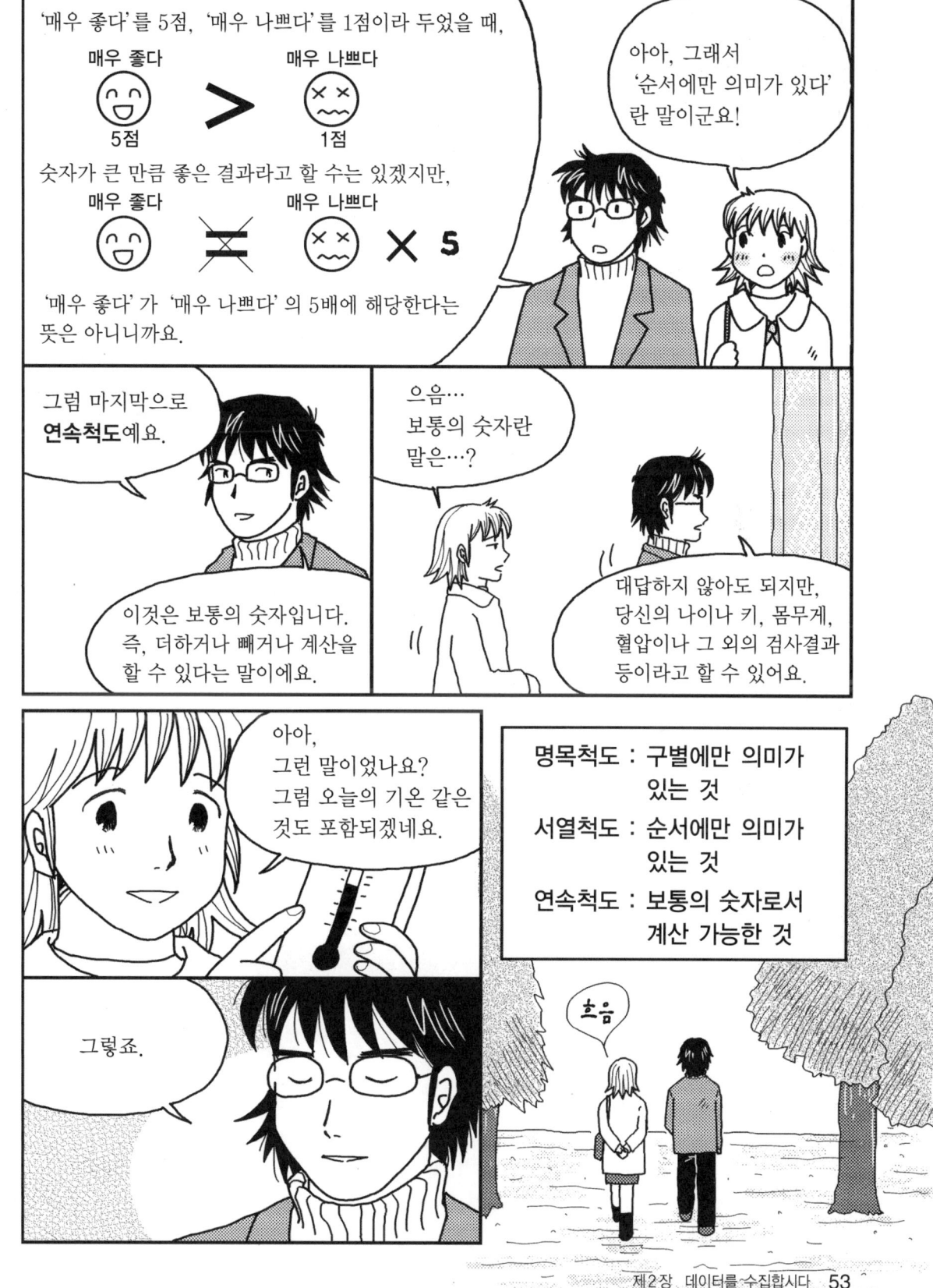

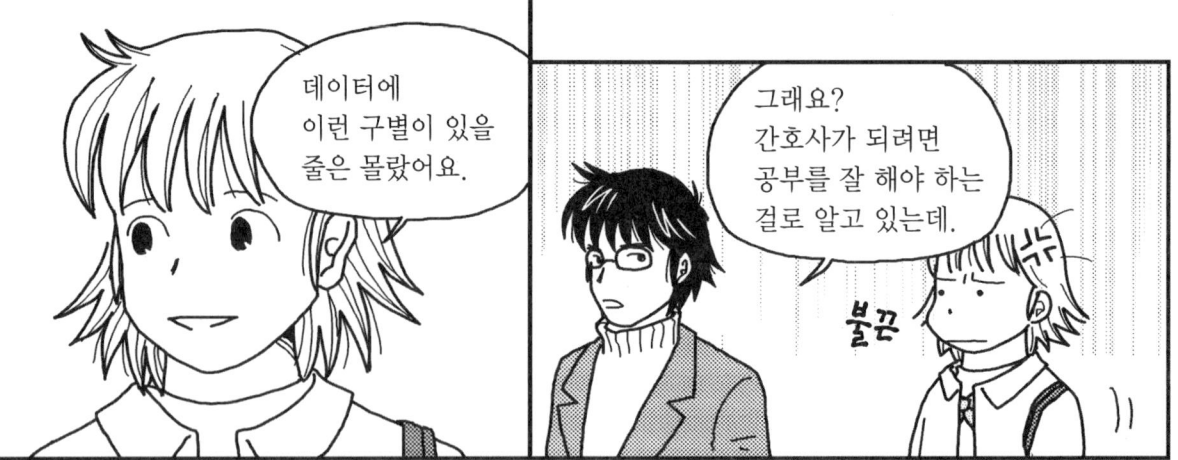

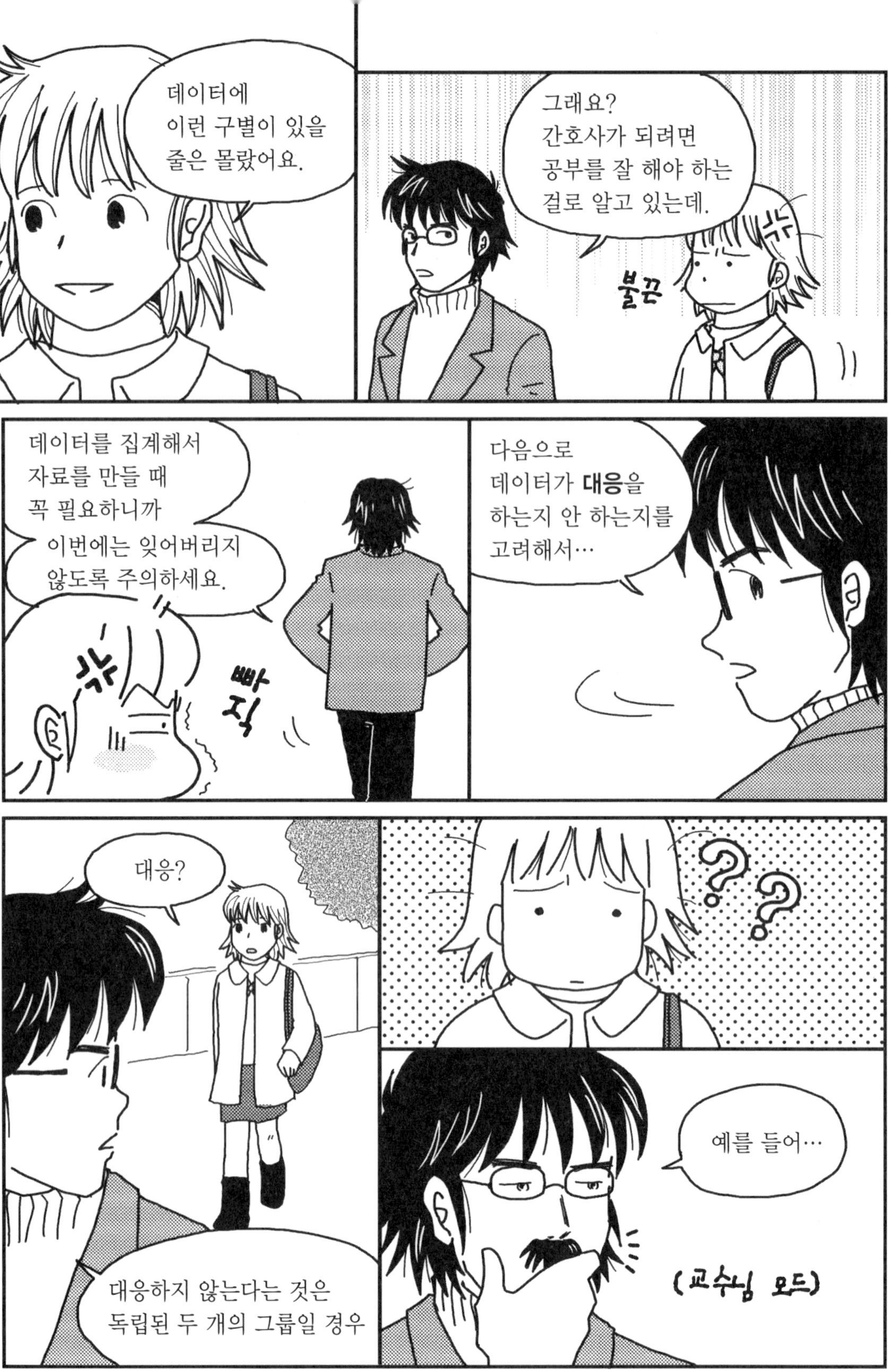

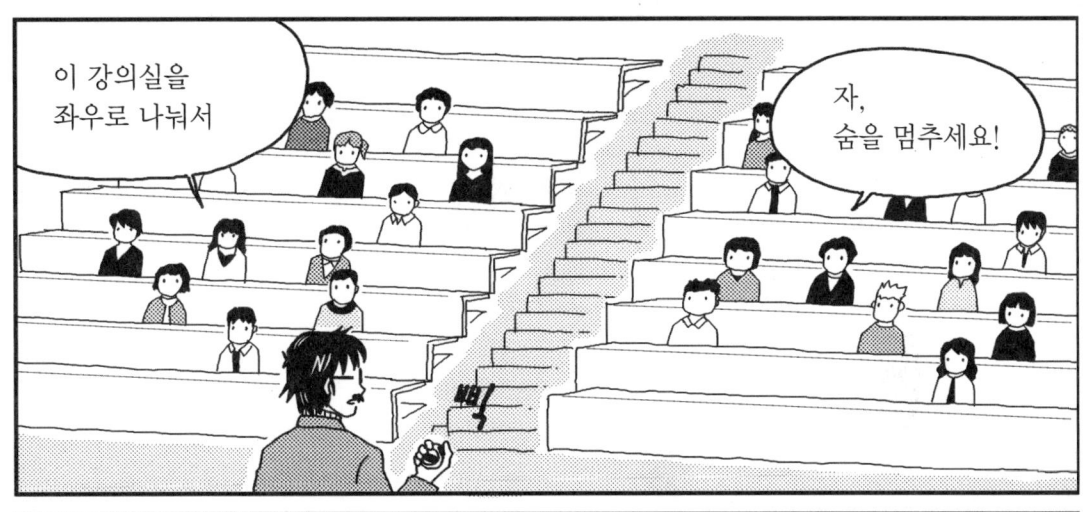

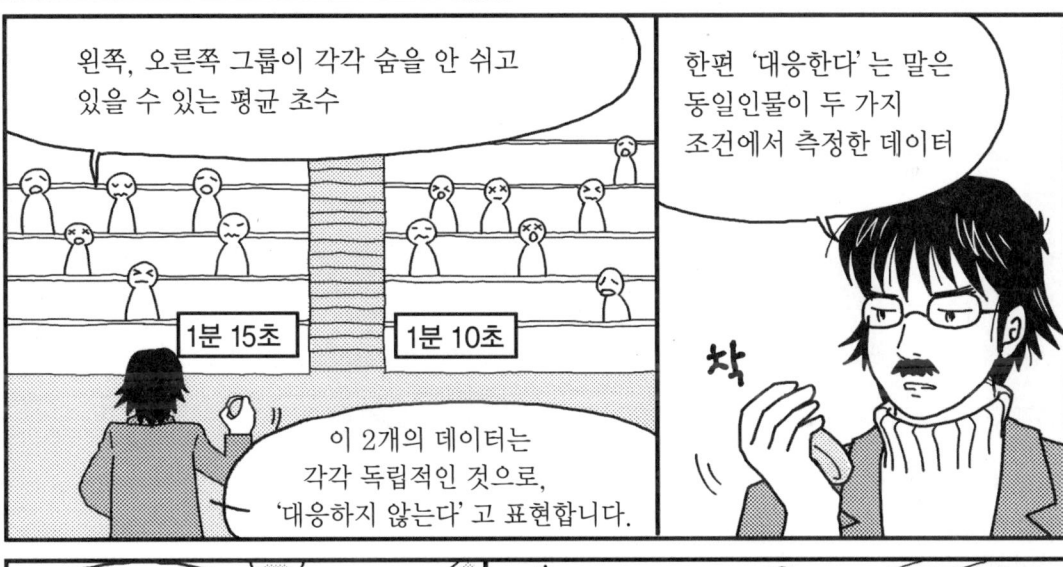

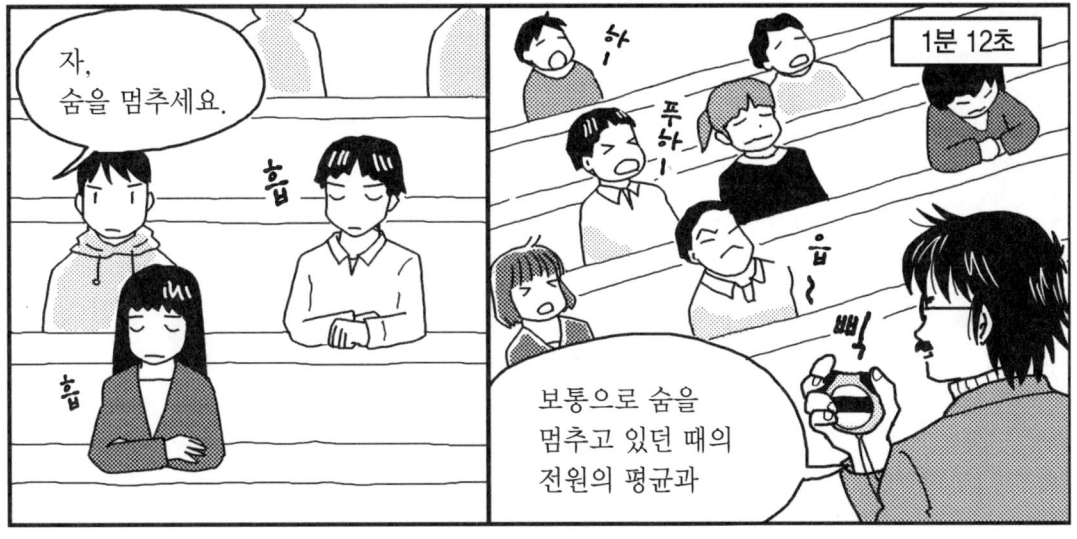

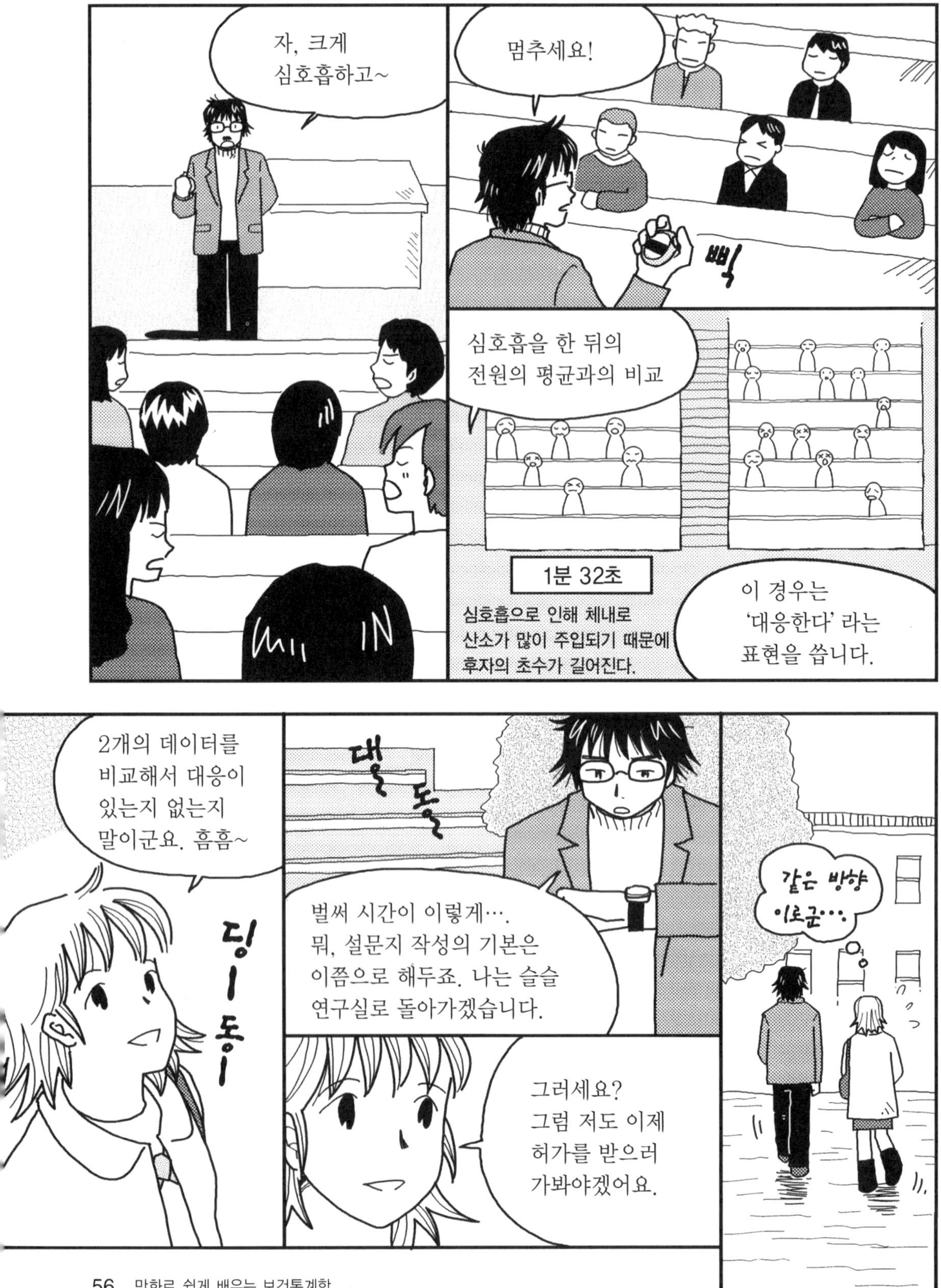
자, 크게 심호흡하고~
멈추세요!
삑
심호흡을 한 뒤의 전원의 평균과의 비교
1분 32초
심호흡으로 인해 체내로 산소가 많이 주입되기 때문에 후자의 초수가 길어진다.
이 경우는 '대응한다' 라는 표현을 씁니다.
2개의 데이터를 비교해서 대응이 있는지 없는지 말이군요. 흠흠~
딩~동~
댕~동~
벌써 시간이 이렇게…. 뭐, 설문지 작성의 기본은 이쯤으로 해두죠. 나는 슬슬 연구실로 돌아가겠습니다.
그러세요? 그럼 저도 이제 허가를 받으러 가봐야겠어요.
같은 방향 이로군….
응

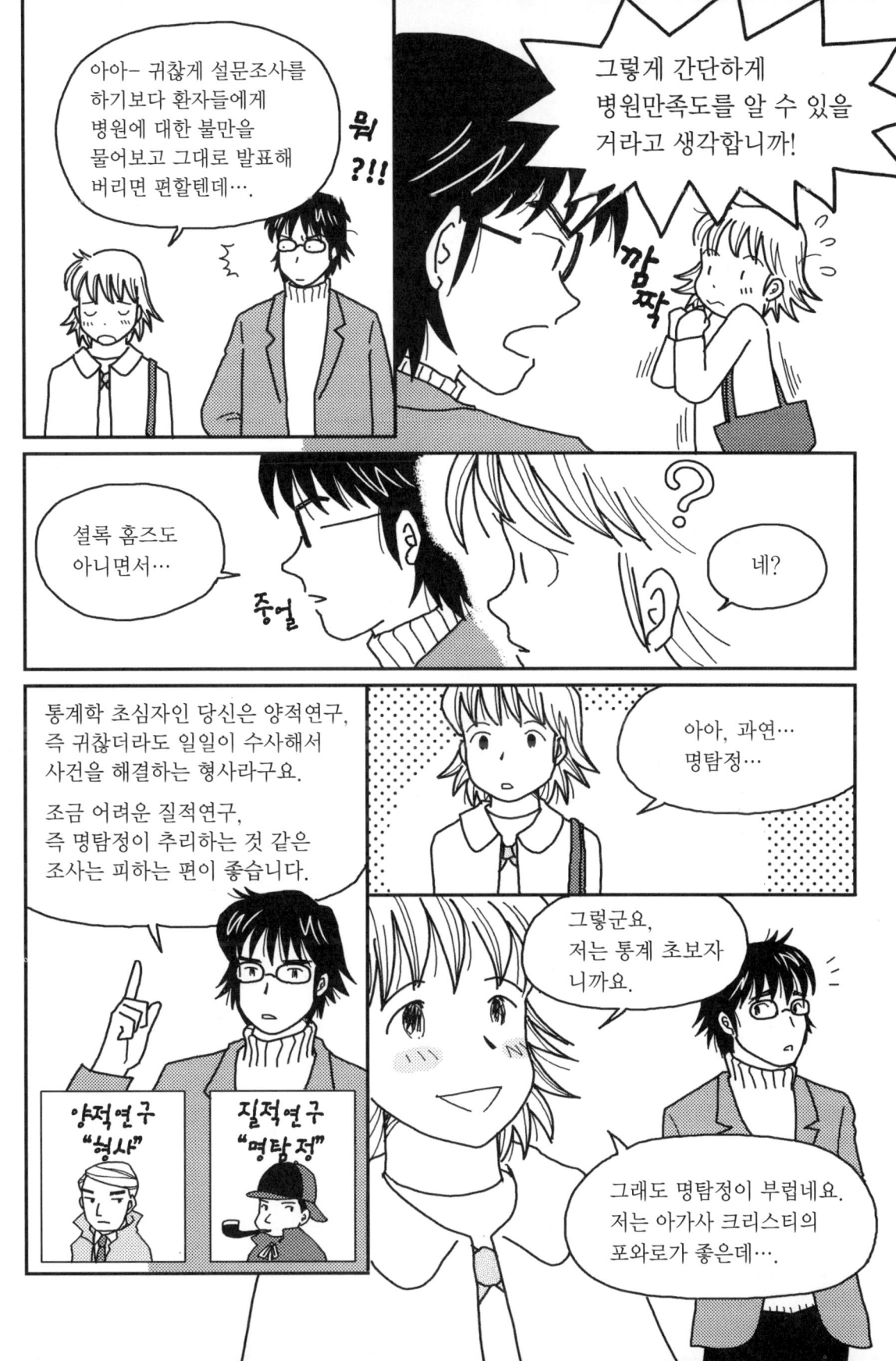

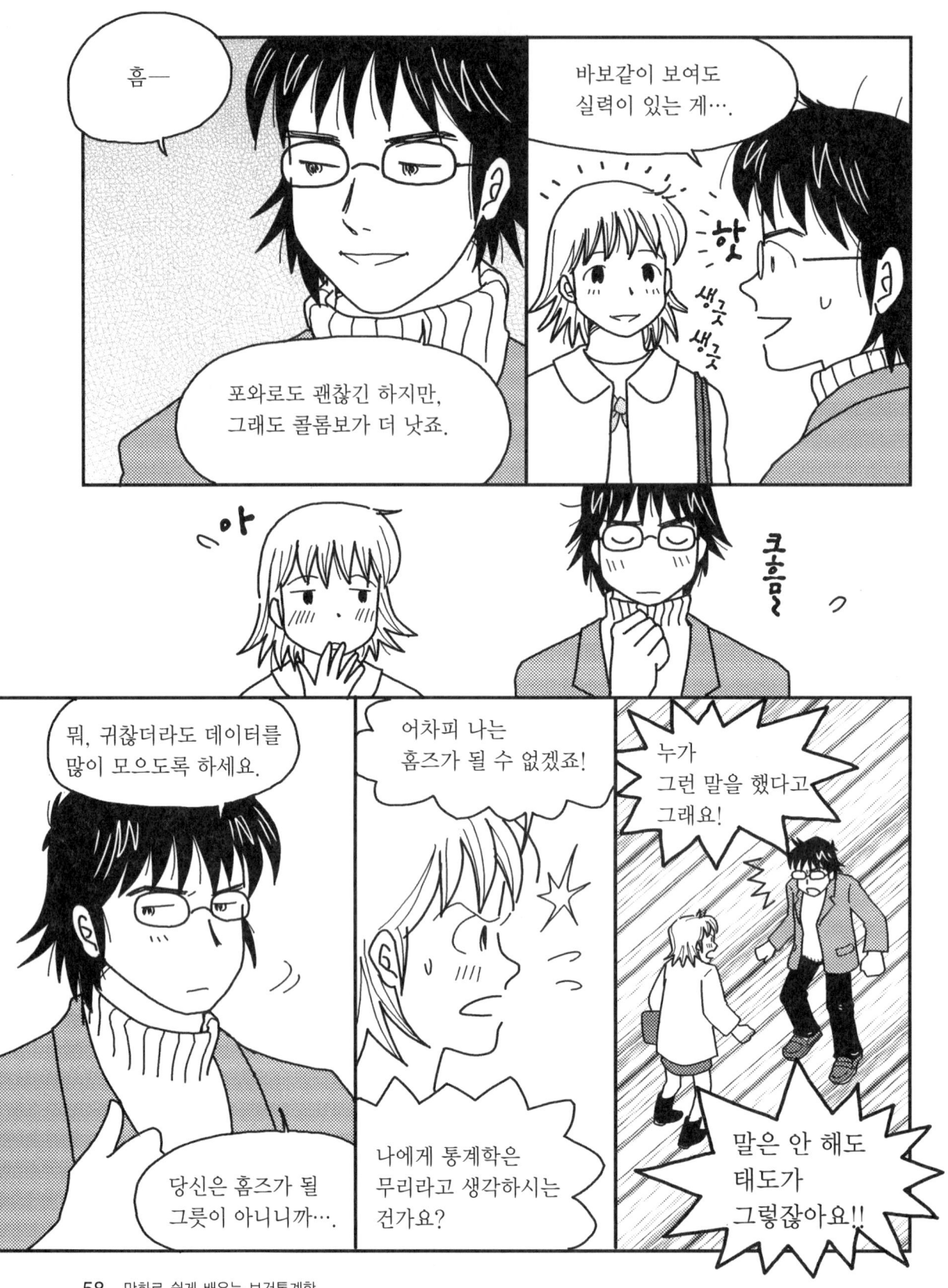

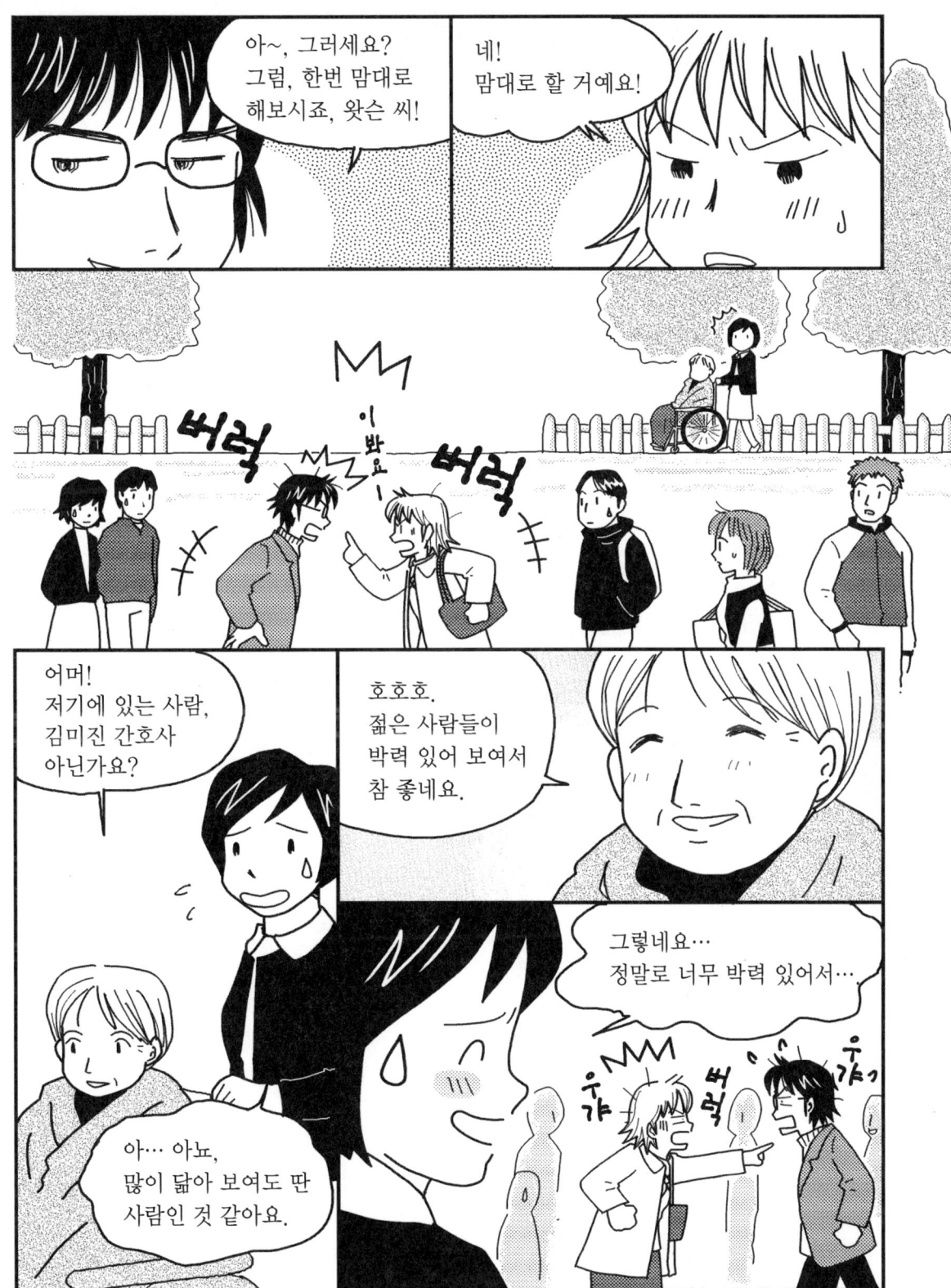

# 제2장 연습문제

다음 변수들을 척도의 명칭(명목척도·서열척도·연속척도)으로 답하시오.

　　백혈구 수 WBC
　　병원의 이름
　　비행기의 운임(퍼스트 클래스·비즈니스 클래스·이코노미 클래스)
　　적혈구 수 RBC
　　호흡 수
　　성별
　　신생아의 아프가 점수(Apgar score)
　　병명
　　ALT(GPT)
　　혈압
　　욕창 발생 위험 인자(Braden scale)
　　불안 척도 STAI
　　맥박
　　초밥의 종류
　　AST(GOT)
　　진료 과목명

　　　　　　　　　　　　　　　　　　　↳ 해답·해설은 266쪽에 있습니다.

# 제 3 장
# 표 · 그래프를 만들어봅시다

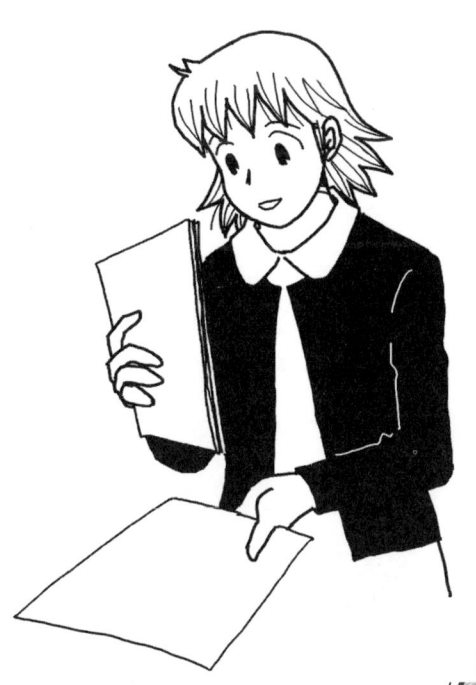

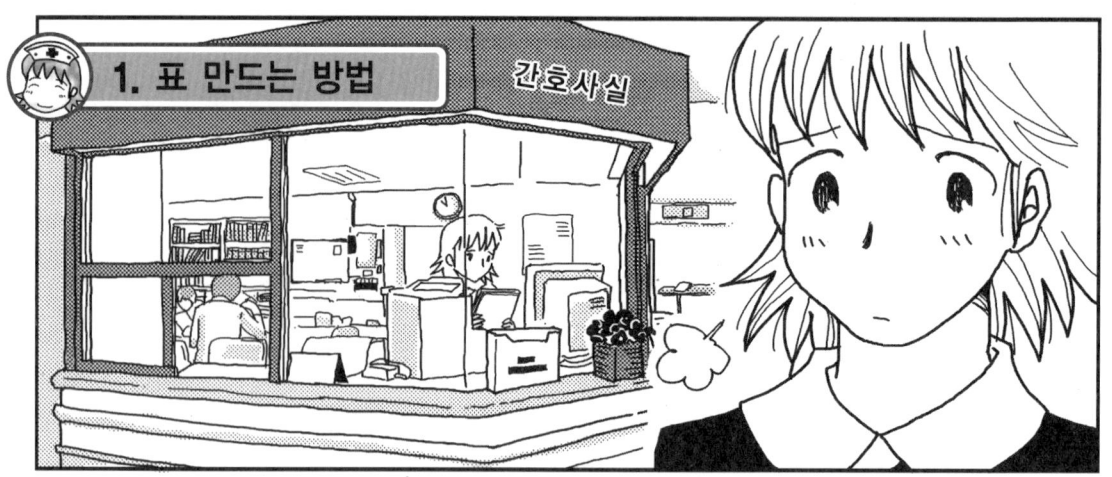

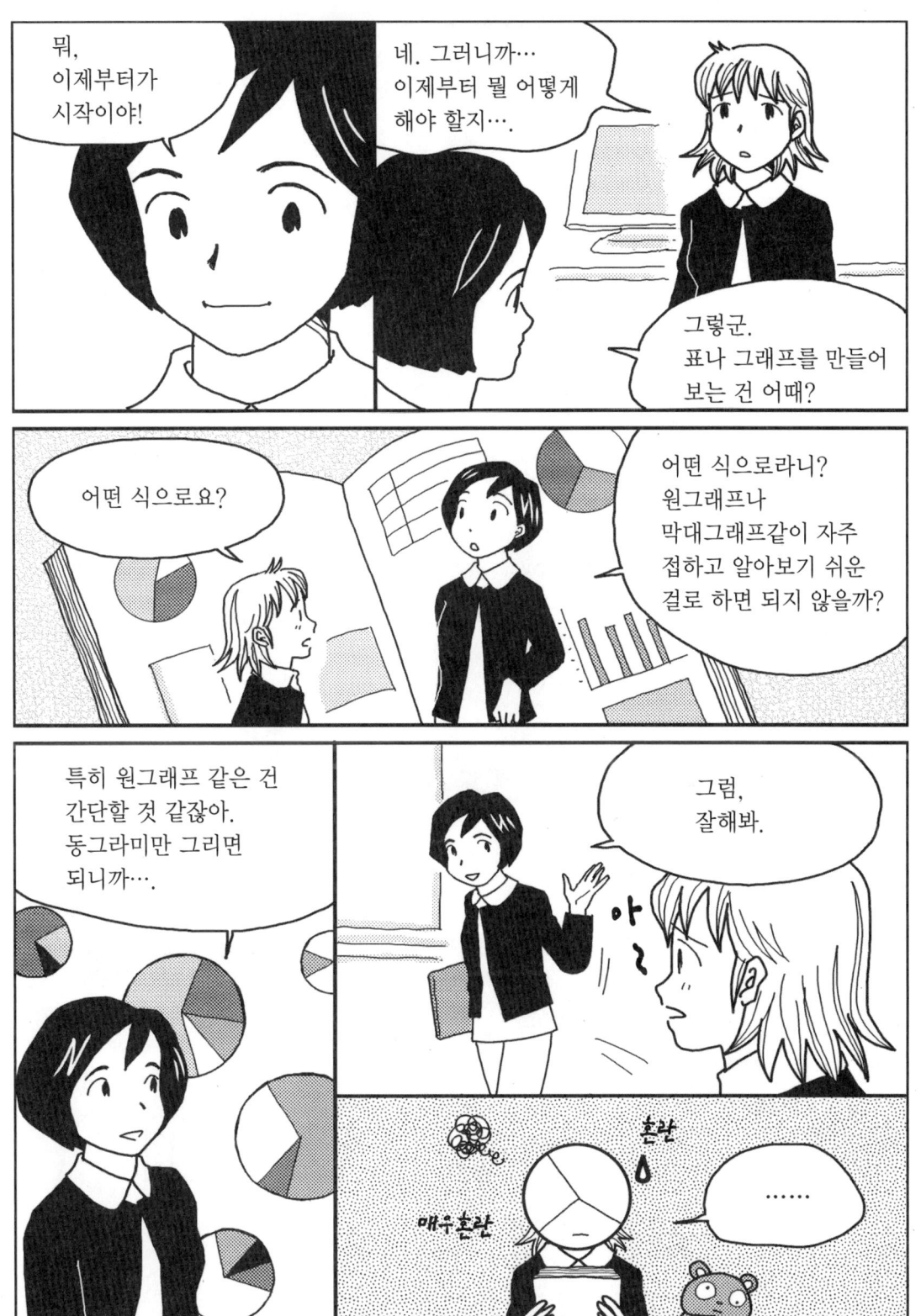

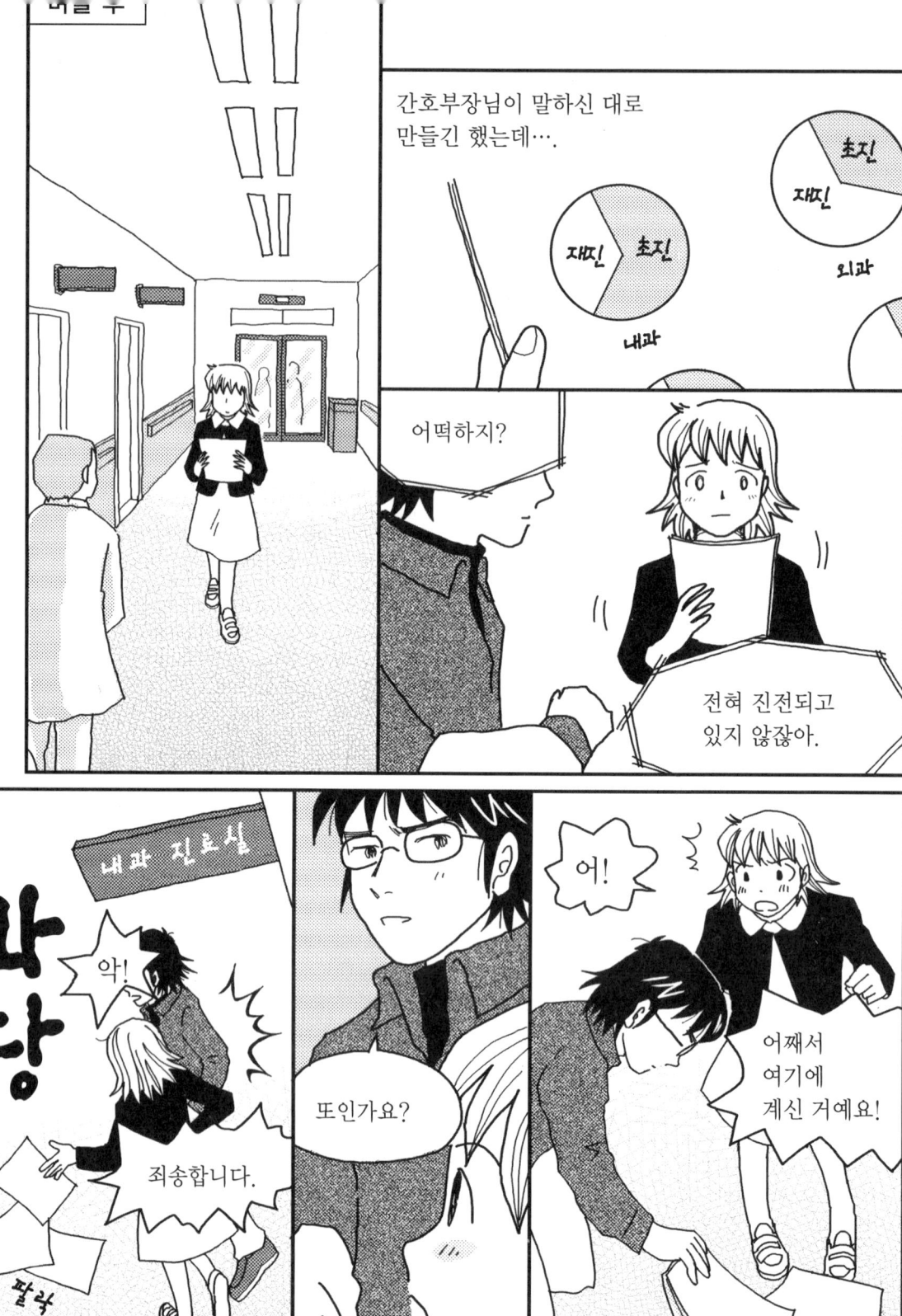

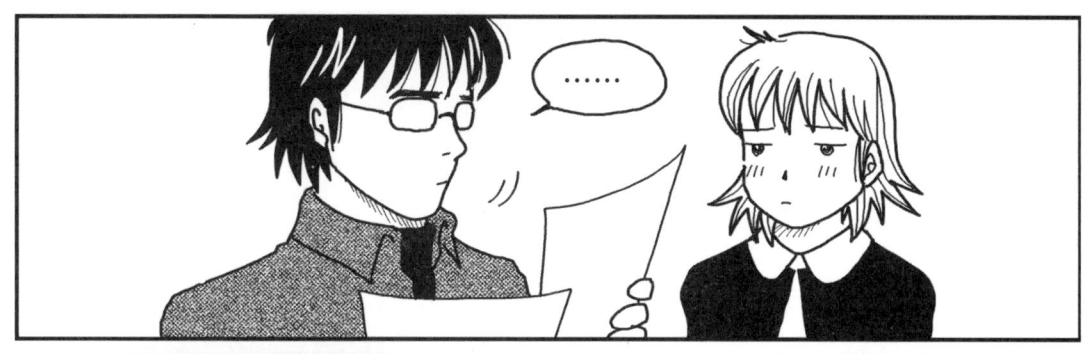
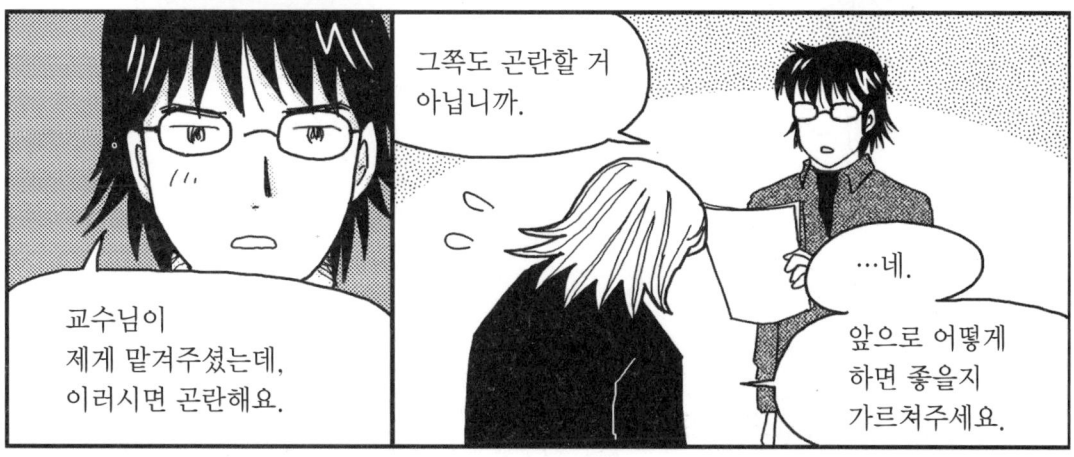

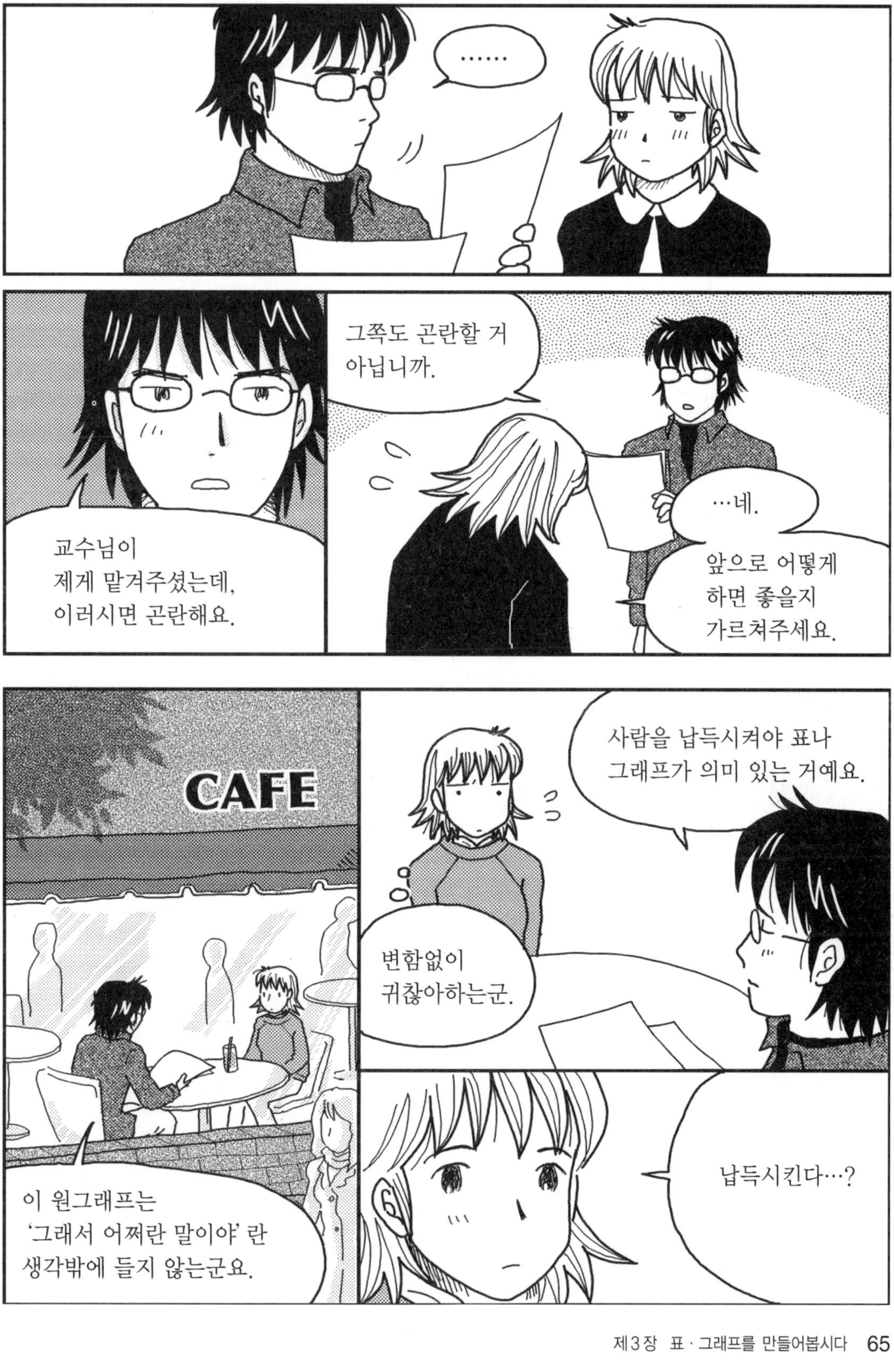

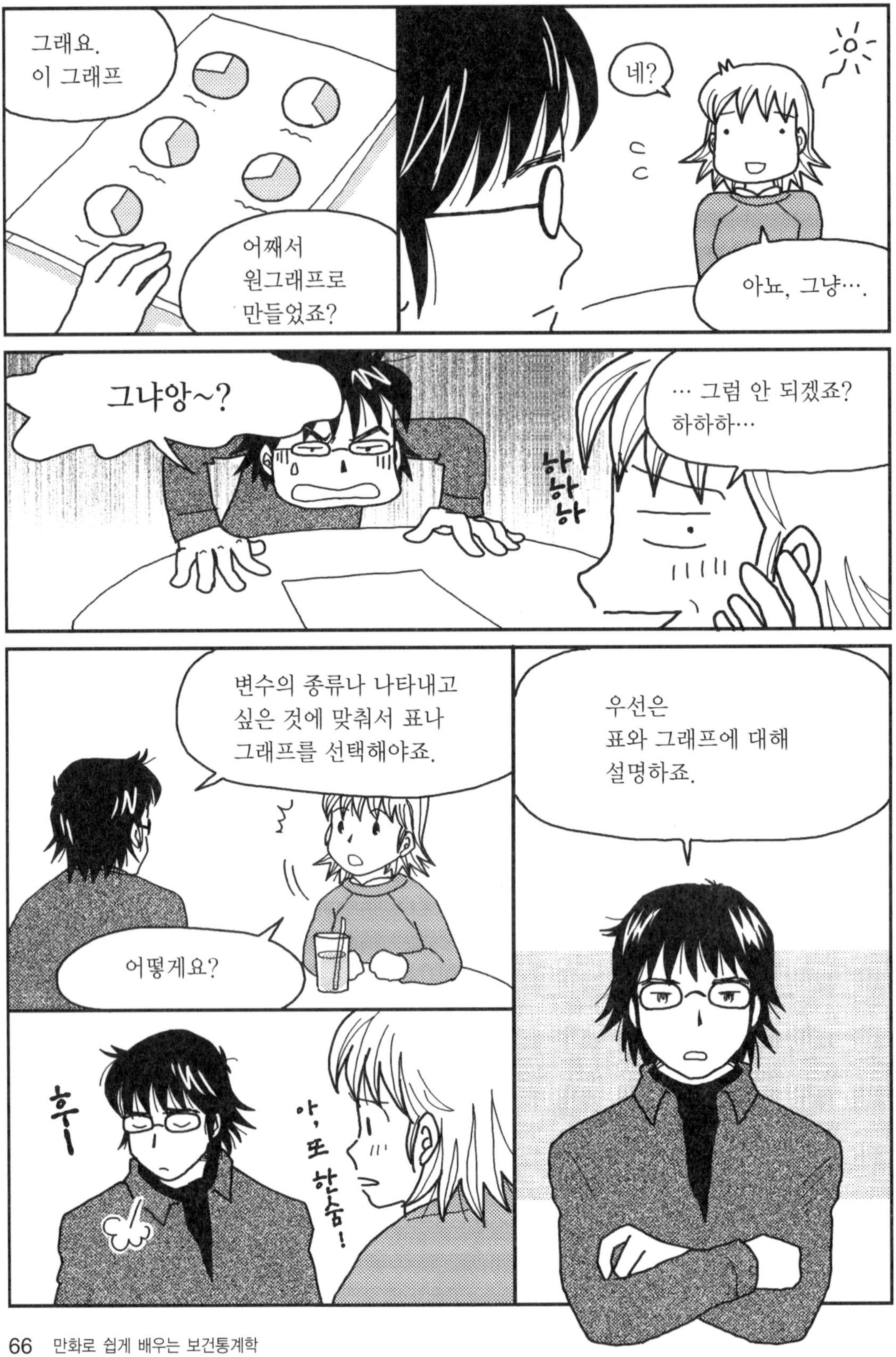

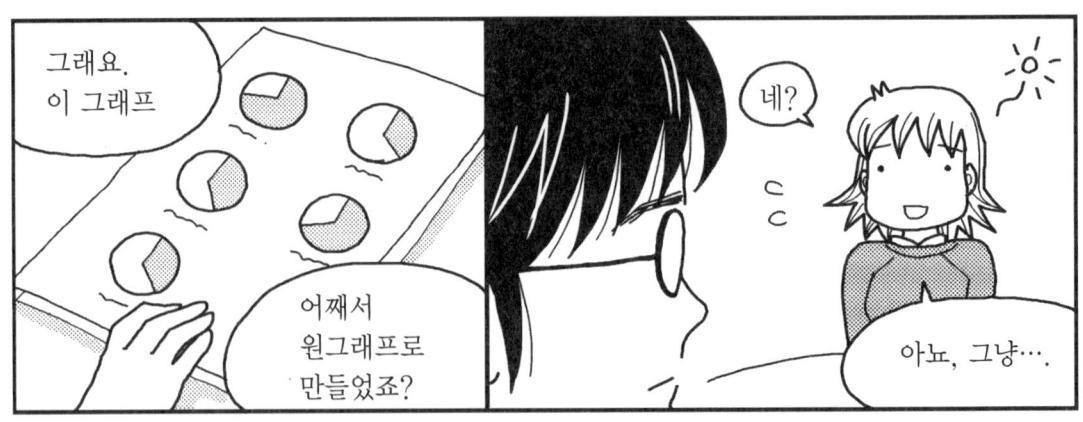
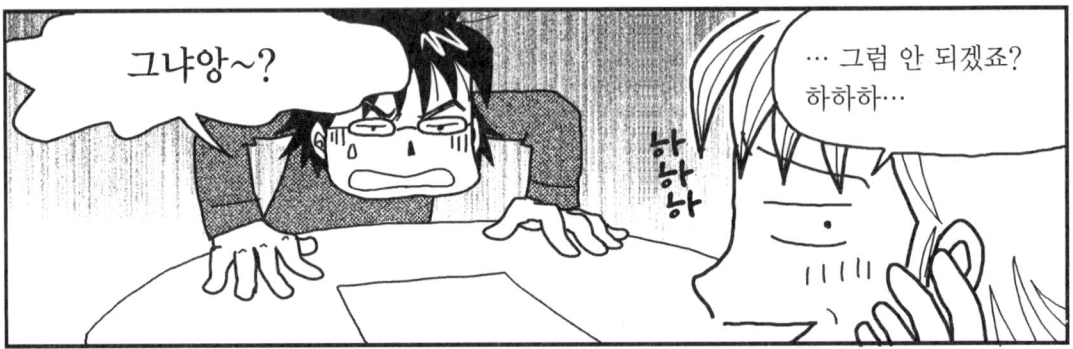

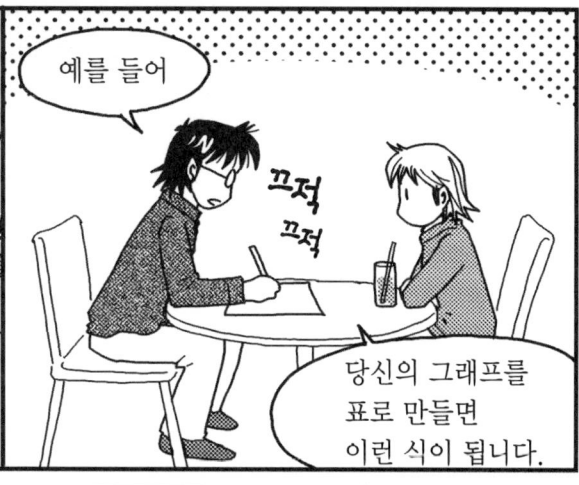

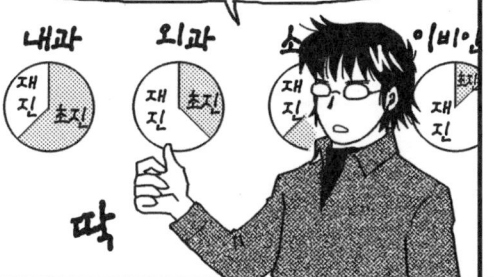

|  | 초진 | 재진 | 합계 |
|---|---|---|---|
| 내과 | 6 | 4 | 10 |

|  | 초진 | 재진 | 합계 |
|---|---|---|---|
| 외과 | 5 | 6 | 11 |

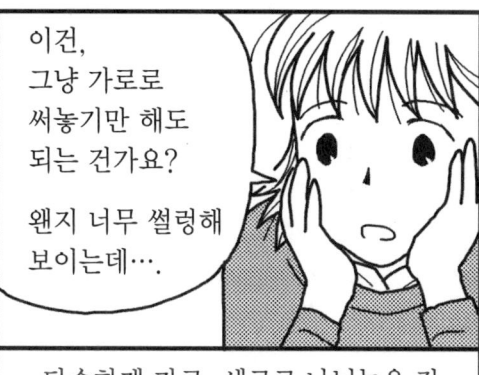

|  | 초진 | 재진 | 합계 |
|---|---|---|---|
| 소아과 | 2 | 3 | 5 |

|  | 초진 | 재진 | 합계 |
|---|---|---|---|
| 이비인후과 | 3 | 8 | 11 |

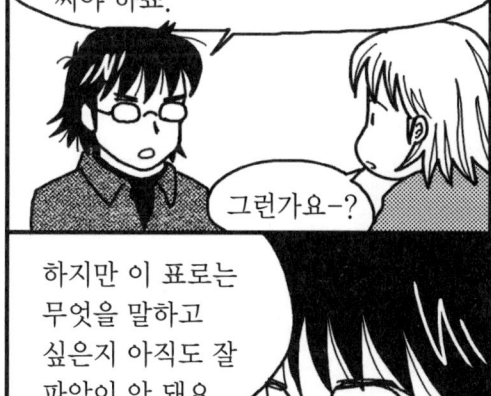

|  | 초진 | 재진 | 합계 |
|---|---|---|---|
| 산부인과 | 1 | 5 | 6 |

제3장 표·그래프를 만들어봅시다

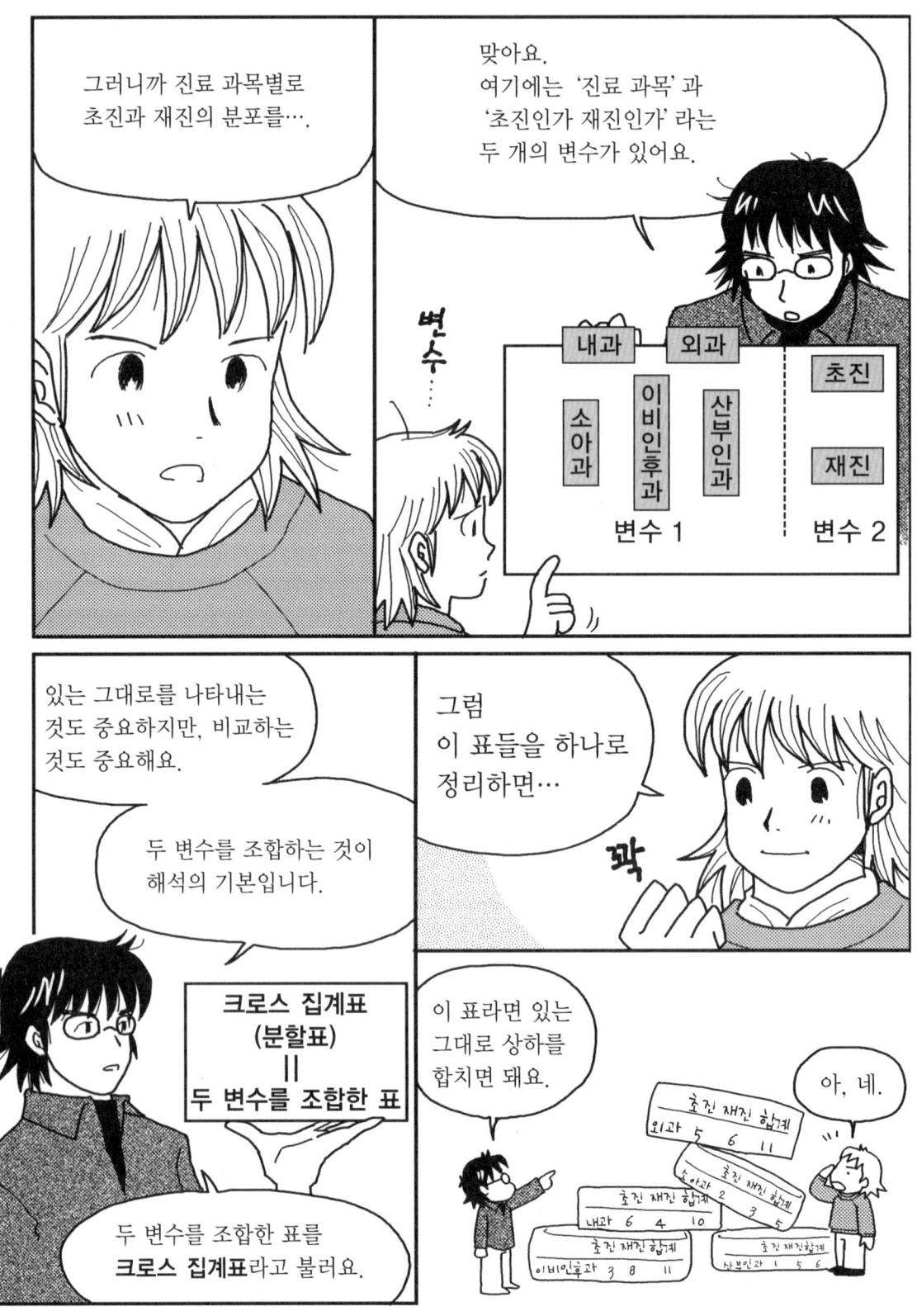

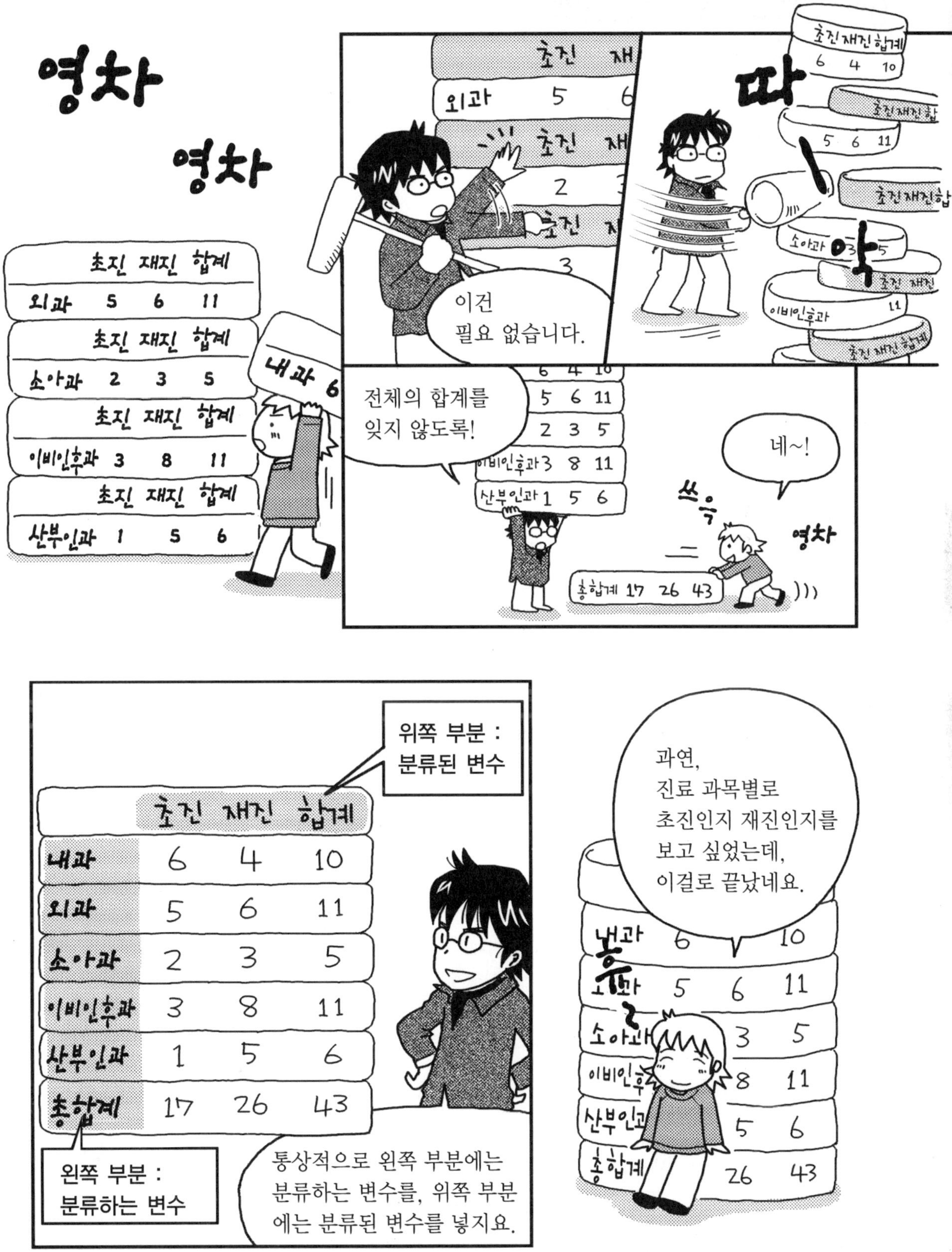

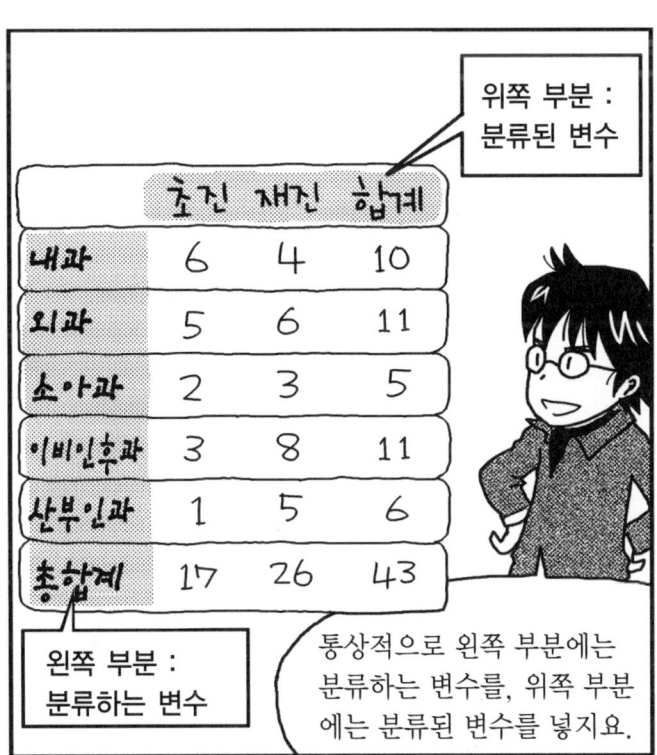
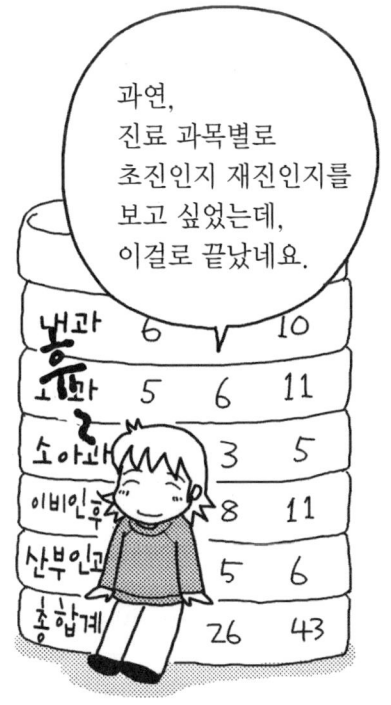

## 2. 그래프 만드는 방법

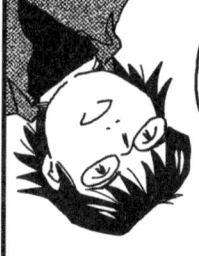

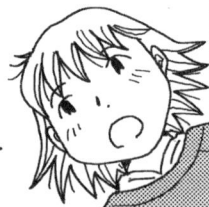

더욱더 알기 쉽게, 누가 봐도 한눈에 알아볼 수 있어야 해요.

그래도 이렇게 봐서는 역시 한눈에 알아보기 어려워요.

|  | 초진 | 재진 | 합계 |
|---|---|---|---|
| 내과 | 6 | 4 | 10 |
| 외과 | 5 | 6 | 11 |
| 소아과 | 2 | 3 | 5 |
| 이비인후과 | 3 | 8 | 11 |
| 산부인과 | 1 | 5 | 6 |
| 총합계 | 17 | 26 | 43 |

그런 방법이 있나요?

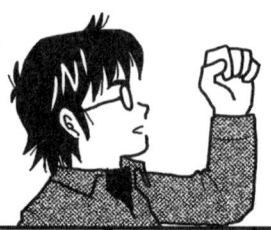

아까보다는 보기 쉽게 된 것 같은데 말이죠.

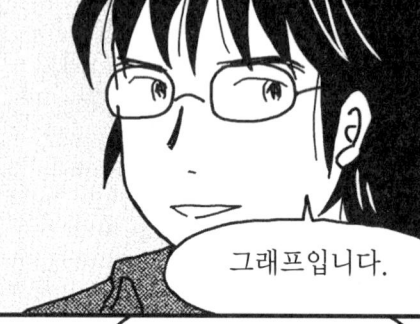

그래프입니다.

네? 그래프로 다시 돌아가는 건가요?

미진 씨는 진료 과목별로 따로따로 만들었지만, 원그래프는 의외로 다루기 어려워요.

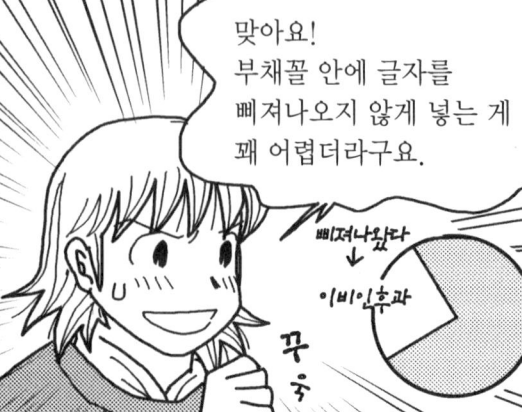

맞아요! 부채꼴 안에 글자를 삐져나오지 않게 넣는 게 꽤 어렵더라구요.

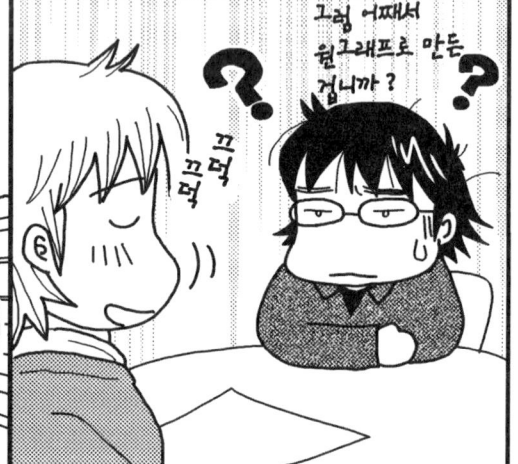

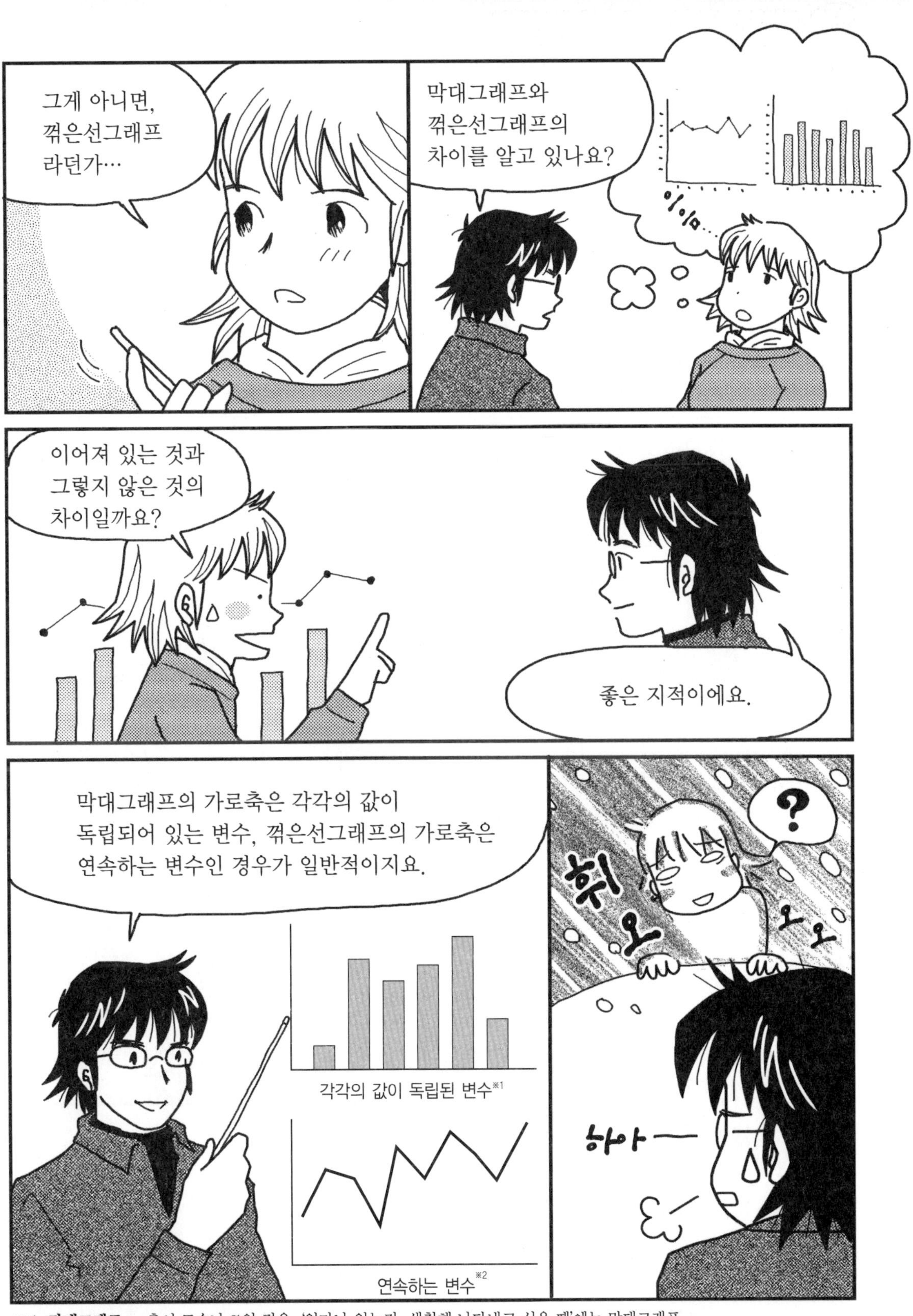

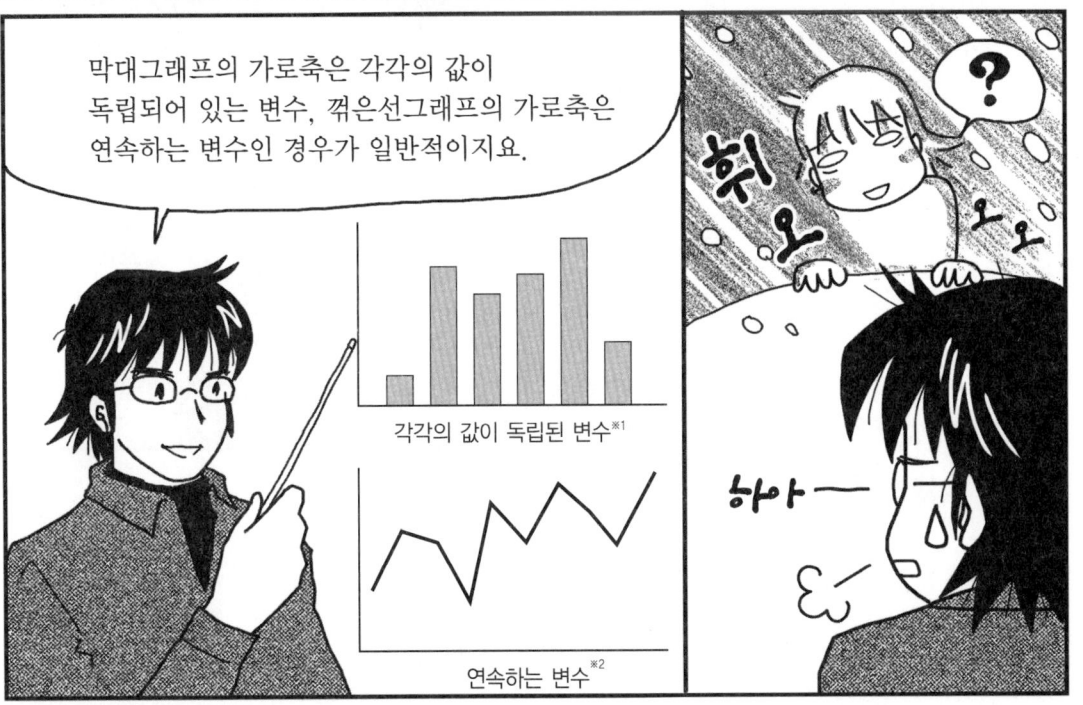

※1 **막대그래프** : $y$축이 도수나 %일 경우. '얼마나 있는지, 색칠해 나타내고 싶을 때'에는 막대그래프.
※2 **꺾은선그래프** : $y$축에 측정한 데이터를 둘 경우. '수직선 위에서 정확하게 위치를 나타내고 싶을 때'에는 꺾은선그래프를 이용하면 된다.

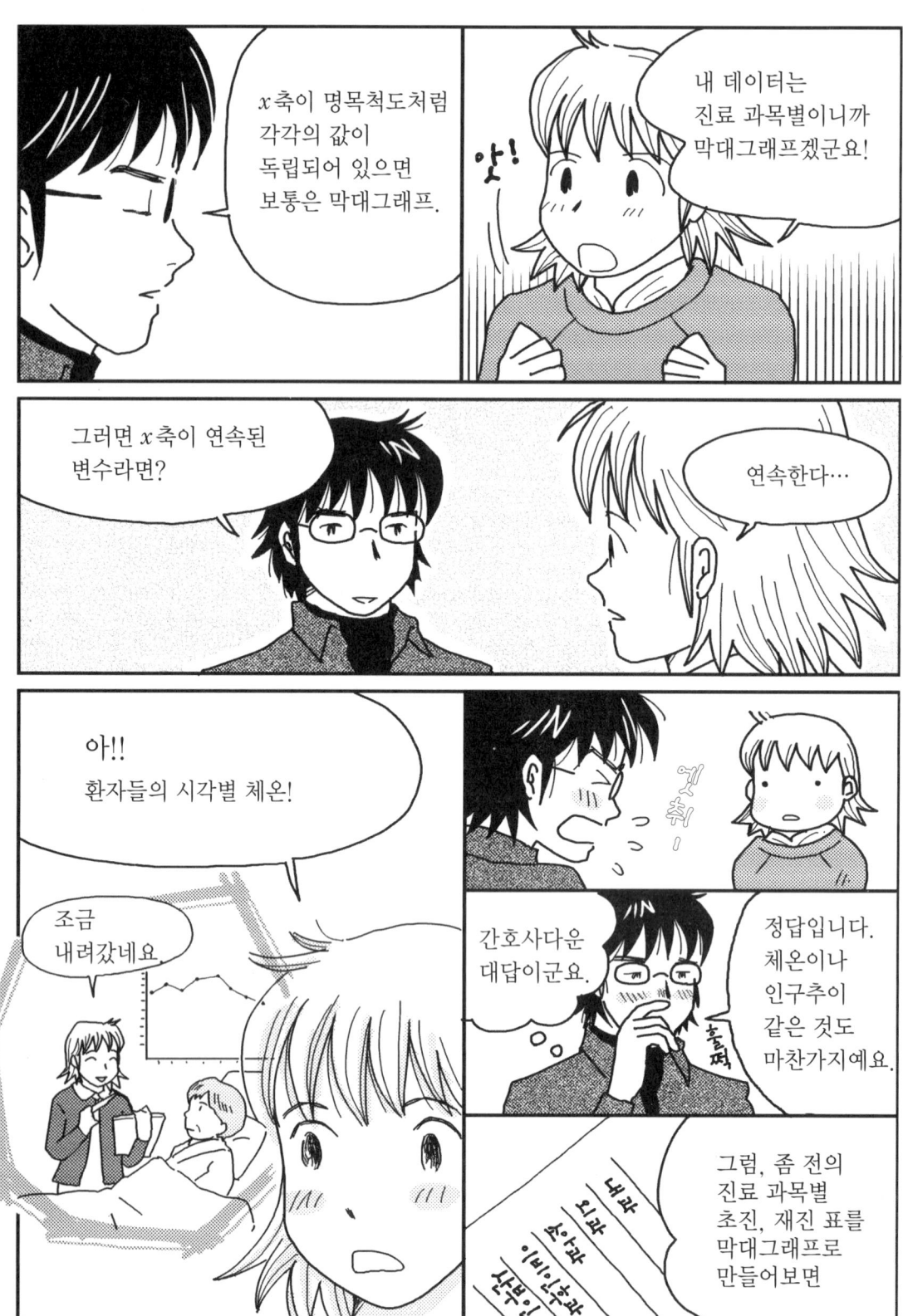

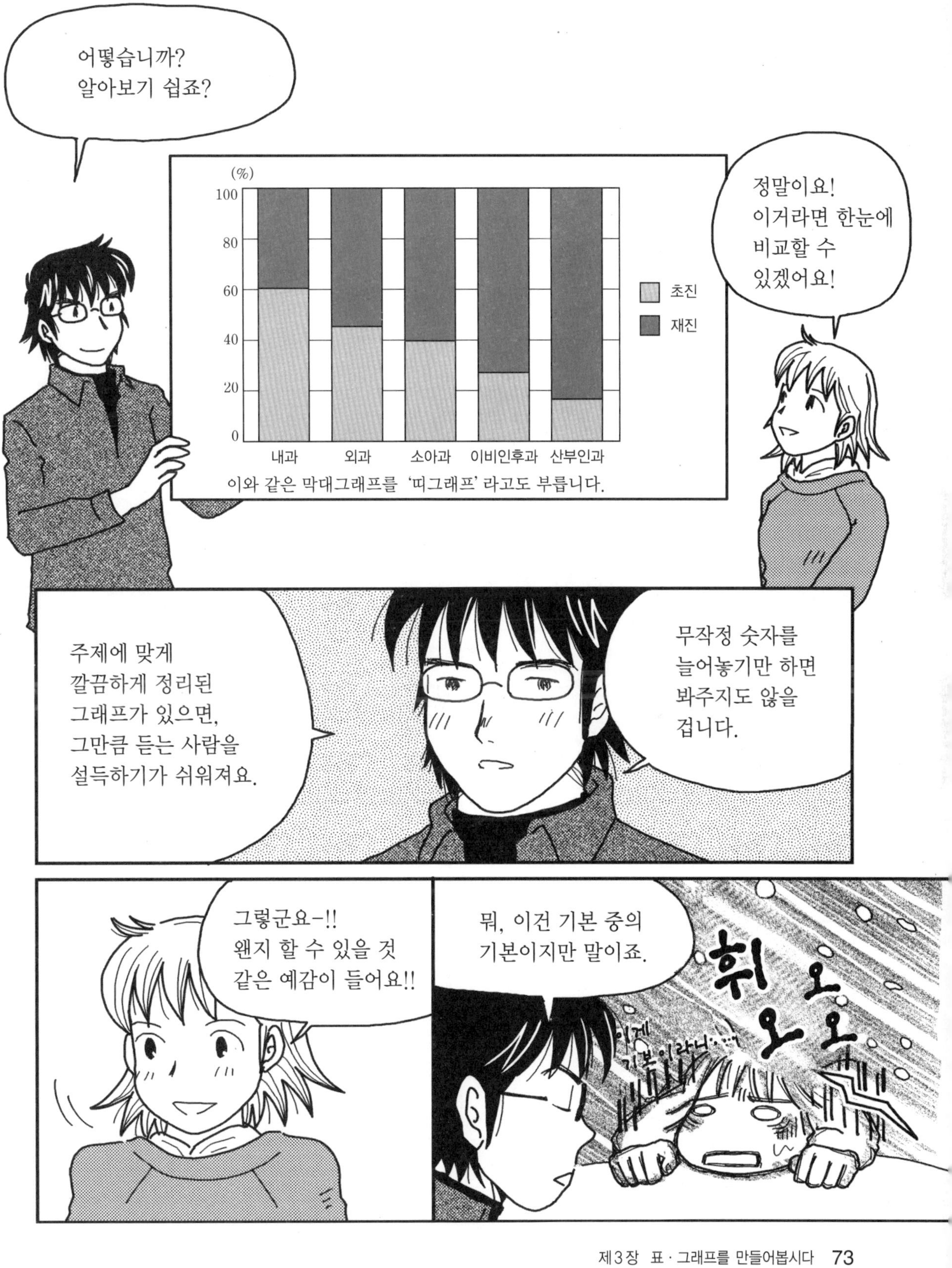

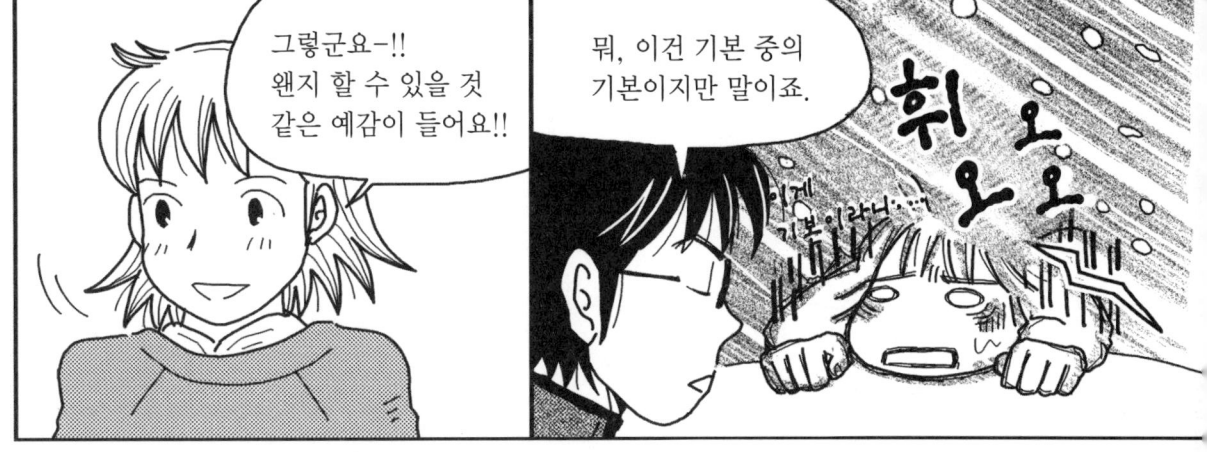

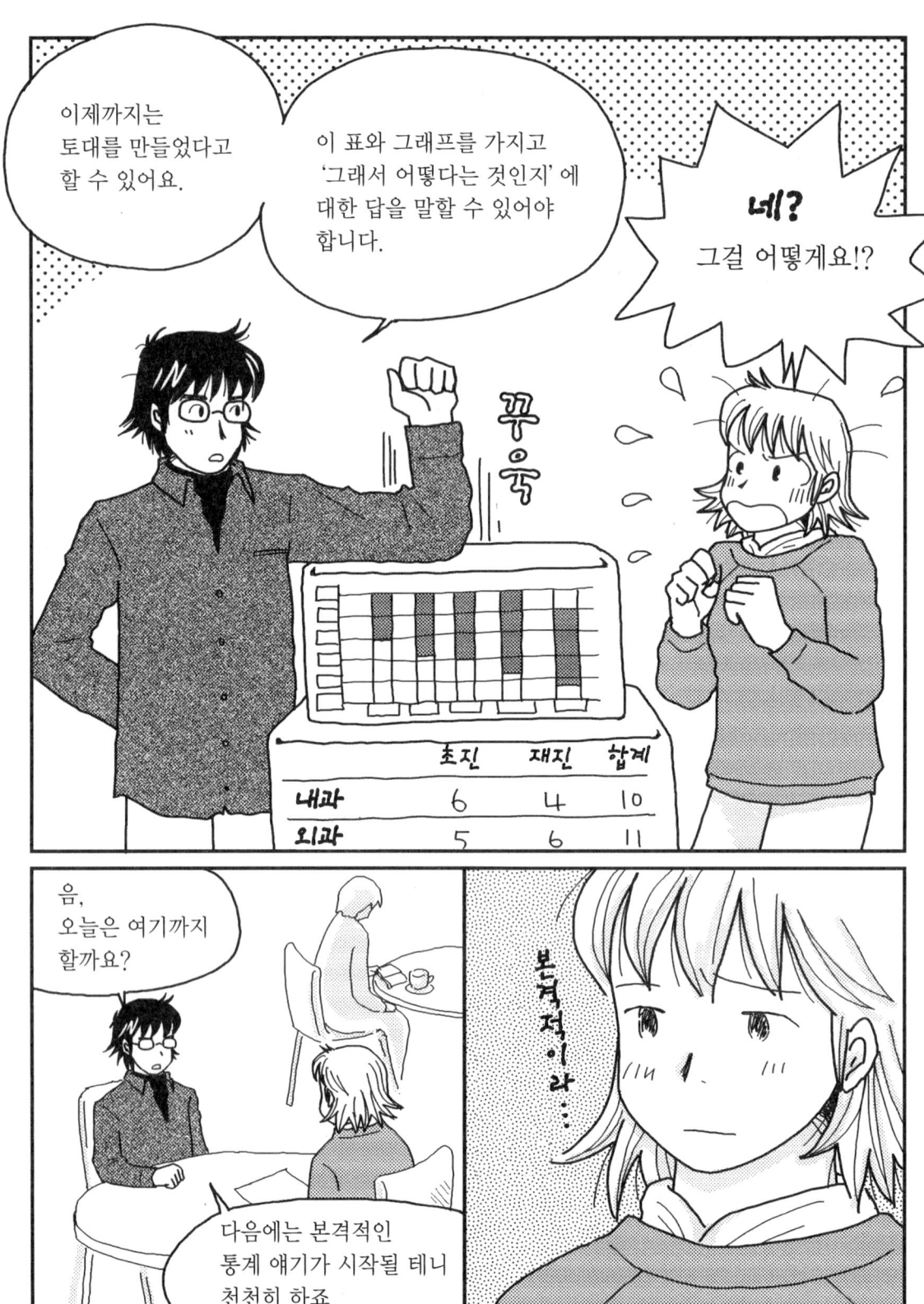

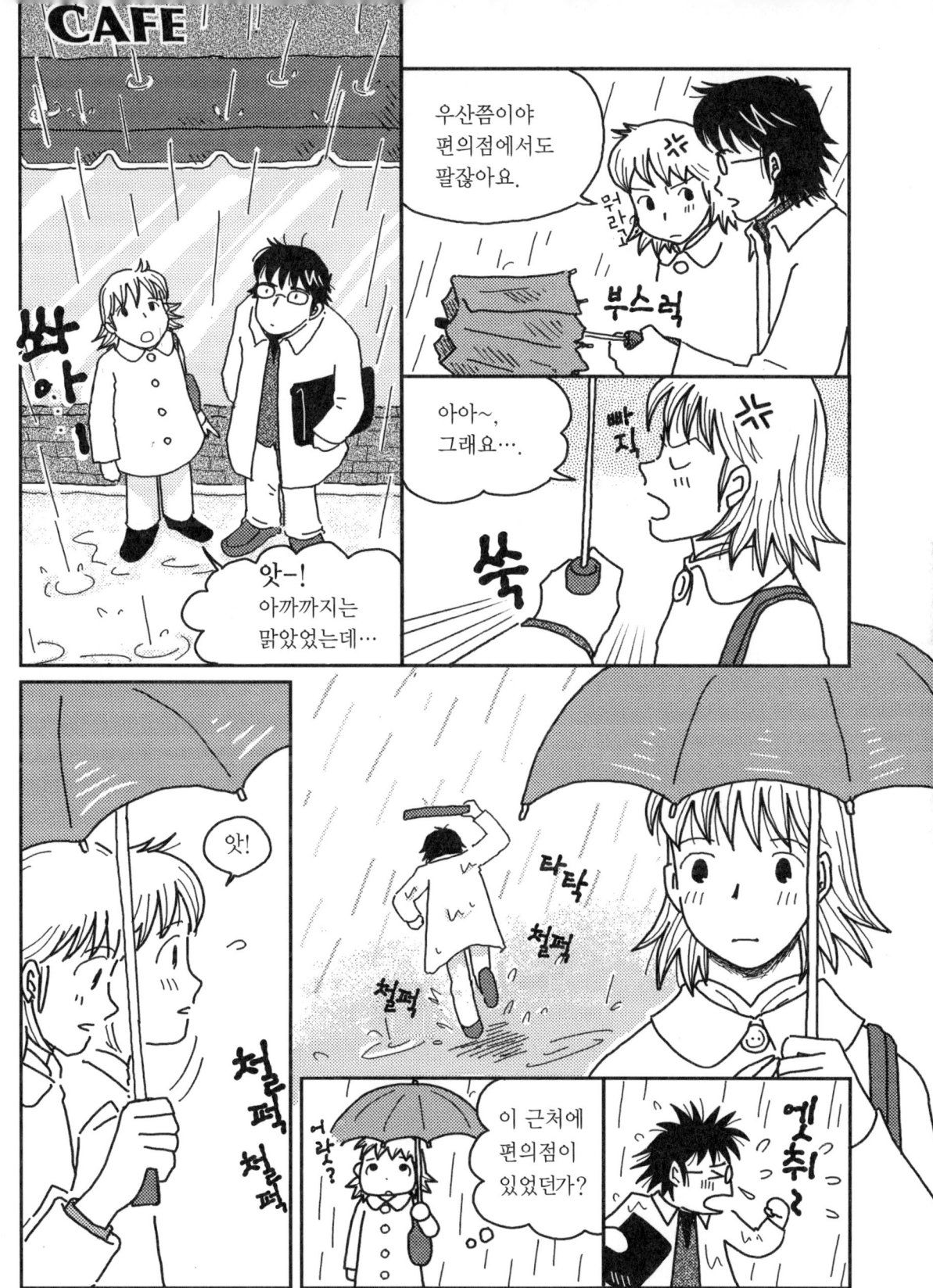

# 제3장 연습문제

외과와 내과의 만족도를 '매우 불만족', '불만족', '만족', '매우 만족'의 4단계로 측정했습니다. 분포는 외과에서 9, 36, 48, 66, 내과에서 24, 62, 42, 19였습니다.

이들 값을 바탕으로 표의 왼쪽 부분을 만족도, 표의 위쪽 부분을 진료 과목별(내과, 외과)로 해서 집계표를 작성하시오.

↳ 해답 · 해설은 266쪽에 있습니다.

# 제 4 장
# 간호연구에 쓰이는 기본적인 검정들

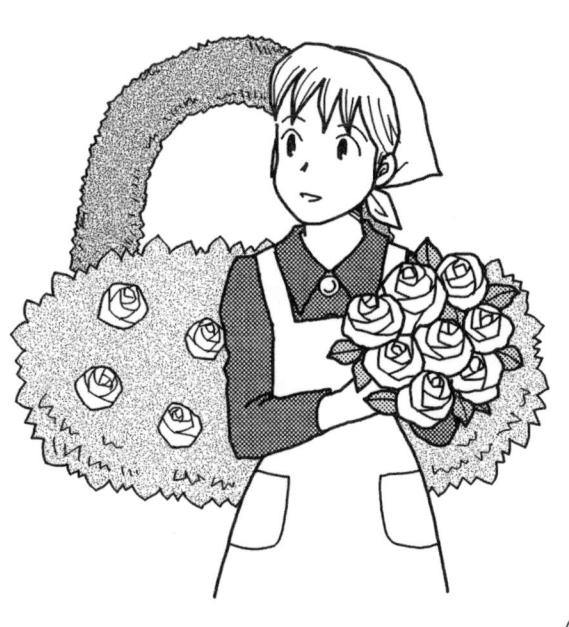

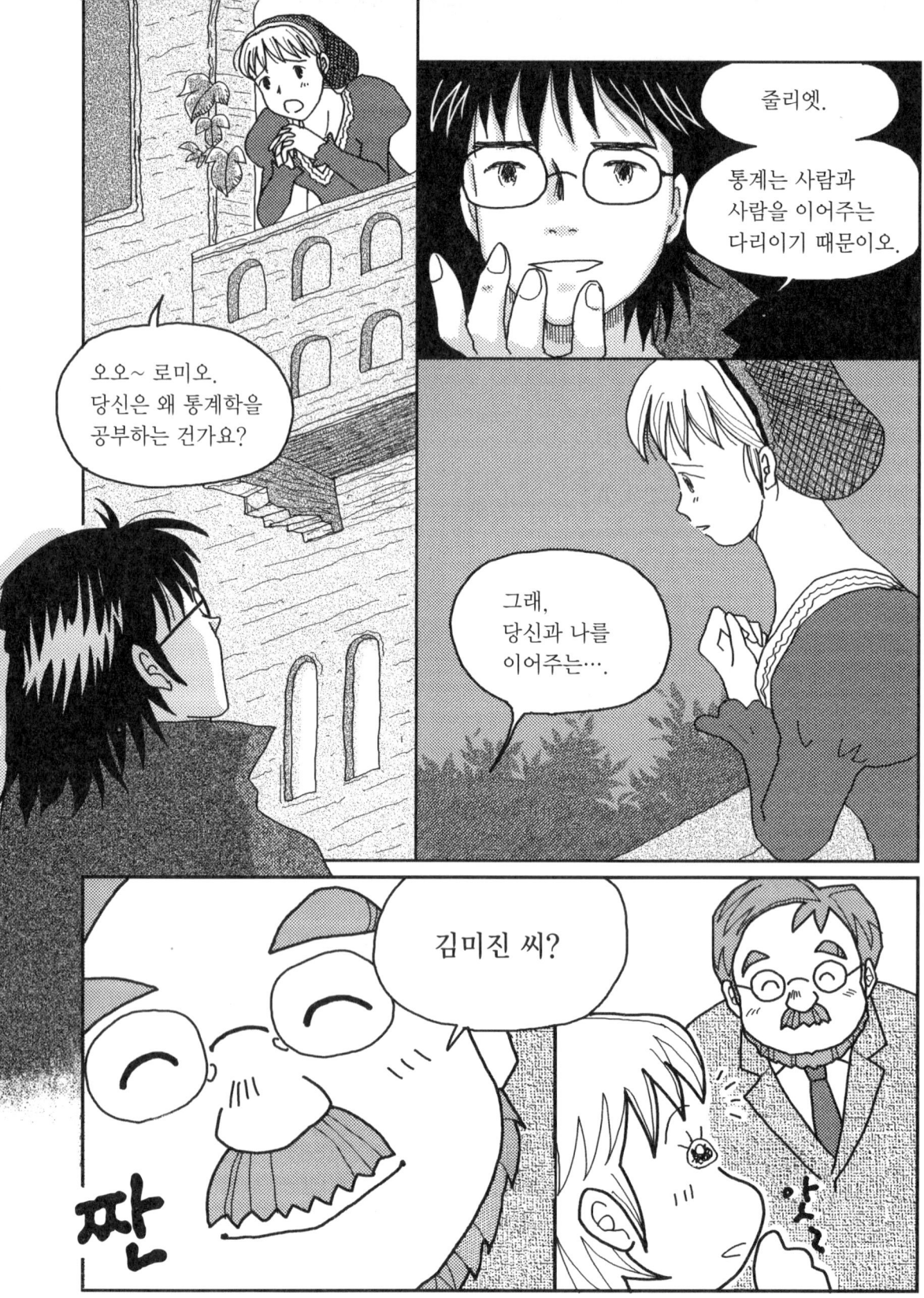

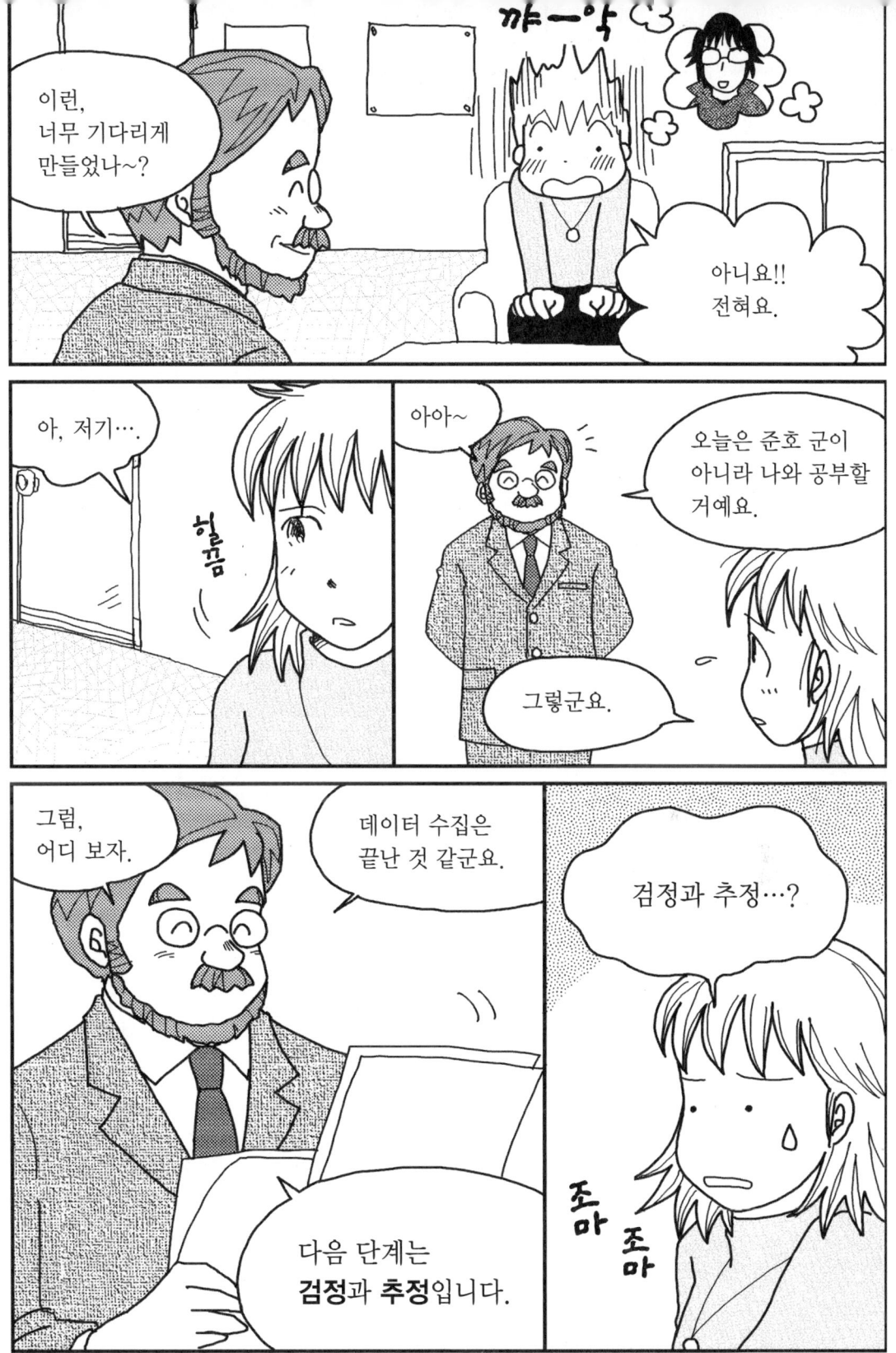

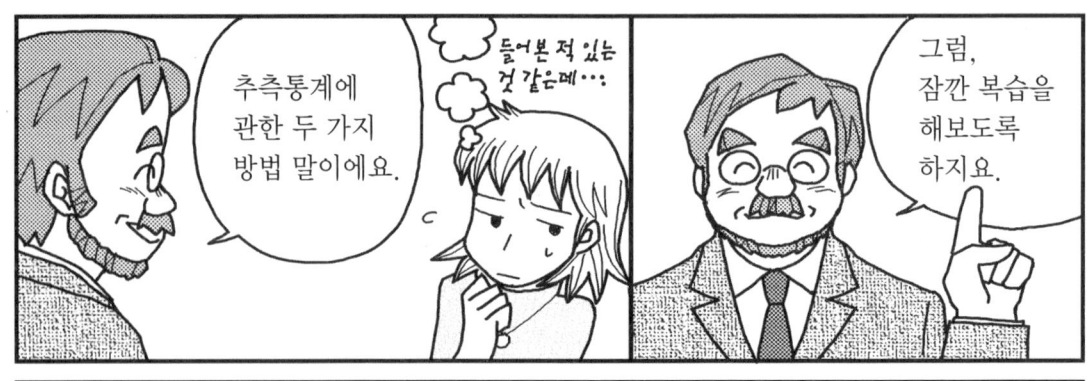
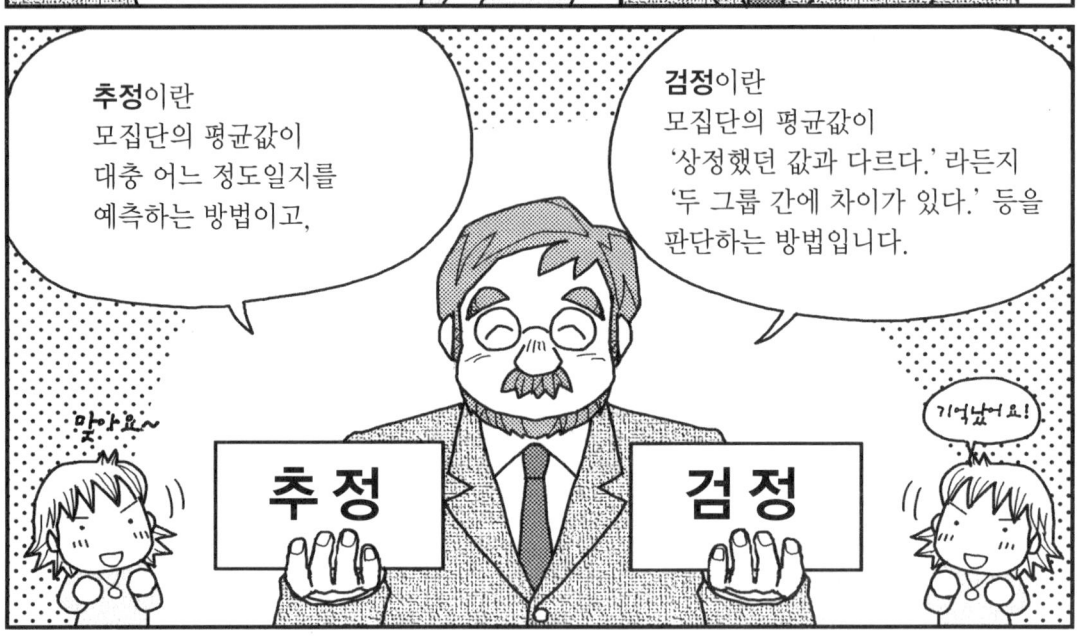
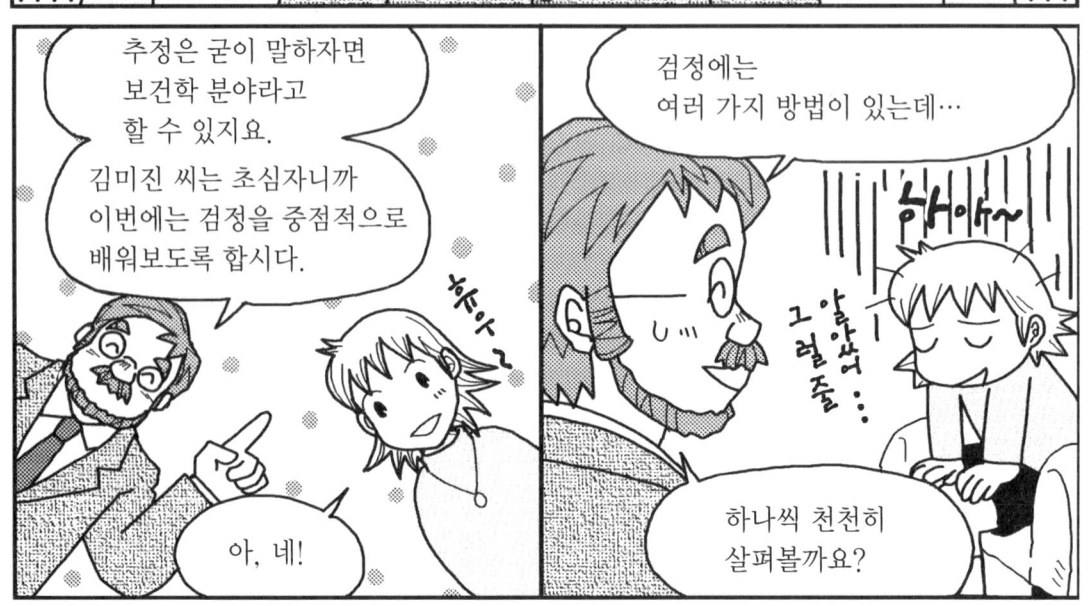

## 검정대응표

|  | 명목척도 | 서열척도<br>정규분포라고 가정할 수 없는 연속척도의 경우 | 연속척도<br>정규분포라고 가정할 수 있는 경우 |
|---|---|---|---|
| 1표본 | 이항 검정<br>단일표본 $x^{2※}$ 검정 | 콜모고로프 · 스미르노프의 단일표본 검정<br>단일표본 연검정 | $z$ 검정<br>단일표본 $t$ 검정 |
| 독립 2표본 | 피셔의 정확검정<br>2표본 $x^2$ 검정 | 만-휘트니의 $U$ 검정<br>(윌콕슨의 순위화검정)<br>2표본 중앙값검정<br>콜모고로프 · 스미르노프의 2표본 검정<br>2표본 연검정<br>모제스 검정 | 독립표본 $t$ 검정 |
| 대응 2표본 | 맥니머의 검정 | 윌콕슨의 부호순위검정<br>부호검정 | 대응표본 $t$ 검정 |
| 독립 다표본 | 다표본 $x^2$ 검정 | 크루스칼·왈리스 검정<br>다표본 중앙값검정 | 일원분산분석<br>2수준 비교의 제법(諸法) |
| 대응 다표본 | 코크란의 $Q$ 검정 | 프리드만 검정 | 반복이 없는 이원분산분석<br>반복이 있는 이원분산분석 |

만 · 휘트니의 $U$ 검정과 윌콕슨의 순위화검정은 본질적으로 같다.
\* $x$는 카이라고 읽는다. $x^2$(카이 제곱)

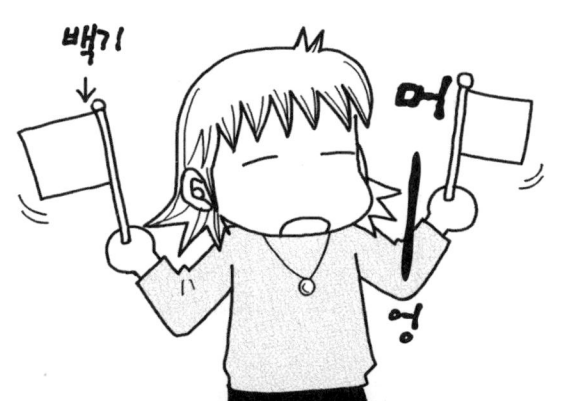

우선은 이 표를 살펴보도록 합시다.

변수의 척도와 대응의 유무를 알면, 주요한 검정 방법은 자동적으로 정해진다는 것을 알아둬야 해요.

어려워 보이지만 안심해도 됩니다.

우리는 색이 칠해진 부분만 공부할 거니까요.

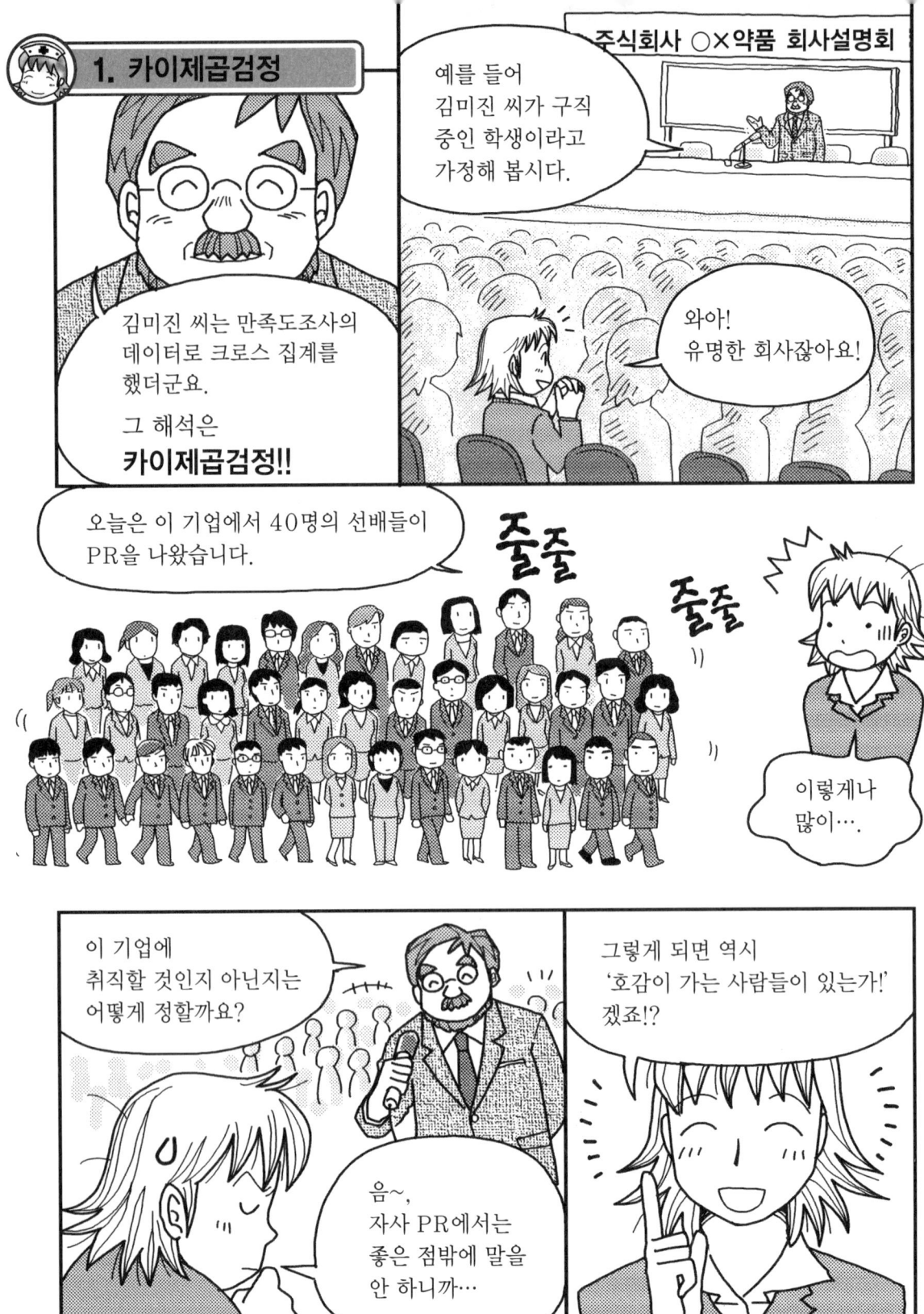

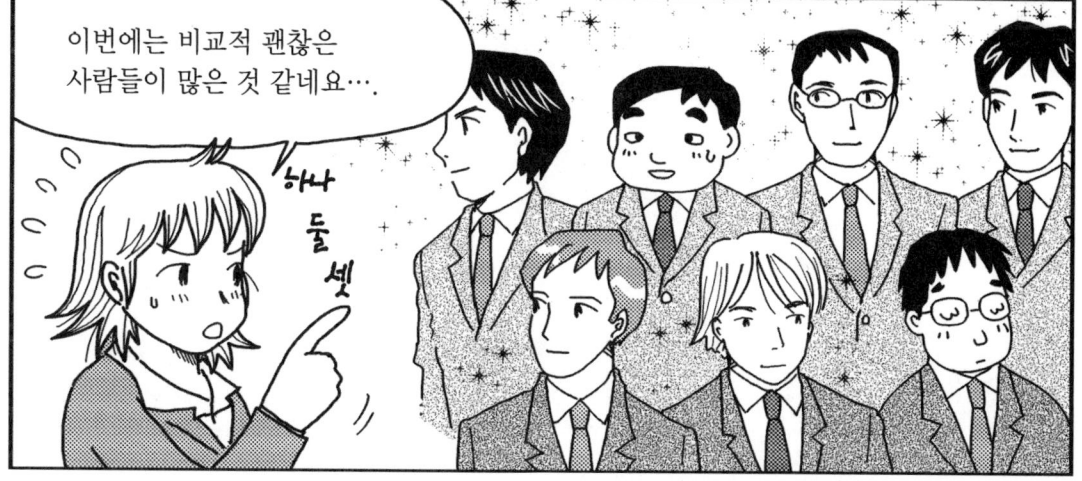

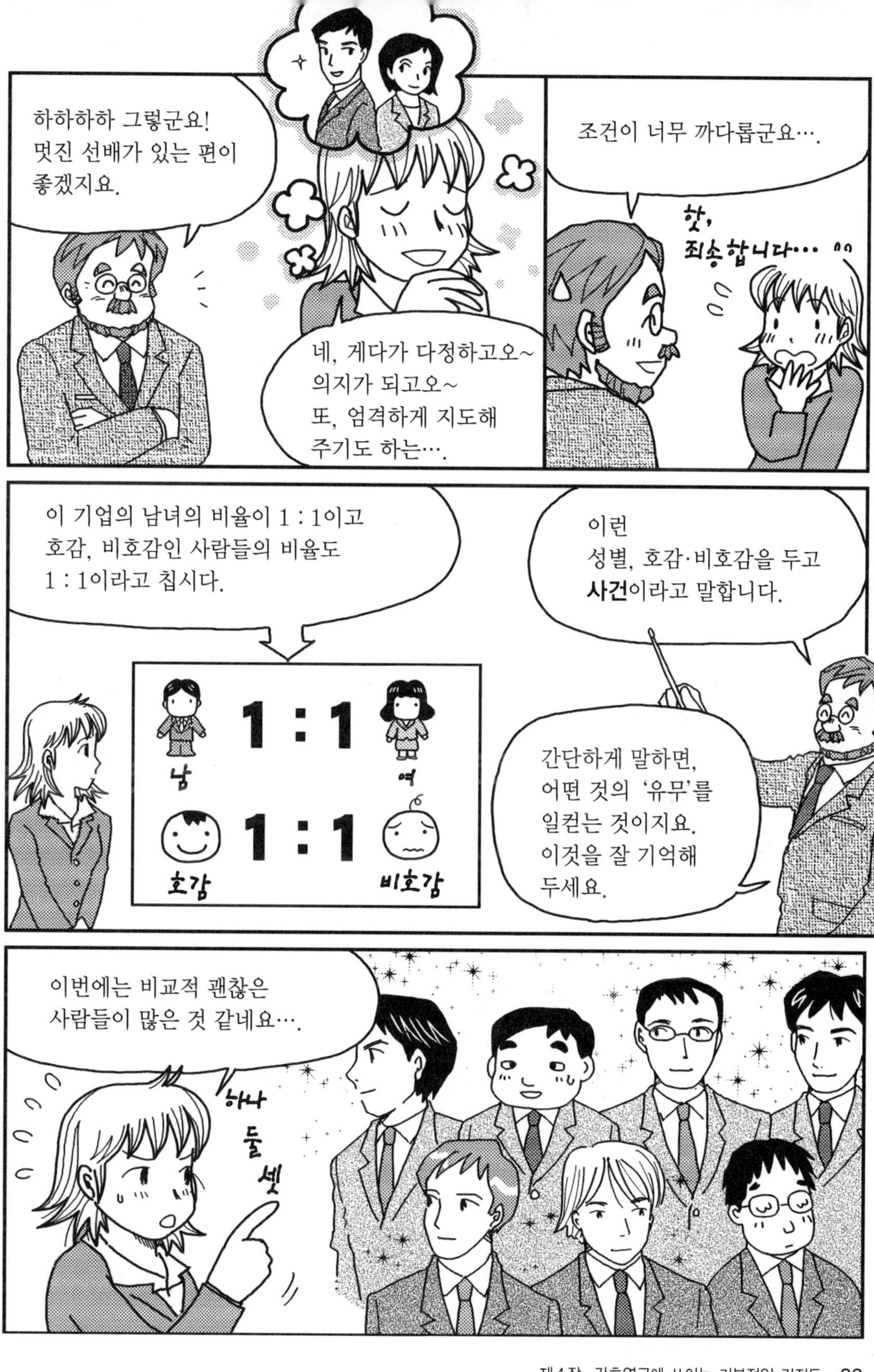

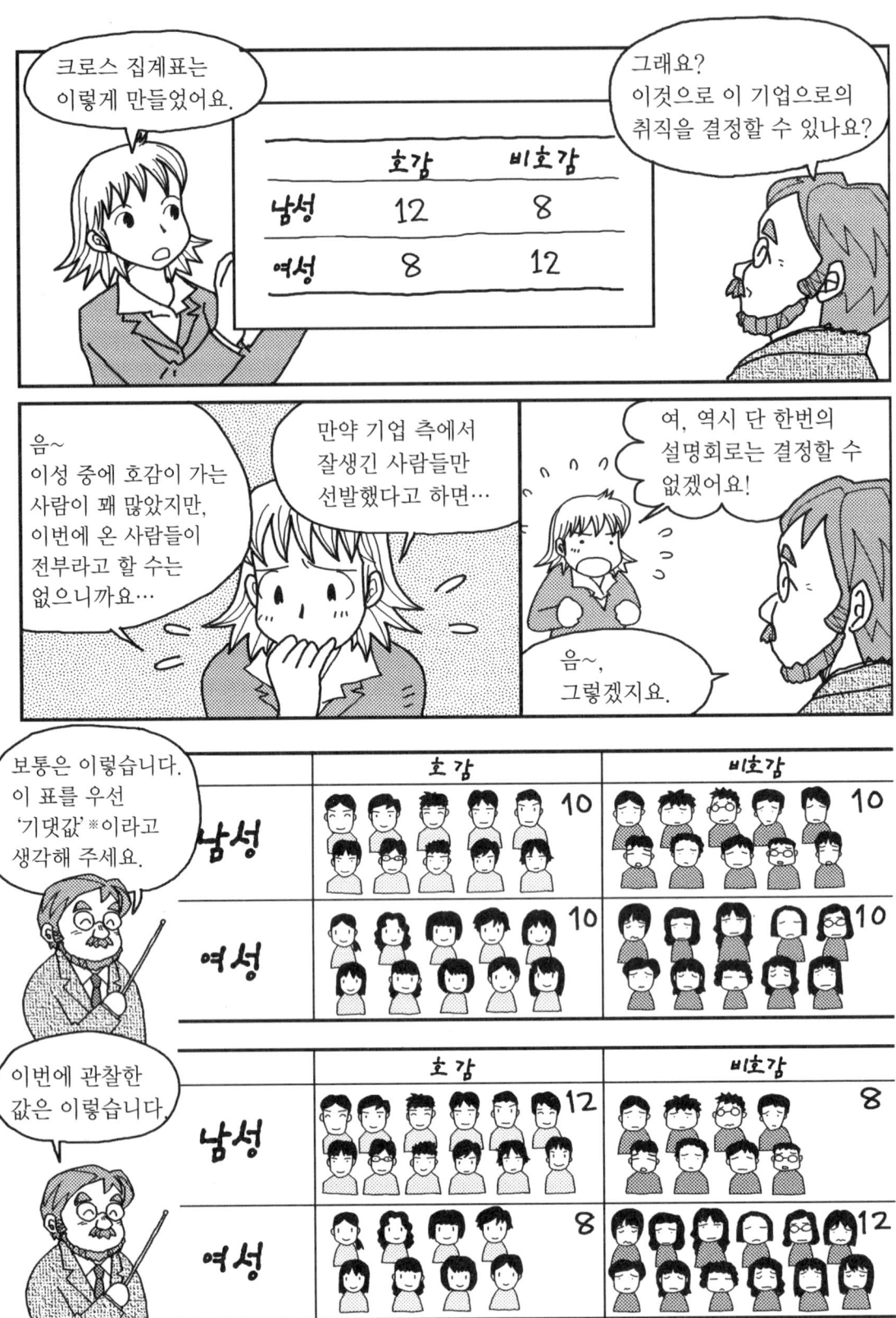

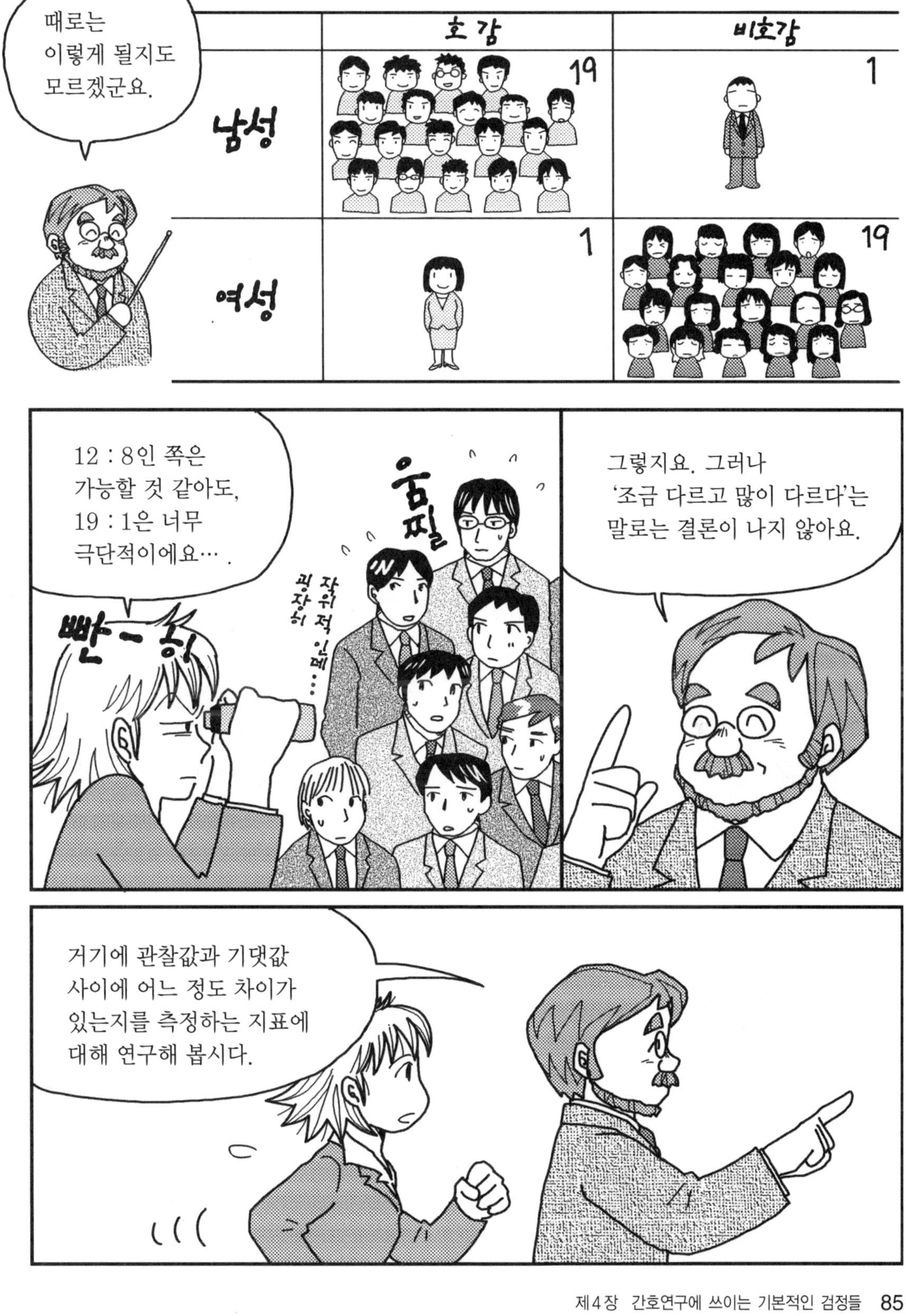

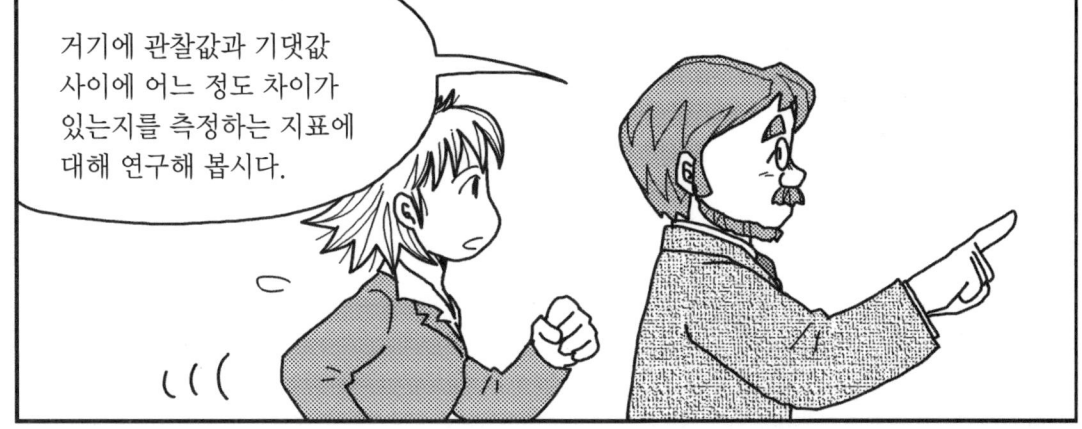

**관찰값**

| | 호감 | 비호감 | 합계 |
|---|---|---|---|
| 남성 | $n_1$ | $n_2$ | $n_1+n_2$ |
| 여성 | $n_3$ | $n_4$ | $n_3+n_4$ |
| 합계 | $n_1+n_3$ | $n_2+n_4$ | |

**기댓값**

| | 호감 | 비호감 | 합계 |
|---|---|---|---|
| 남성 | $e_1$ | $e_2$ | $e_1+e_2$ |
| 여성 | $e_3$ | $e_4$ | $e_3+e_4$ |
| 합계 | $e_1+e_3$ | $e_2+e_4$ | |

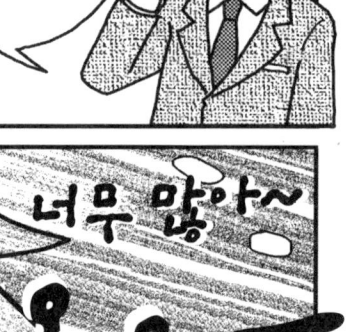

이 두 표의 차이를 다음 식으로 계산합니다.

두 표의 차이(1) = $(n_1-e_1)+(n_2-e_2)+(n_3-e_3)+(n_4-e_4)$

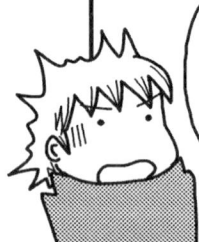

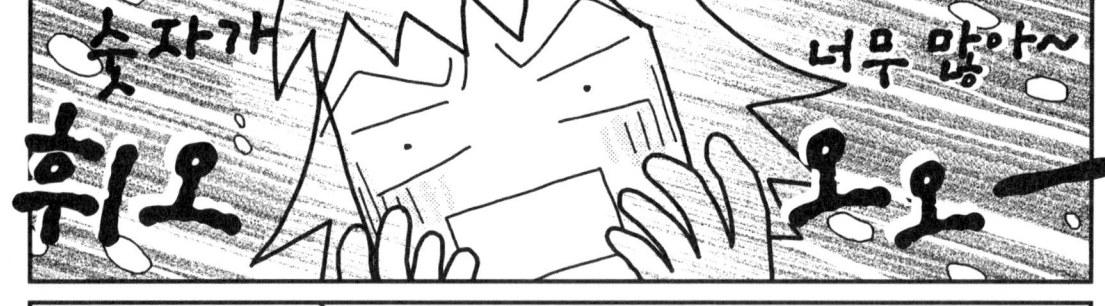

괜찮아요.
잘 보면 두 표에서 같은 장소에 있는 값들의 차를 구하는 것뿐이니까요.
단순한 계산입니다.

**관찰값**

| | 호감 | 비호감 | 합계 |
|---|---|---|---|
| 남성 | $n_1$ | $n_2$ | $n_1+n_2$ |
| 여성 | $n_3$ | $n_4$ | $n_3+n_4$ |
| 합계 | $n_1+n_3$ | $n_2+n_4$ | |

**기댓값**

| | 호감 | 비호감 | 합계 |
|---|---|---|---|
| 남성 | $e_1$ | $e_2$ | $e_1+e_2$ |
| 여성 | $e_3$ | $e_4$ | $e_3+e_4$ |
| 합계 | $e_1+e_3$ | $e_2+e_4$ | |

와아~ 그렇군요.

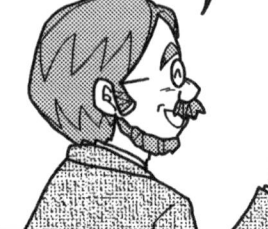
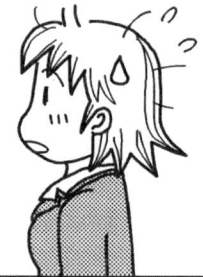

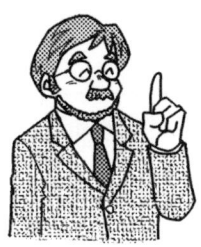

그럼 이번엔 실제로 계산해보도록 하죠.

**관찰값**

|  | 호감 | 비호감 | 합계 |
|---|---|---|---|
| 남성 | 12 | 8 | 20 |
| 여성 | 8 | 12 | 20 |
| 합계 | 20 | 20 | 40 |

**기댓값**

|  | 호감 | 비호감 | 합계 |
|---|---|---|---|
| 남성 | 10 | 10 | 20 |
| 여성 | 10 | 10 | 20 |
| 합계 | 20 | 20 | 40 |

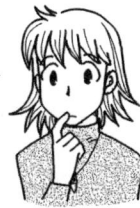

어디보자…, $(12-10)+(8-10)+(8-10)+(12-10)=0$
어랏!? 0이 되어버렸어요!

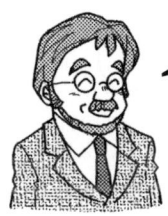

그래요. 소계의 합이 항상 20이니까, 가운데가 어떤 값이 되어도 반드시 0이 되어버리고 만답니다.

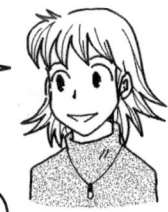

아, 그런가요? 한 곳의 값이 커지면 그 만큼 다른 곳의 값이 작아지네요.

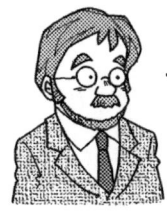

그럼 계산하기 나쁘기 때문에, 괄호 안이 (+), (−)의 값을 갖지 않도록 괄호 안의 값을 각각 제곱해서 전부 양수로 만들어 버리도록 합시다.

두 표의 차이(2) =
$(n_1-e_1)^2+(n_2-e_2)^2+(n_3-e_3)^2+(n_4-e_4)^2$

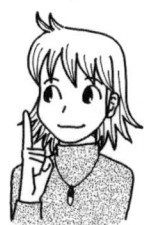

그러면, 과연…
$(12-10)^2+(8-10)^2+(8-10)^2+(12-10)^2=16$
이 되네요! 아하! 간단하네요.

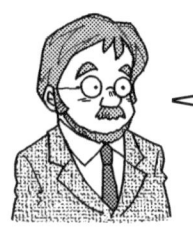

그렇지만, 이건 데이터의 값이 커지면 계산 결과도 함께 커지기 때문에 값을 구하기 어려울 때도 있어요.

**10배의 수치로**

|  | 호감 | 비호감 | 합계 |
|---|---|---|---|
| 남성 | 120 | 80 | 200 |
| 여성 | 80 | 120 | 200 |
| 합계 | 200 | 200 | 40 |

**기댓값**

|  | 호감 | 비호감 | 합계 |
|---|---|---|---|
| 남성 | 100 | 100 | 200 |
| 여성 | 100 | 100 | 200 |
| 합계 | 200 | 200 | 400 |

$(120-100)^2 + (80-100)^2 + (80-100)^2 + (120-100)^2$
$= 400 + 400 + 400 + 400 = 1,600$

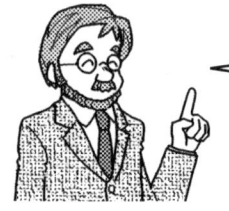

'1,600'이라는 엄청나게 큰 값이 나와 버렸군요. 그렇다면 각각의 항을 이론적인 $e_1 \sim e_4$의 값으로 나누도록 합시다.

두 표의 차이(3) =

$$\frac{(n_1-e_1)^2}{e_1} + \frac{(n_2-e_2)^2}{e_2} + \frac{(n_3-e_3)^2}{e_3} + \frac{(n_4-e_4)^2}{e_4}$$

에, 그럼…

$$\frac{(12-10)^2}{10} + \frac{(8-10)^2}{10} + \frac{(8-10)^2}{10} + \frac{(12-10)^2}{10}$$

$= 0.4 + 0.4 + 0.4 + 0.4 = 1.6$이에요!

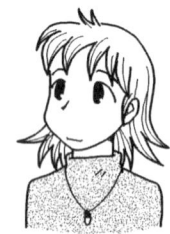

아까 나왔던 것의 10배를 한 경우에도 이것이라면

$$\frac{(120-100)^2}{100} + \frac{(80-100)^2}{100} + \frac{(80-100)^2}{100} + \frac{(120-100)^2}{100}$$

$= 4 + 4 + 4 + 4 = 16$

으로 계산하기 쉬운 값이 됩니다.

실은, 이 수치는 계산하기도 쉬울 뿐만 아니라, 중요한 의미를 가지고 있답니다.

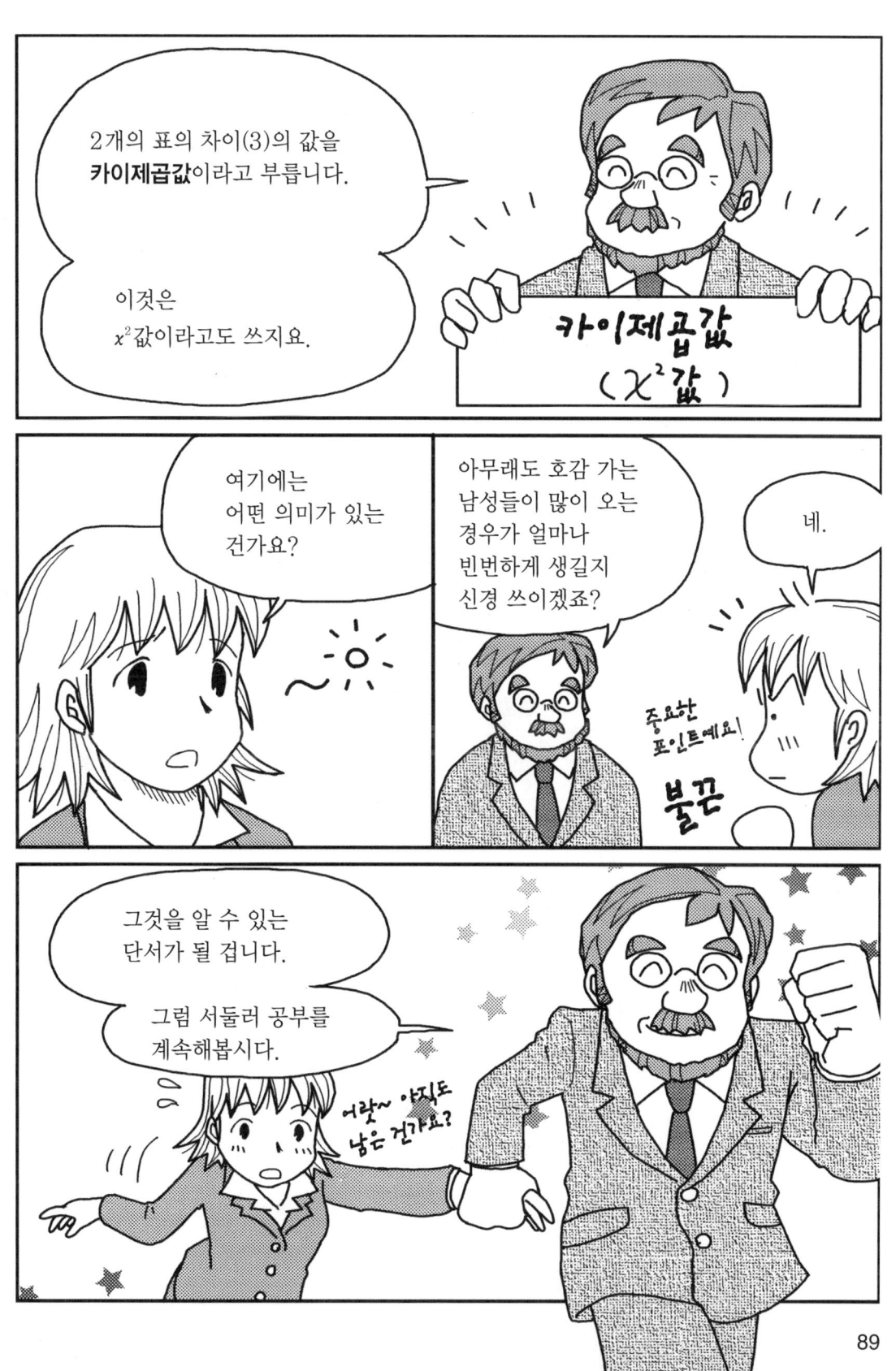

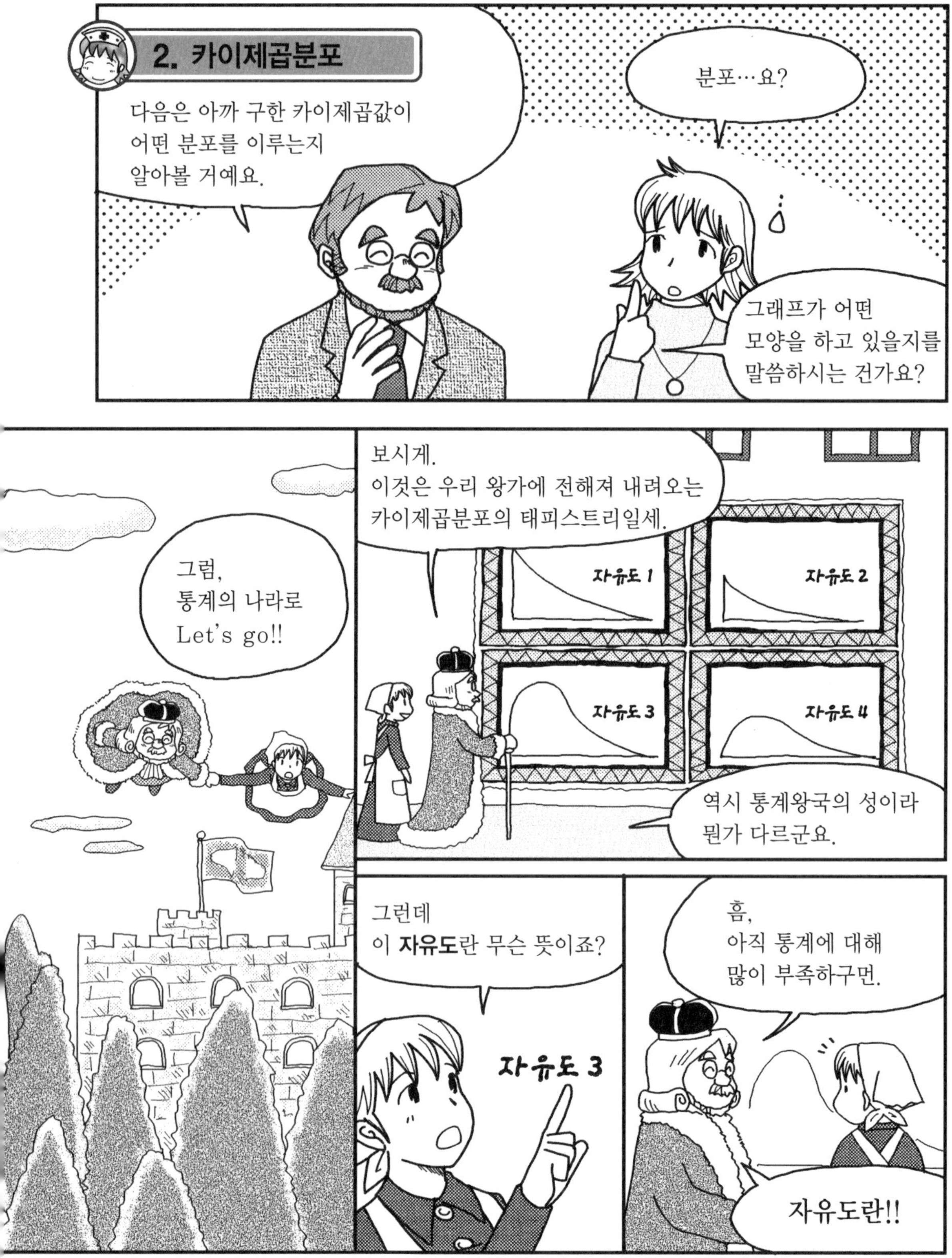

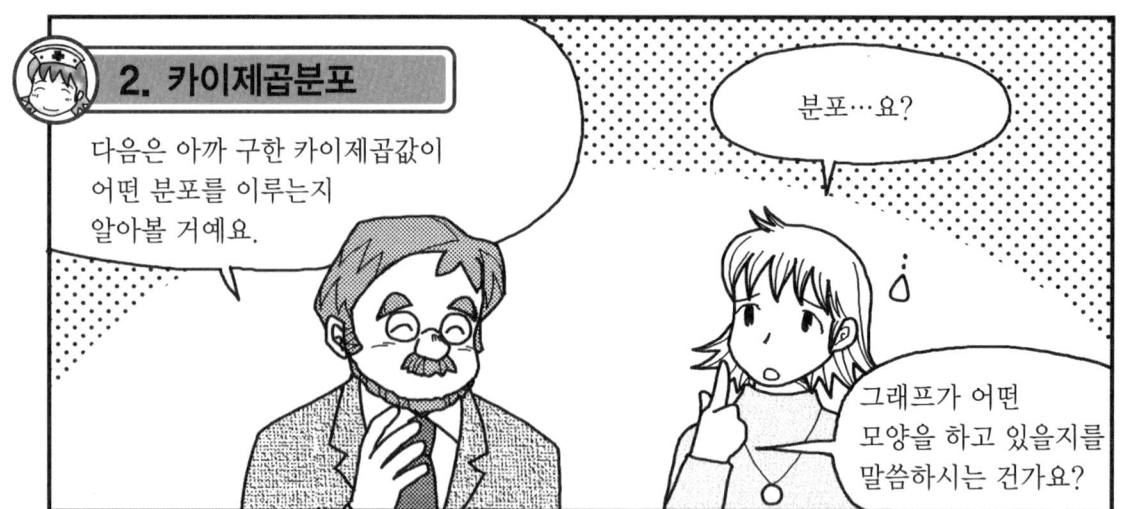

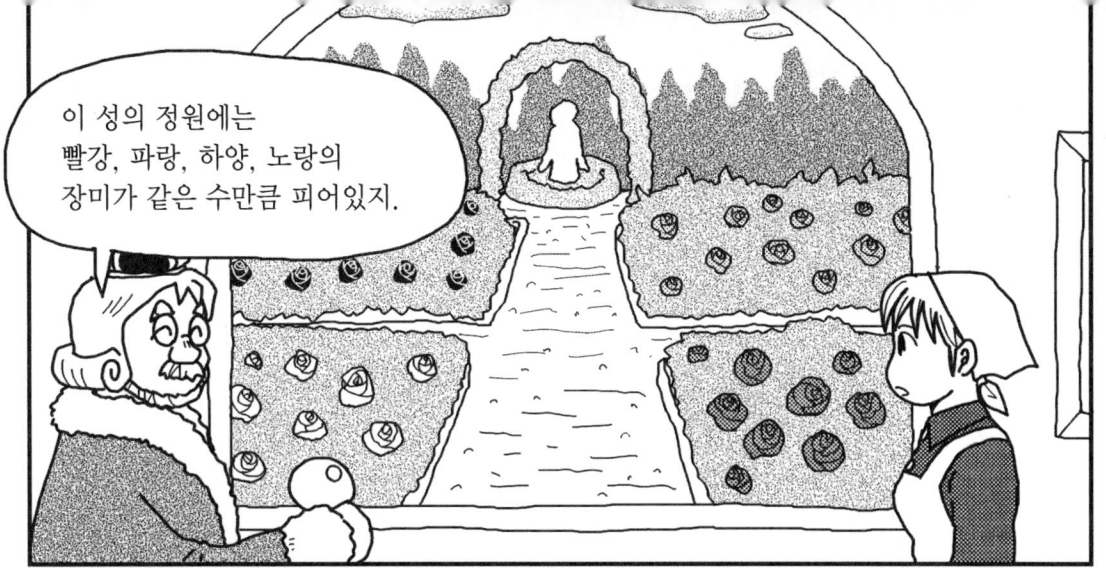

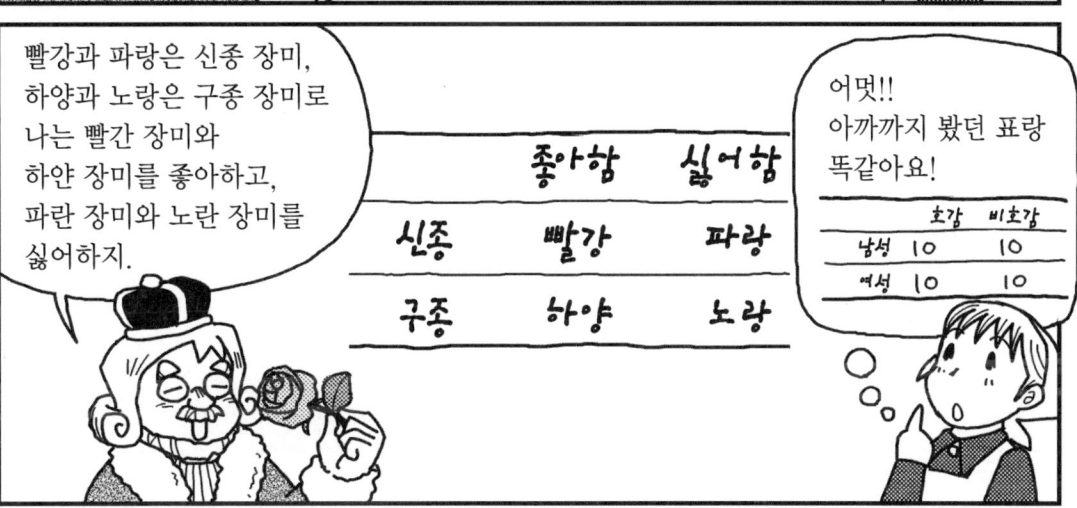

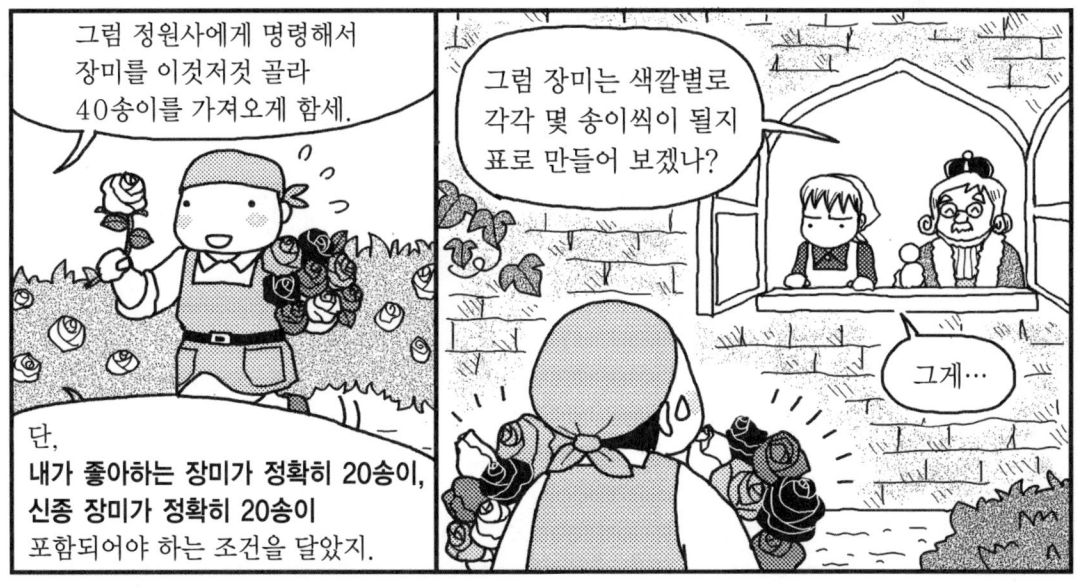

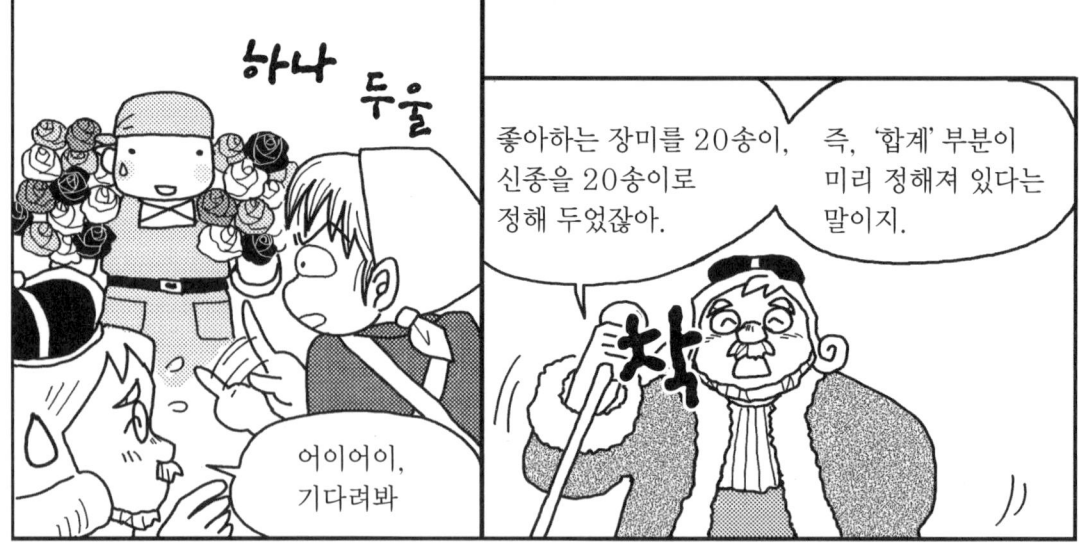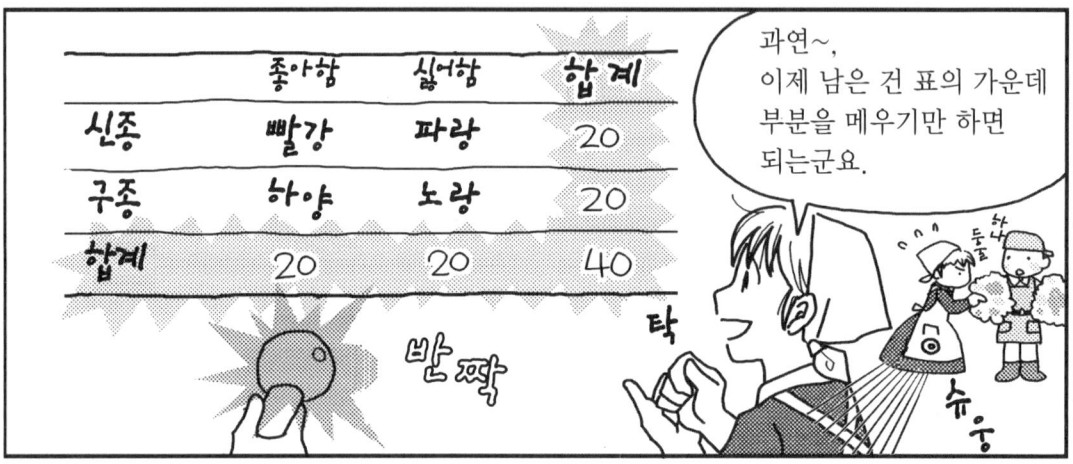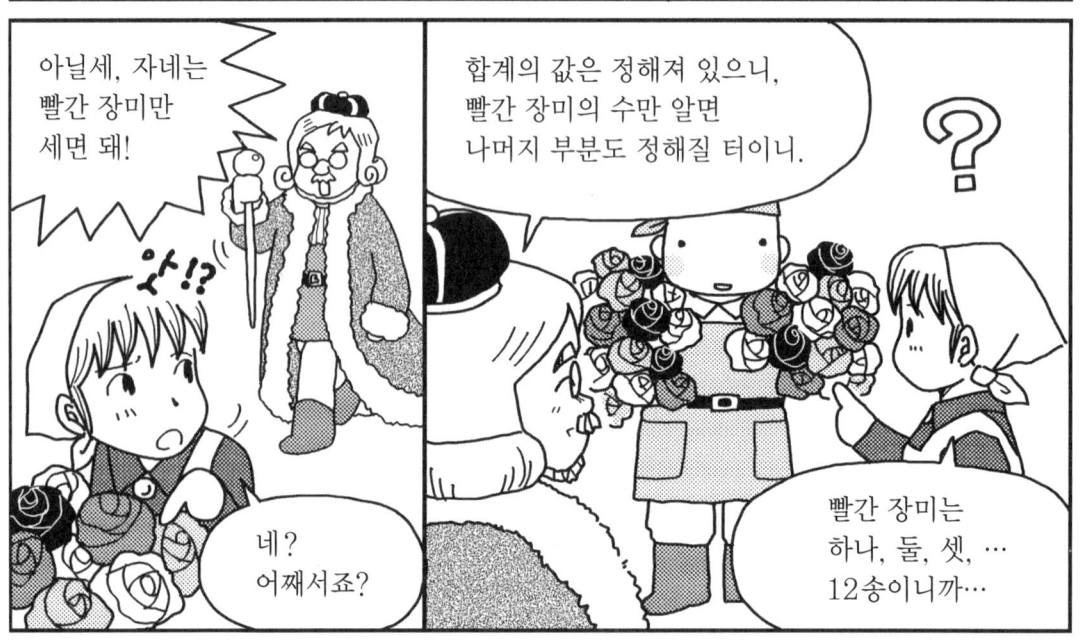

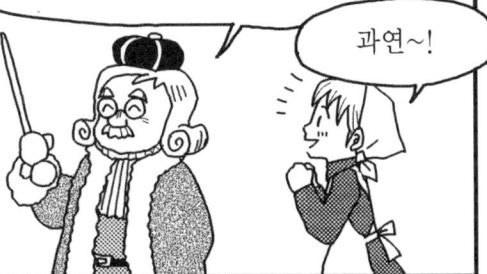

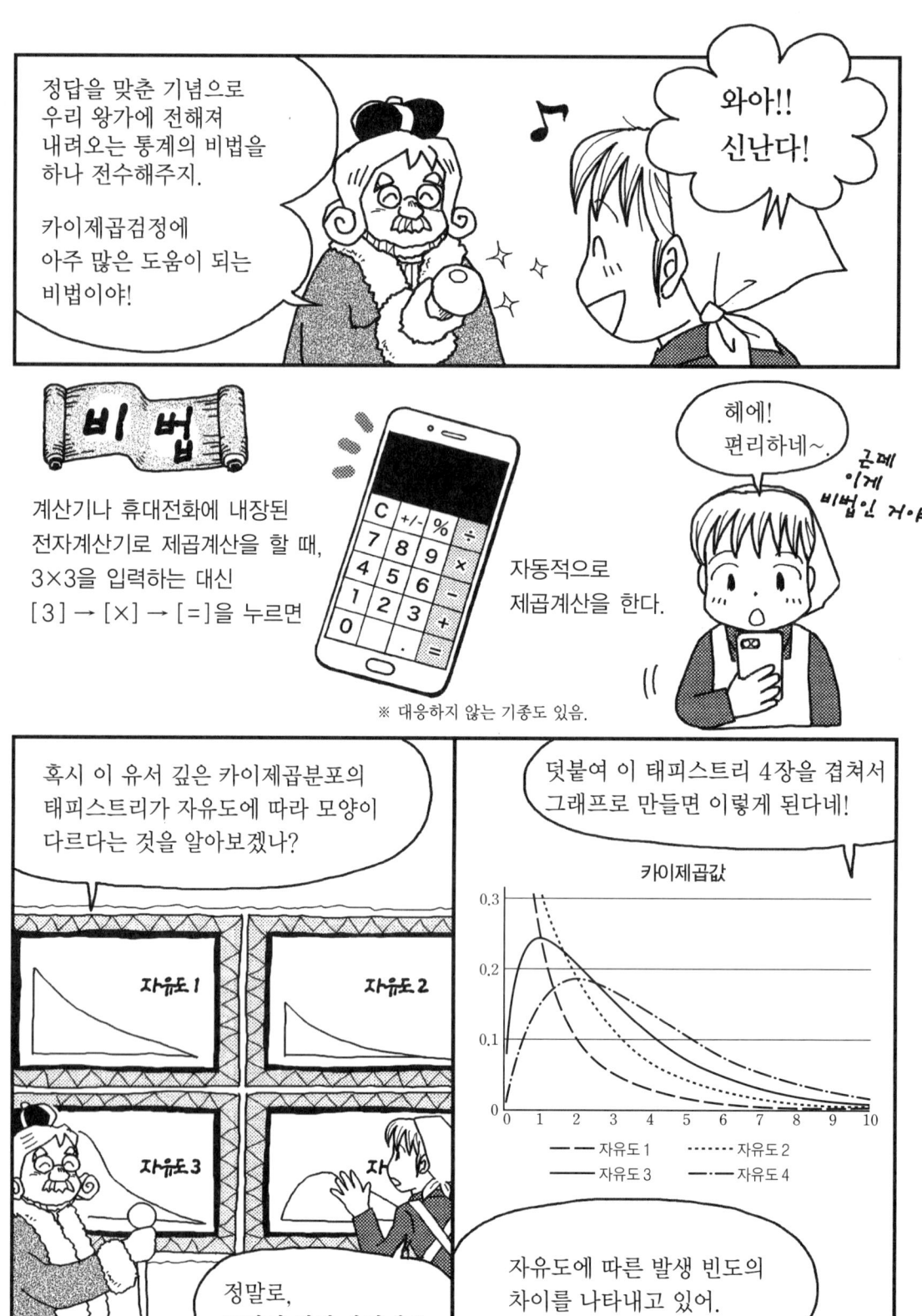

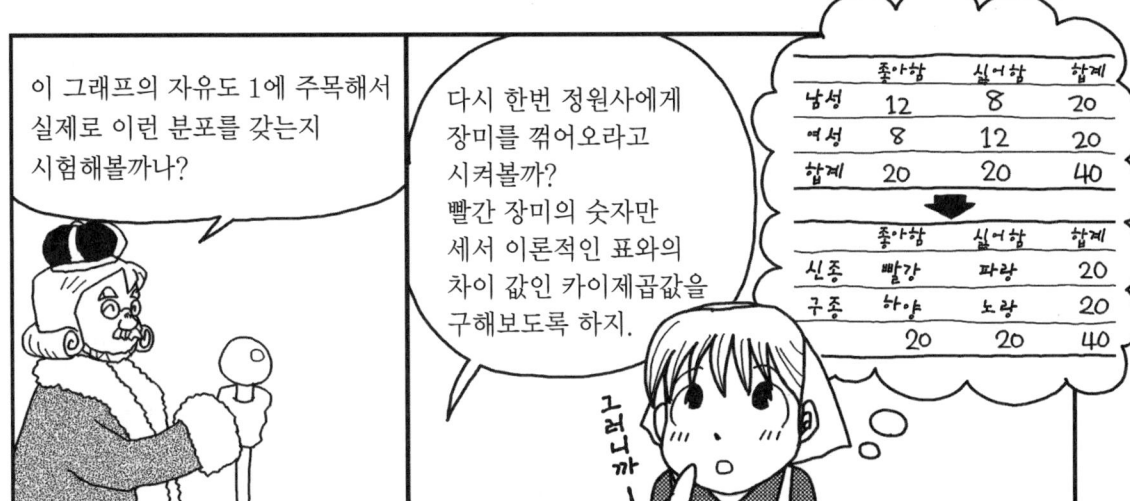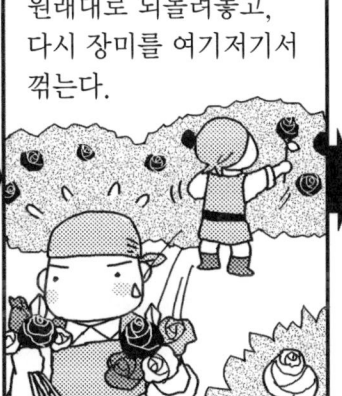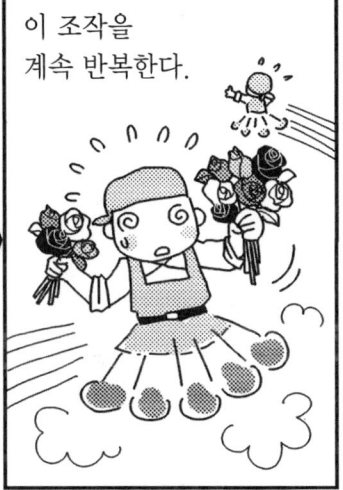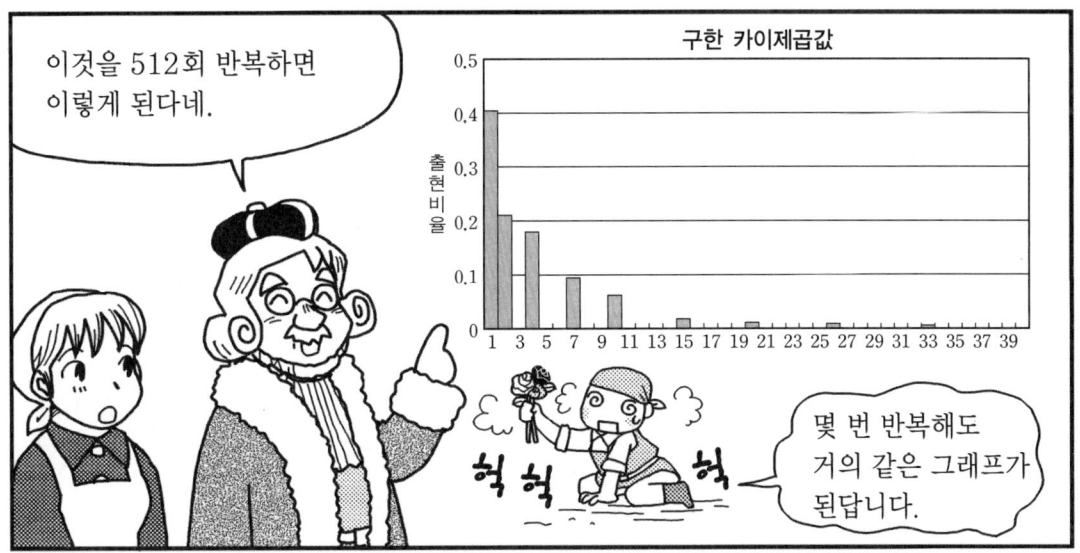

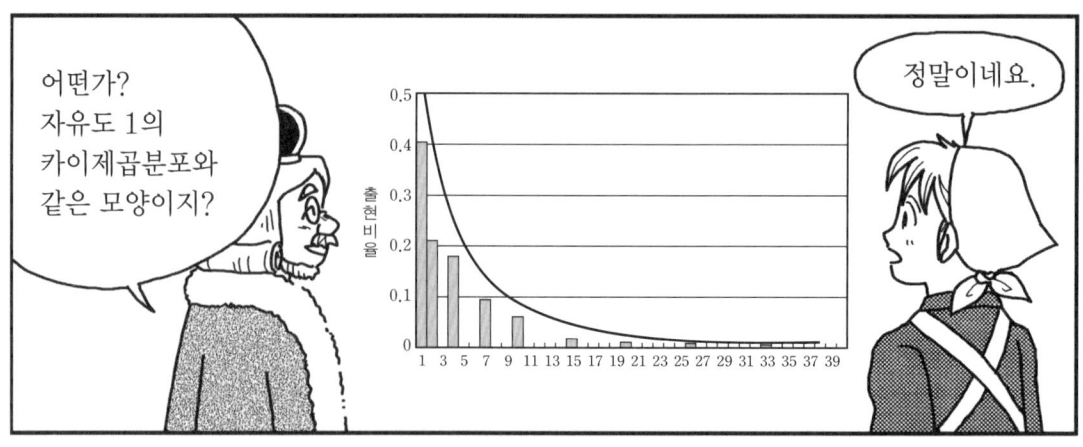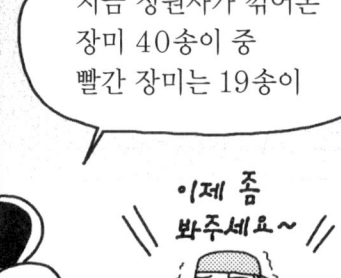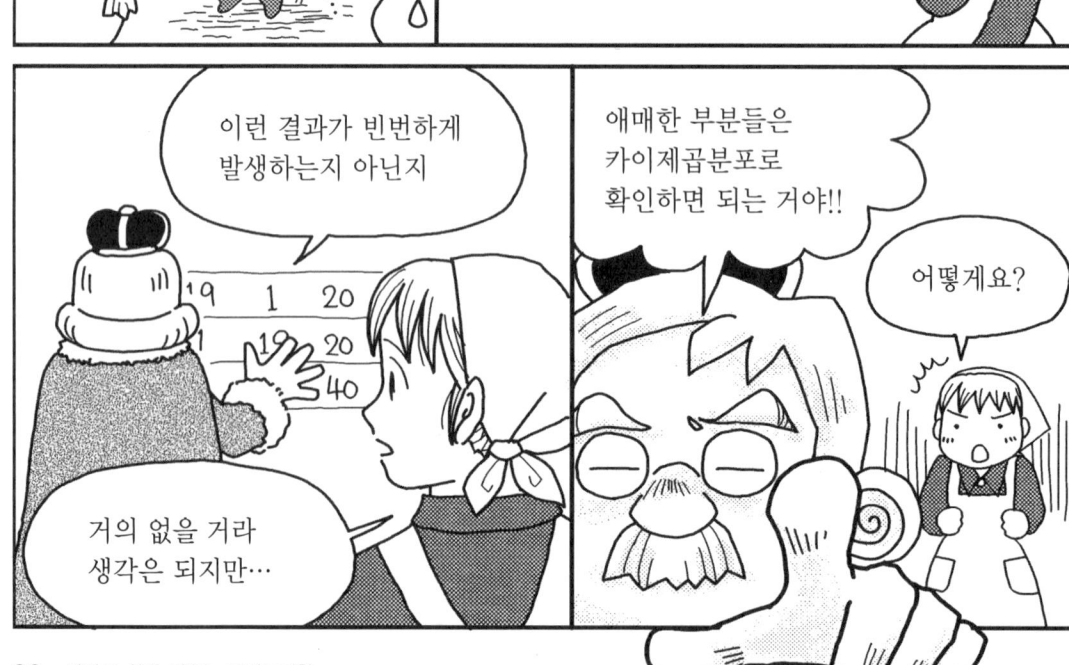

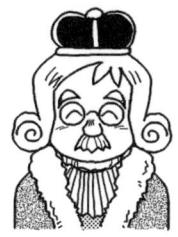

우선은 이 데이터의 카이제곱값을 구하게.
이상적인 값은 이 표의 수치라 할 수 있지.

|  | 좋아함 | 싫어함 | 합계 |
|---|---|---|---|
| 신종 | 10 | 10 | 20 |
| 구종 | 10 | 10 | 20 |
| 합계 | 20 | 20 | 40 |

음, 그럼…
$$\frac{(19-10)^2}{10} + \frac{(1-10)^2}{10} + \frac{(1-10)^2}{10} + \frac{(19-10)^2}{10}$$
$$= 32.4$$

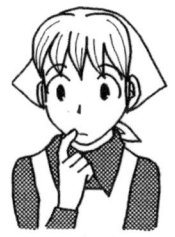

그래! 그리고 이 카이제곱값은 분포 중에 여기에 위치한다네.

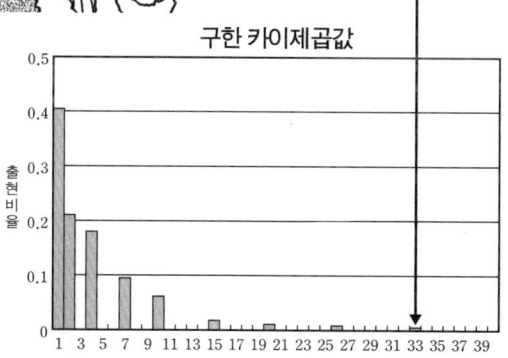

구한 카이제곱값

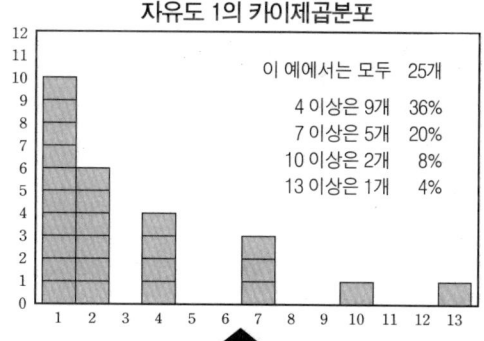

자유도 1의 카이제곱분포

이 예에서는 모두 25개
4 이상은 9개  36%
7 이상은 5개  20%
10 이상은 2개  8%
13 이상은 1개  4%

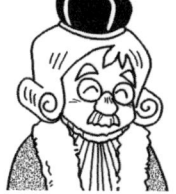

조금 더 구체적으로 나타내기 위해 막대그래프로 나타내었지.
이 25개의 블록으로 이루어진 막대그래프에서 카이제곱값이
13 이상이 된 것은 하나의 블록뿐이므로, 전체의 4%라는 말이 되지!

아아, 왠지 그런 경우가 나오기 힘들다는 건 알겠어요!
그럼, 카이제곱값이 32.4란 건 좀 더 발생하기 쉽다는 말이겠네요?

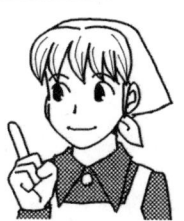

제4장 간호연구에 쓰이는 기본적인 검정들

이와 같이 ○○분포에 따른 분포에서 특정값 이상이 되는 비율이 전체의 몇 퍼센트가 된다는 것은 통계를 마스터하는 것 이상으로 중요한 의미를 가진다.

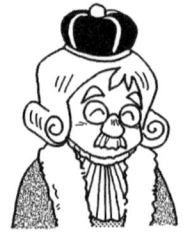

특정 값 이상이 될 확률이 몇 퍼센트를 점하고 있는지, 그와 같은 값을 **상측 퍼센트 점**이라고 부른다네!
카이제곱분포표에서 각 자유도에 대한 상측 퍼센트 점을 구한 것이 아래의 표라네. 통계 교과서에도 많이 나오고.

| 자유도 \ 확률 | 0.5 | 0.05 | 0.01 | 0.001 |
|---|---|---|---|---|
| 1 | 0.45 | 3.84 | 6.63 | 10.83 |
| 2 | 1.39 | 5.99 | 9.21 | 13.82 |
| 3 | 2.37 | 7.81 | 11.34 | 16.27 |
| 4 | 3.36 | 9.49 | 13.28 | 18.47 |
| 5 | 4.35 | 11.07 | 15.09 | 20.51 |
| 6 | 5.35 | 12.59 | 16.81 | 22.46 |

색칠한 부분은 **자유도 1의 경우, 카이제곱값이 3.84 이상이 전체의 0.05를 차지한다**는 의미. 그것을 '자유도 1, 유의수준 0.05일 때의 카이제곱값은 3.84이다'라고도 표현한다.
또, 이 표는 Excel\*의 CHISQ.INV.RT 함수로 구할 수 있다(264쪽 참조).

자신이 주목하는 데이터의 카이제곱값을 구해서 분포 안에서 어디에 위치하고 있는지만 알면, 그 데이터가 나올 확률이 높은지 낮은지를 알 수 있겠군요!

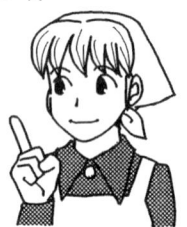

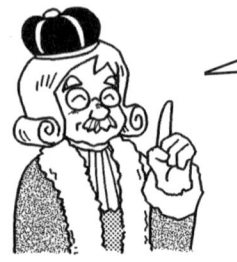

그 말대로라네! 통계 문제를 풀 때는 항상 카이제곱값=3.84, $p=0.05$이다라는 표현을 하지.
이 $p$는 확률 Probability의 $p$야! $p$값이라고도 말한다지.
이 이후로도 '$p=○○$'라는 표현이 많이 나올테니 지금 외워두는 게 좋을 게야. 카이제곱값으로 $p$값을 구할 때에는 CHISQ.DIST.RT 함수를 사용하면 되네(264쪽 참조).

※ 이 책에서는 Microsoft사의 표계산 소프트웨어 Microsoft Office Excel을 간단하게 Excel로 표현하였다.

## 3. 기댓값을 구하는 방법

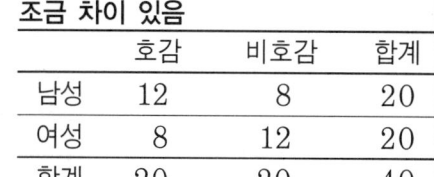

근데 교수님, 이번처럼 항상 이런 값을 상정(想定)할 수 있는 경우는 괜찮겠지만, 실제로 기댓값을 알 수 없는 경우가 더 많지 않을까요?

**조금 차이 있음**

|  | 호감 | 비호감 | 합계 |
|---|---|---|---|
| 남성 | 12 | 8 | 20 |
| 여성 | 8 | 12 | 20 |
| 합계 | 20 | 20 | 40 |

**기댓값 (항상 이렇게 될 거라 상정한 값)**

|  | 호감 | 비호감 | 합계 |
|---|---|---|---|
| 남성 | 10 | 10 | 20 |
| 여성 | 10 | 10 | 20 |
| 합계 | 20 | 20 | 40 |

좋은 지적이에요. 김 간호사의 말이 맞습니다.

그, 그럼 카이제곱값을 구할 수가 없잖아요?

그래도 다 수가 있답니다. 이 3개의 표를 일단 봐주세요.

**남성이 모두 호감형**

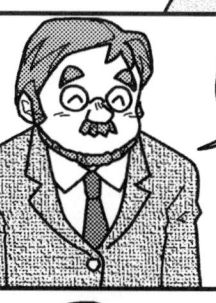

|  | 호감 | 비호감 | 합계 |
|---|---|---|---|
| 남성 | 20 | 0 | 20 |
| 여성 | 0 | 20 | 20 |
| 합계 | 20 | 20 | 40 |

**여성이 모두 호감형**

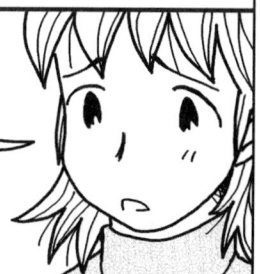

|  | 호감 | 비호감 | 합계 |
|---|---|---|---|
| 남성 | 0 | 20 | 20 |
| 여성 | 20 | 0 | 20 |
| 합계 | 20 | 20 | 40 |

**모든 값이 같음**

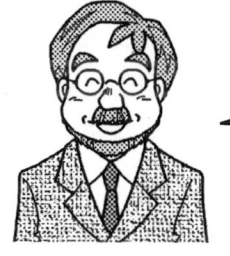

|  | 호감 | 비호감 | 합계 |
|---|---|---|---|
| 남성 | 10 | 10 | 20 |
| 여성 | 10 | 10 | 20 |
| 합계 | 20 | 20 | 40 |

극단적으로 다른 값들이지만 주변의 합계 값은 똑같군요.

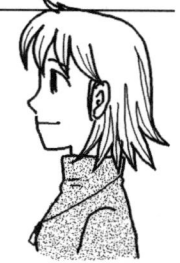

제4장 간호연구에 쓰이는 기본적인 검정들

**표 안의 값을 알 수 없음**

|  | 호감 | 비호감 | 합계 |
| --- | --- | --- | --- |
| 남성 |  |  | 20 |
| 여성 |  |  | 20 |
| 합계 | 20 | 20 | 40 |

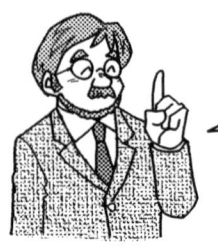

이와 같이 가려져 있으면, 어떤 표인지 구별을 할 수 없습니다. 그러나 거꾸로 말하면, 어떤 4분표(4分表)라도, 주변의 합계의 숫자로 하나의 기댓값을 구할 수 있는 거예요.
이것을 봐 주세요.

**관찰값**

|  | 호감 | 비호감 | 합계 |
| --- | --- | --- | --- |
| 남성 | $a$ | $b$ | $a+b$ |
| 여성 | $c$ | $d$ | $c+d$ |
| 합계 | $a+c$ | $b+d$ | $n$ |

**기댓값**

|  | 호감 | 비호감 | 합계 |
| --- | --- | --- | --- |
| 남성 | $(a+b) \times \dfrac{(a+c)}{n}$ | $(a+b) \times \dfrac{(b+d)}{n}$ | $a+b$ |
| 여성 | $(c+d) \times \dfrac{(a+c)}{n}$ | $(c+d) \times \dfrac{(b+d)}{n}$ | $c+d$ |
| 합계 | $a+c$ | $b+d$ | $n$ |

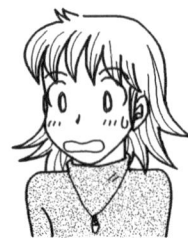

히이이익-!!
어떻게 이런 계산식이 나온 거죠?

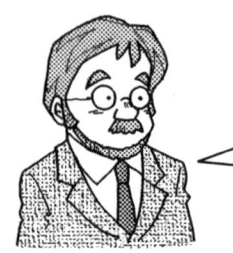

남성 $(a+b)$, 여성 $(c+d)$ 에 각각 호감 $\dfrac{a+c}{n}$, 비호감 $\dfrac{b+d}{n}$ 의 비율을 곱한 겁니다.

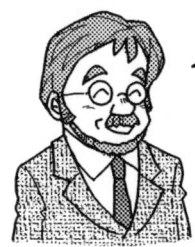

예를 들어, 이와 같은 관찰값에서 기댓값을 구하면?

**관찰값**

|  | 호감 | 비호감 | 합계 |
|---|---|---|---|
| 남성 | 19 | 4 | 23 |
| 여성 | 10 | 17 | 27 |
| 합계 | 29 | 21 | 50 |

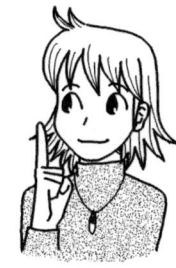

$$23 \times \frac{29}{50} = 13.34 \qquad 23 \times \frac{21}{50} = 9.66$$

$$27 \times \frac{29}{50} = 15.66 \qquad 27 \times \frac{21}{50} = 11.34$$

구했어요! 표로 만들면 이렇게 되겠네요!

**기댓값**

|  | 호감 | 비호감 | 합계 |
|---|---|---|---|
| 남성 | 13.34 | 9.66 | 23 |
| 여성 | 15.66 | 11.34 | 27 |
| 합계 | 29 | 21 | 50 |

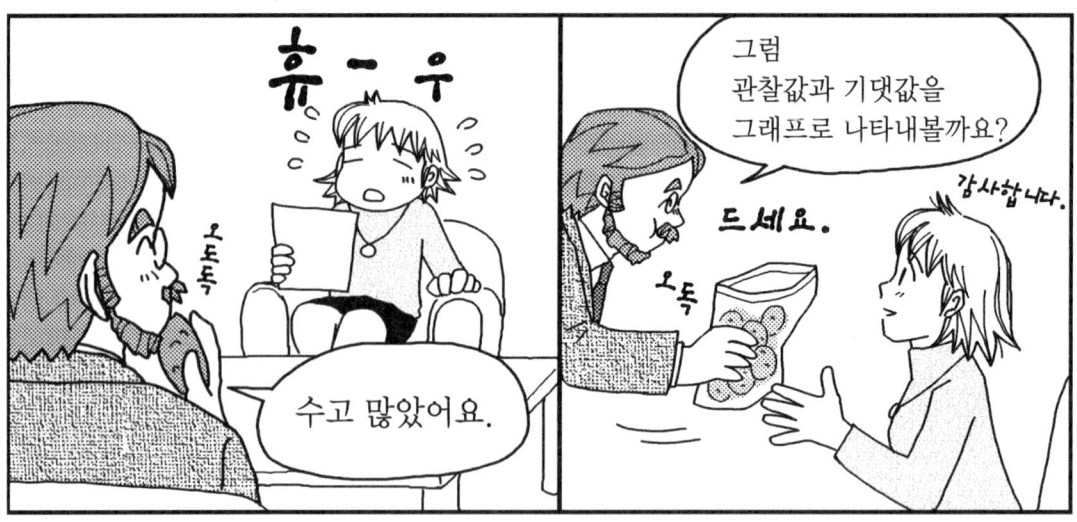
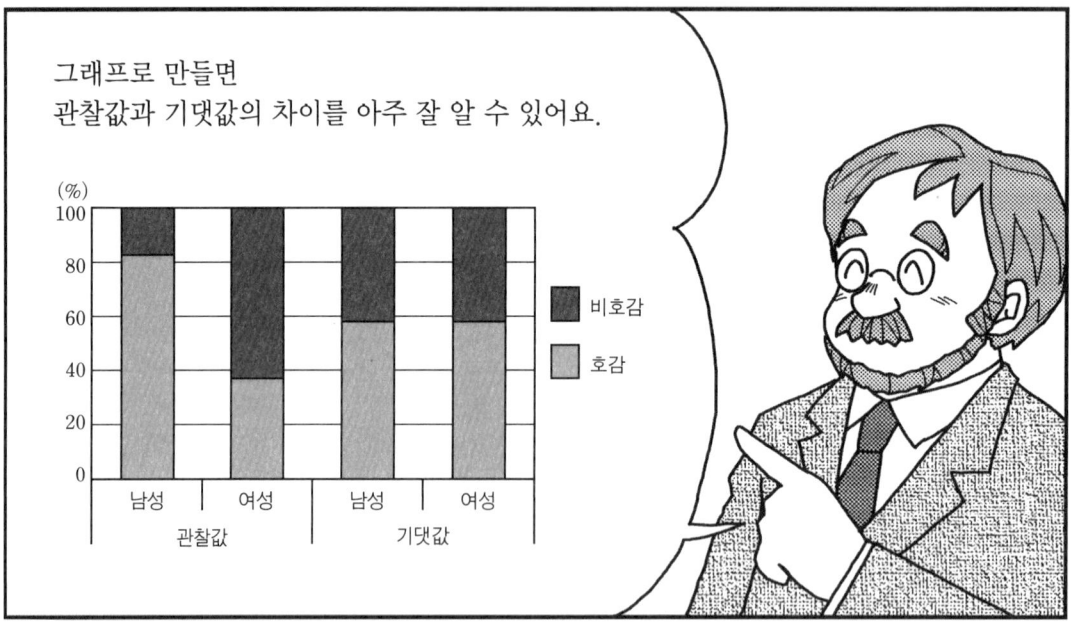
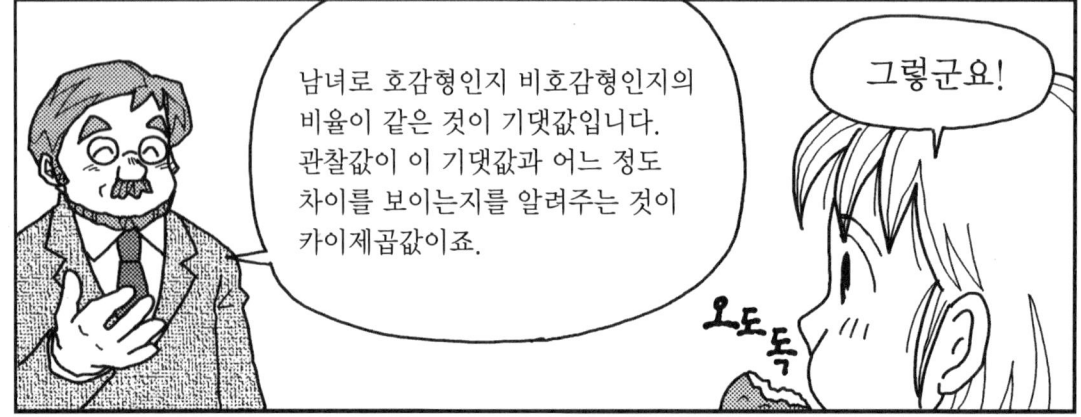

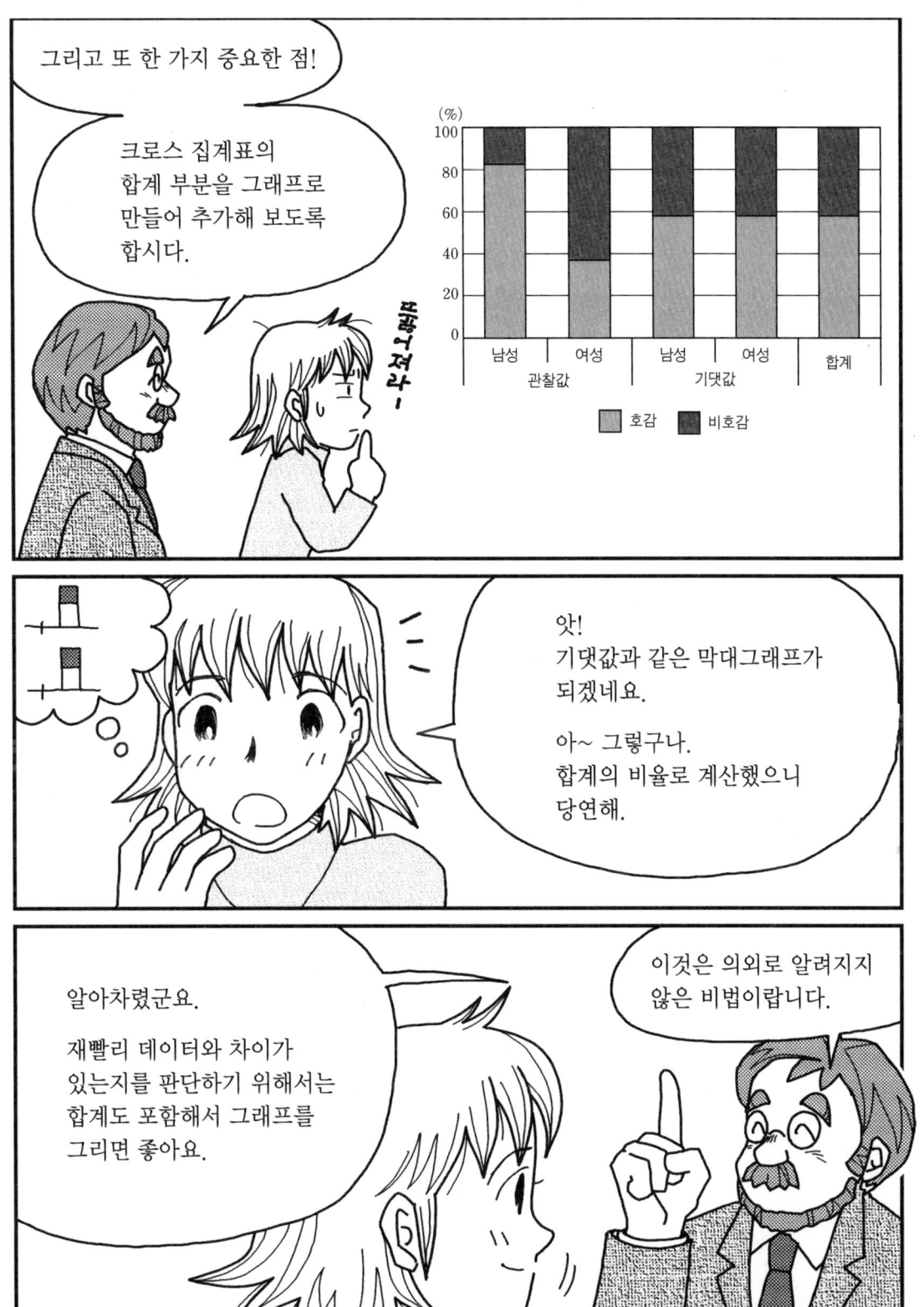

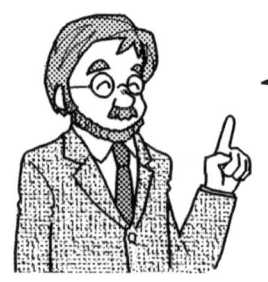

그럼 여기서 또 한 문제, 간호사와 관련이 있는 예제에 도전해 봅시다. 이것은 기댓값을 이해하는 기본이 되는 문제예요.

혼합병동에서 김미진 씨가 속한 간호팀과 동료인 서혜란 씨가 속한 간호팀이 담당하고 있던 환자들의 진료 과목(내과·소아과)에 편중이 생겨, 평등하게 나누기로 하였습니다.

환자들의 합계는 내과 30명, 소아과 20명으로 총 합계가 50명입니다.

즉, 다음 표와 같습니다. 이 관찰값에서 기댓값을 구하시오.

**관찰값**

|  | 내과 | 소아과 | 합계 |
|---|---|---|---|
| 김미진 씨 간호팀 | 20 | 10 | 30 |
| 서혜란 씨 간호팀 | 10 | 10 | 20 |
| 합계 | 30 | 20 | 50 |

간단해요!

$$30 \times \frac{30}{50} = 18 \qquad 30 \times \frac{20}{50} = 12$$

$$20 \times \frac{30}{50} = 12 \qquad 20 \times \frac{20}{50} = 8$$

표로 만들어보면…

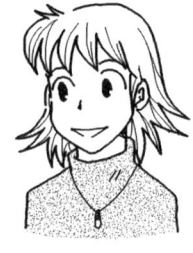

**기댓값**

|  | 내과 | 소아과 | 합계 |
|---|---|---|---|
| 김미진 씨 간호팀 | 18 | 12 | 30 |
| 서혜란 씨 간호팀 | 12 | 8 | 20 |
| 합계 | 30 | 20 | 50 |

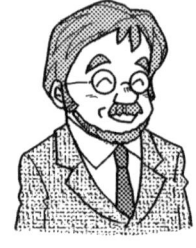

음~, 정확해요! 양 팀으로 대기환자의 진료 과목의 비율이 같도록 가정한 경우의 수가 기댓값이 되겠지요.

## 4. 통계적 가설검정

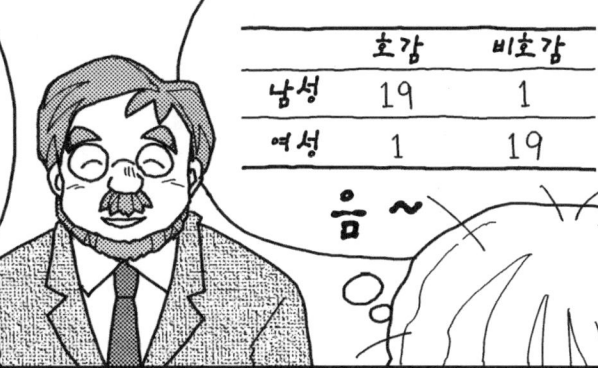

얘기를 되돌려서, 40명 중에서 남녀가 20명씩 있다고 했을 때, 호감을 느끼는 남자 선배가 19명 왔다면 보통은 어떤 반응을 보이리라 생각하나요?

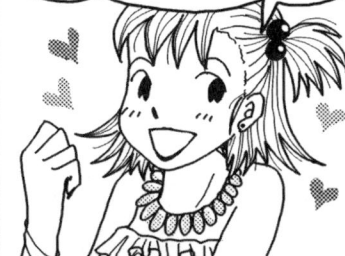

멋진 남자들이 바글바글 하겠구나! 그 회사로 당장 결정!

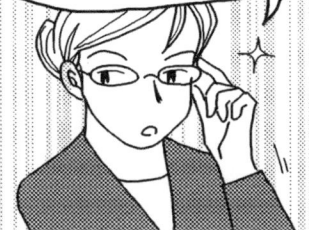

교활한 상사가 멋진 남자만 골라 보냈을지도 몰라요!

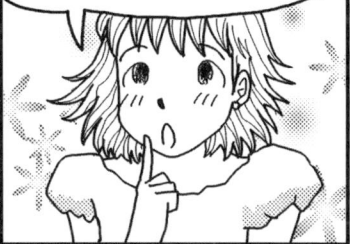

우연이겠지만, 그래도 최소한 19명은 멋진 남자 선배들이 있잖아요?

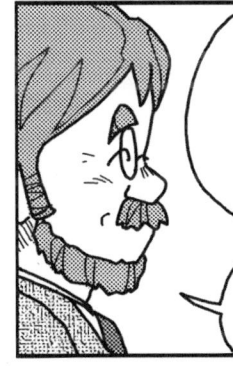

그래도 아까의 해석으로 이런 경우는 거의 발생하지 않는다는 것을 알았잖아요.

그럼 이 결과로 도대체 무엇을 말할 수 있는지를 생각해 봅시다.

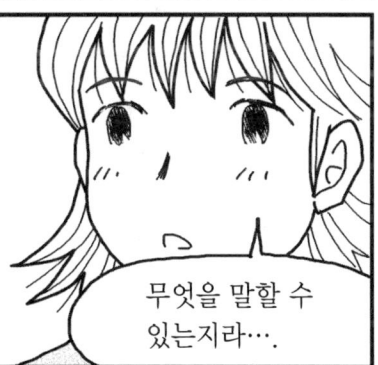

무엇을 말할 수 있는지라….

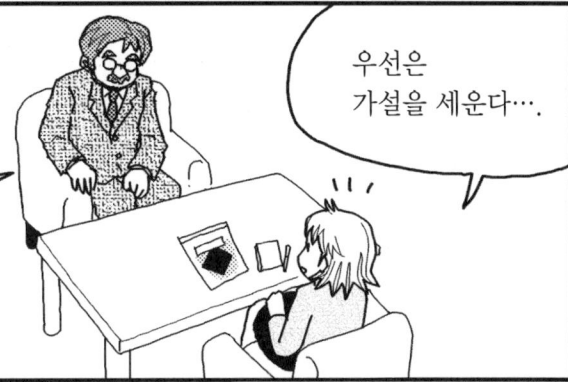

'거의 발생하지 않는다'라는 것만으로는 아무런 결론도 낼 수 없어요.

그래서 어떤 가설을 세워서 그 가설이 맞는지 안 맞는지를 결론내려야 하지요.

이것이 통계적 가설검정이랍니다.

우선은 가설을 세운다….

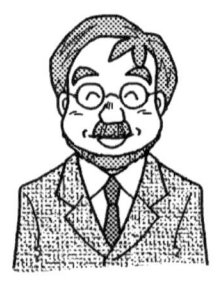

> 순서대로 설명해 나가도록 하죠.
> 이 경우는 남자, 여자로 호감, 비호감의 분포는 독립이다라는 가설입니다.
> 이것을 **귀무가설**이라고 부릅니다.

> 이에 반해 남자, 여자로 호감, 비호감의 분포는 독립이 아니다라는 가설입니다.
> 이것을 **대립가설**이라고 부릅니다.

정확하게는 2개의 사건(남성·여성과 호감·비호감)이 독립이다, 독립이 아니다라는 표현을 한다. 독립이란 사건 사이에 관계가 없다는 의미이다.

독립이란 용어 대신에 **관련**이란 용어를 사용해서, 귀무가설 = 관련이 없다. 대립가설 = 관련이 있다라고도 한다.

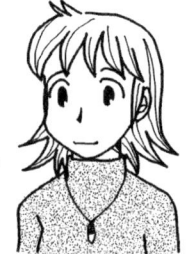

> 사건의 독립에 대해 귀무가설과 대립가설을 세우는 것이군요.

다음으로 관찰값을 바탕으로 기댓값을 구한다.

그리고 관찰값과 기댓값의 차이인 카이제곱값을 구해, '그 값 이상'이 될 확률이 카이제곱 분포 전체의 몇 %를 차지하는지를 조사한다.

그를 위해선 앞에도 말했듯이 CHISQ.DIST.RT함수를 사용한다(264쪽 참조).

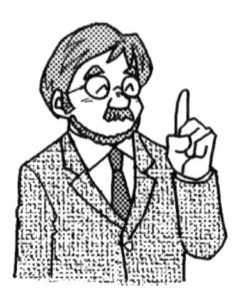

> 그 확률이 너무나 작으면 거의 발생하지 않는 값이 눈앞에서 우연히 발생했다고 생각하기에는 무리가 있습니다.

> 사건이 독립이다. 즉, 관련이 없다는 원래의 가설이 틀린 가설인지 다시 곰곰이 생각해보는 것이 자연스럽습니다.
> 이와 같이, 귀무가설을 부정하는 것을 '**기각한다**'라고도 말합니다.

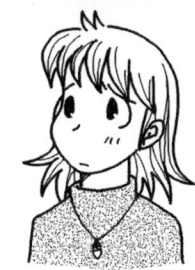

즉, 사건은 독립이 아니고 서로 관련이 있다고 결론지어지는 것이군요….

그렇지만, 발생할 확률이 작다는 건 어떻게 판단하는 건가요?

특정 값 이상의 카이제곱값이 발생할 확률을 $p$값이라고 하며, $p = 0.05$, $0.01$, $0.001$ 등을 **유의수준 (위험률)**이라 하고, 이것을 일반적인 판단의 기준으로 사용한다.

관찰한 데이터의 카이제곱검정을 실시했더니 $p = 0.03$이었다고 하면 유의수준 $0.05$보다 작은 값이기 때문에 귀무가설을 기각할 수 있다.

이 경우 '유의수준이 $0.05$로서, 귀무가설을 기각한다.' 라고 표현한다. 또한 '$p = 0.03$이므로 유의한 관계를 인정한다.', '$p < 0.05$로서 유의한 관계를 인정한다.' 라고도 표현한다.

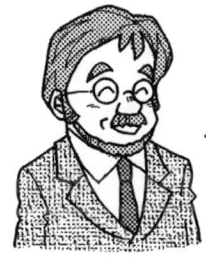

연구발표나 논문에서는 이 부분을 이용해서 '카이제곱검정을 실시해, 남자·여자와 호감·비호감이 관련이 있는지를 검토했다. 그 결과 $p = 0.03$으로 유의한 관계를 인정했다.' 라는 표현을 씁니다.

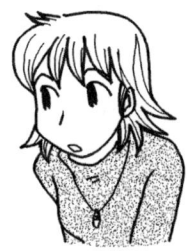

거꾸로 $p$값이 유의수준보다 클 경우에는 어떻게 되죠?

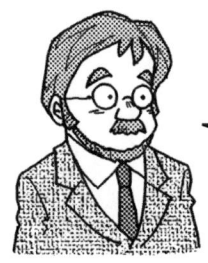

유감스럽지만, 그렇더라도 기댓값과 완전히 같다고는 할 수 없기 때문에, 단순하게 '귀무가설을 기각할 수 없다.' 라고 밖에 말할 수 없겠네요.

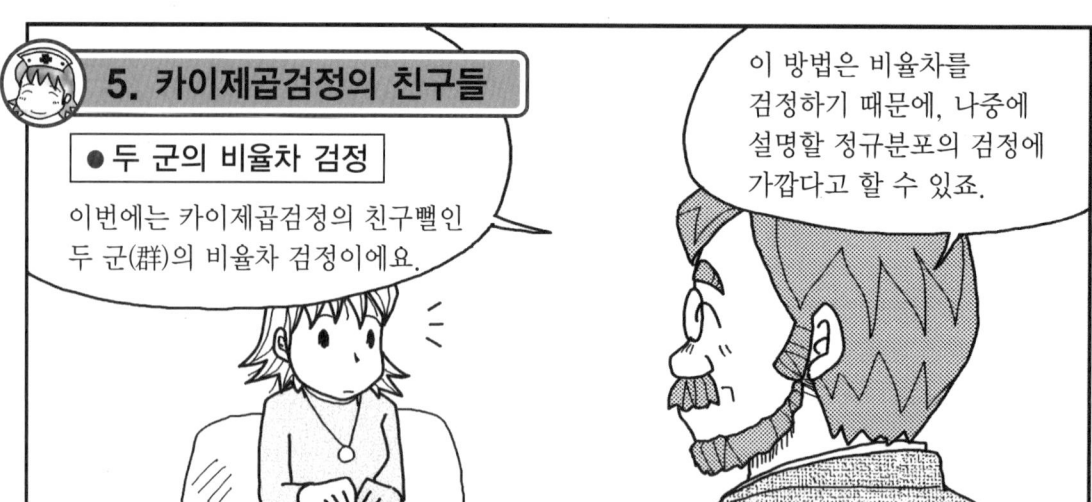
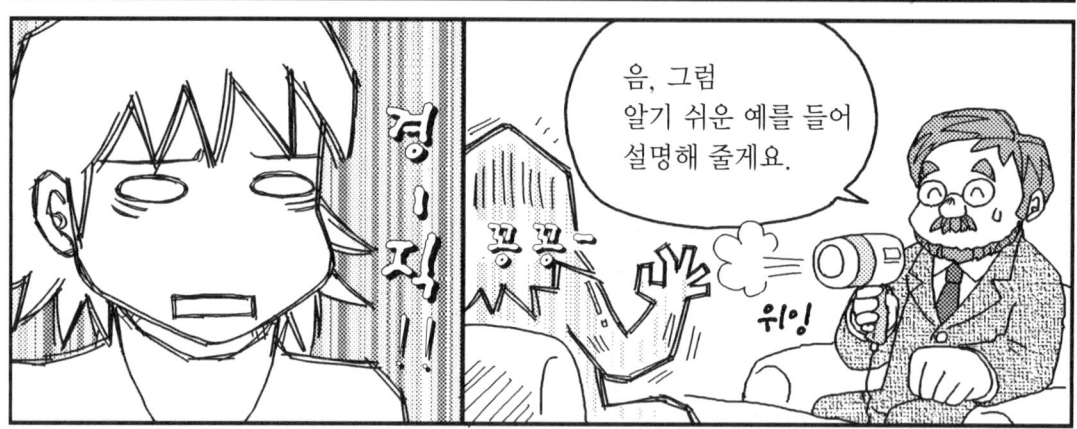
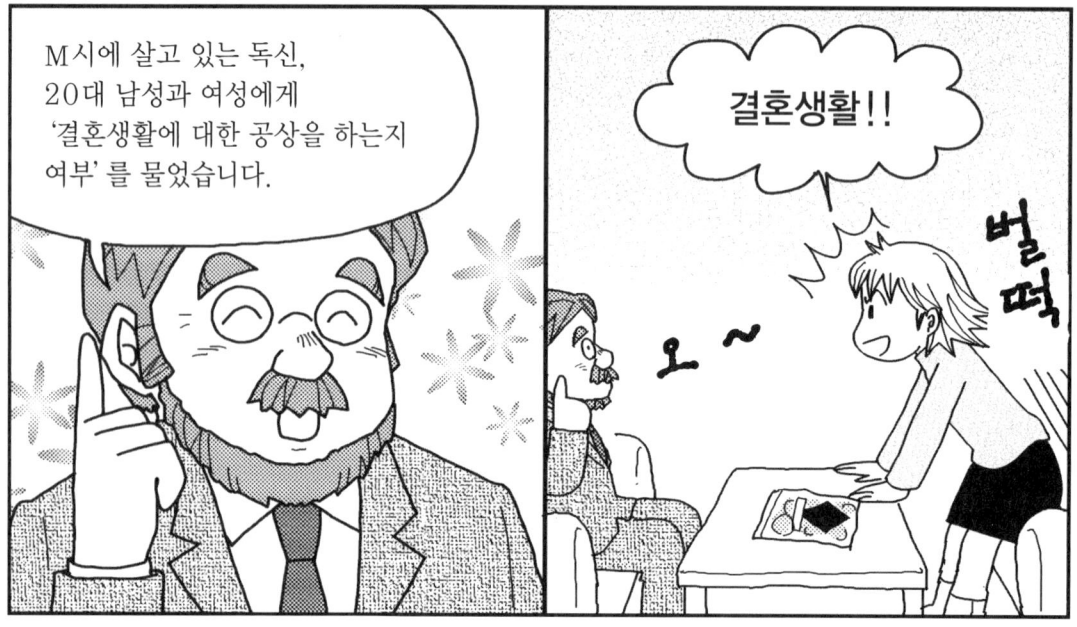

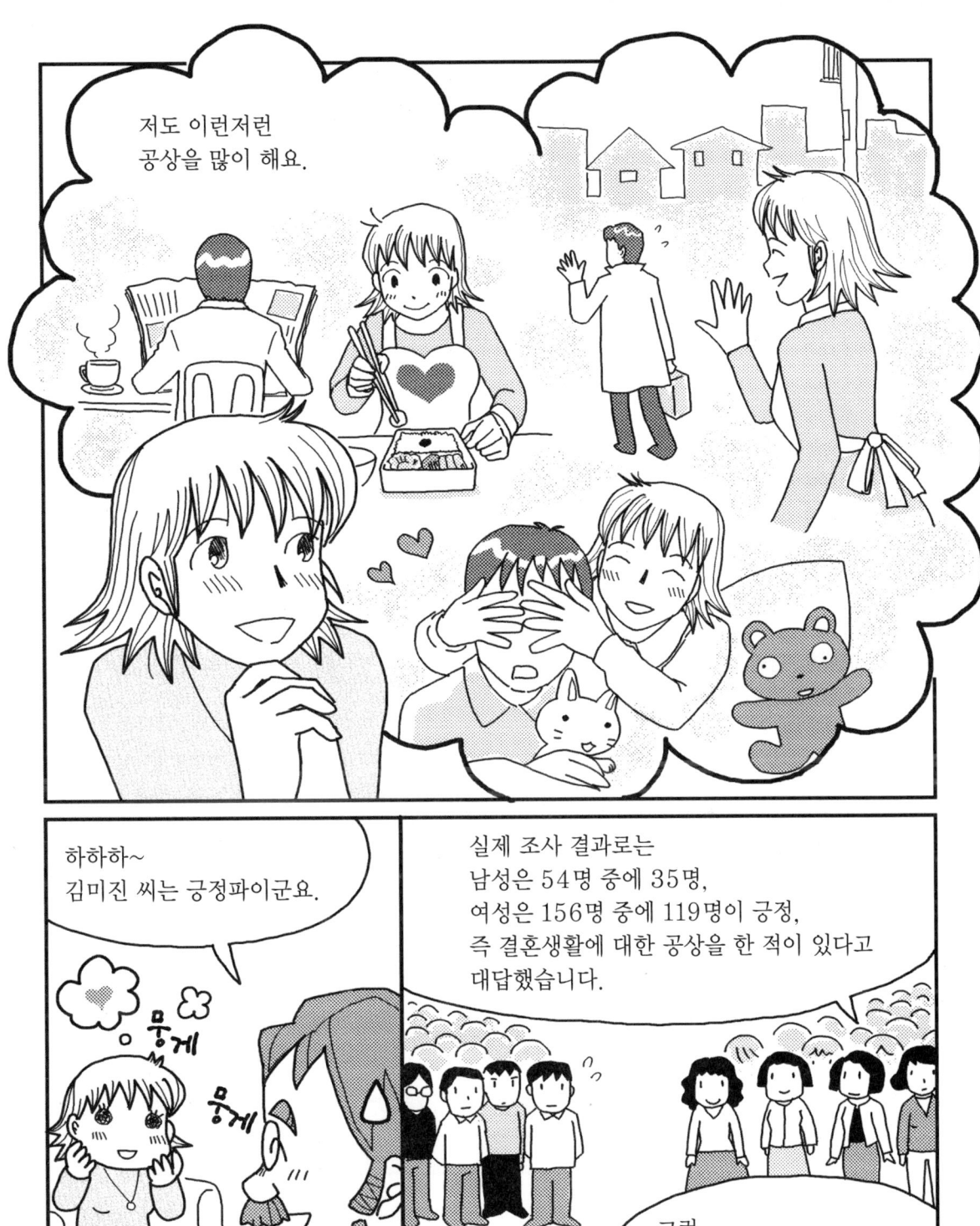

여기에서 모집단은 M시에 사는 독신이면서 20대인 남녀 모두를 지칭한다고 하자.
조사에 응답한 남성 54명, 여성 156명은 이 모집단에서 뽑아낸 표본이다.

> 남성 54명 중 35명

> 여성 156명 중 119명

이 긍정, 즉 '결혼생활에 대한 공상을 한다' 라고 대답했다.

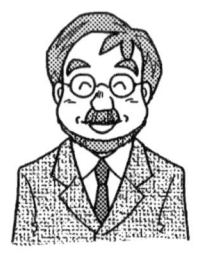

우선 이런 가설을 세워봅시다.

**귀무가설** : '두 그룹의 모비율에 차이가 없다.'
**대립가설** : '두 그룹의 모비율에 차이가 있다.'

※ 모집단에 대한 비율을 모비율이라고 한다.

표본에 대한 남성의 인원수를 $n_1$, 그 중에 긍정을 한 인원수를 $r_1$, 여성의 인원수를 $n_2$, 그 중에 긍정을 한 인원수를 $r_2$라고 하자.

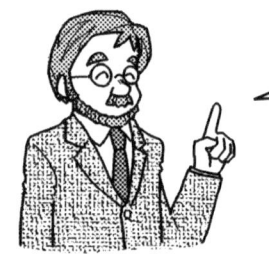

즉, 표본비율(각각 긍정을 했던 인원수의 비율)은
$$p_1 = \frac{r_1}{n_1}, \quad p_2 = \frac{r_2}{n_2}$$
가 됩니다.

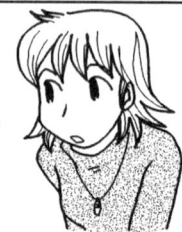

예로 들었던 숫자는, $n_1 = 54$, $r_1 = 35$,
$n_2 = 156$, $r_2 = 119$이니까…

$p_{12} = 0.65, p_2 = 0.76$이군요.

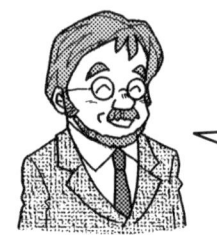

그리고 남녀를 합친 전체표본에서 긍정을 했던 인원수의 비율 $p$를
$$p = \frac{r_1 + r_2}{n_1 + n_2}$$
라고 했을 때,
차이의 지표인 검정통계량은 다음의 식으로 계산할 수 있답니다.

$$z = \frac{|p_1 - p_2|}{\sqrt{p(1-p)\left(\frac{1}{n_1} + \frac{1}{n_2}\right)}}$$

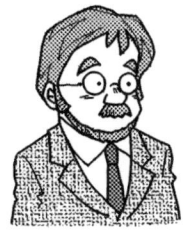

어렵게 보이지만, 원리적으로는 카이제곱검정과 같습니다.
위의 식을 아래의 기호로 표현해보도록 하세요.

|  | 긍정 | 부정 | 합계 |
|---|---|---|---|
| 남성 | $a$ | $b$ | $a+b$ |
| 여성 | $c$ | $d$ | $c+d$ |
| 합계 | $a+c$ | $b+d$ | $a+b+c+d$ |

$$p_1 = \frac{a}{a+b}, \quad p_2 = \frac{c}{c+d}, \quad p = \frac{a+c}{n}, \quad n_1 = a+b, \quad n_2 = c+d$$

$z$의 식을 제곱해서 그것을 $a, b, c, d$의 기호로 치환해보자.
도중에 $a+b+c+d = n$임을 이용한다.

● 분자 부분은
$$\left(\frac{a}{a+b} - \frac{c}{c+d}\right)^2 = \frac{(ad-bc)^2}{(a+b)^2(c+d)^2}$$

● 분모 부분은
$$\frac{a+c}{n} \times \frac{b+d}{n} \times \frac{n}{(a+b)(c+d)}$$
$$= \frac{(a+c)(b+d)}{n(a+b)(c+d)}$$

모두 정리하면…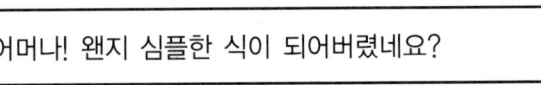

$$z^2 = \frac{n(ad-bc)^2}{(a+b)(a+c)(b+d)(c+d)}$$

어머나! 왠지 심플한 식이 되어버렸네요?

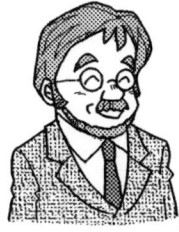

실은 '**카이제곱값**'을 표현하기 위해서 이 식처럼 쓰기도 한답니다.
결국, 아까와 같이 귀찮은 식은 카이제곱식과도 같아지기 때문에
카이제곱검정으로 문제를 풀어도 괜찮아요.

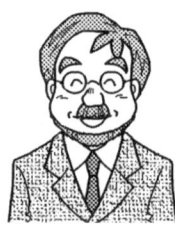
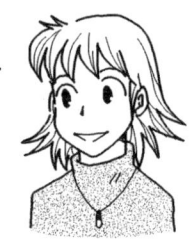

그냥 카이제곱검정을 하면 된다는 말씀이죠?

맞아요. '결혼생활에 대해서 공상을 한 적이 있는지 없는지'에 대한 조사의 카이제곱검정을 하면 이렇게 됩니다.

관찰값

|  | 부정 | 긍정 | 합계 | 긍정% |
|---|---|---|---|---|
| 남성 | 19 | 35 | 54 | 0.65 |
| 여성 | 37 | 119 | 156 | 0.76 |
| 합계 | 56 | 154 | 210 | |

기댓값

|  | 부정 | 긍정 |
|---|---|---|
| 남성 | 14.40 | 39.60 |
| 여성 | 41.60 | 114.40 |
| 합계 | 56 | 154 |

카이제곱값 = 2.70
$p = 0.10$

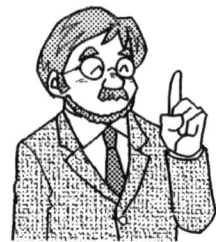

결과는 카이제곱값이 3.84 미만이니까 5%의 위험률로 유의한 차이는 없어요.
그래도 한번 더, 비율은 같고 인원수만 다른 예들도 검토해보기로 합시다.

### 남녀가 각각 50명인 경우

관찰값

|  | 부정 | 긍정 | 합계 |
|---|---|---|---|
| 남성 | 18 | 32 | 50 |
| 여성 | 12 | 38 | 50 |
| 합계 | 30 | 70 | 100 |

기댓값

|  | 부정 | 긍정 |
|---|---|---|
| 남성 | 15 | 35 |
| 여성 | 15 | 35 |
| 합계 | 30 | 70 |

카이제곱값 = 1.71
$p = 0.19$

### 남녀가 각각 200명인 경우

관찰값

|  | 부정 | 긍정 | 합계 |
|---|---|---|---|
| 남성 | 71 | 129 | 200 |
| 여성 | 48 | 152 | 200 |
| 합계 | 119 | 281 | 400 |

기댓값

|  | 부정 | 긍정 |
|---|---|---|
| 남성 | 60 | 140 |
| 여성 | 60 | 140 |
| 합계 | 120 | 280 |

카이제곱값 = 6.33
$p = 0.01$

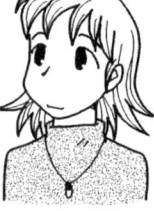

어랏! 측정 인원수가 많아지면 많아질수록 유의한 차이가 생기네요.

조금 다른 각도에서 보면 $\dfrac{n(ad-bc)^2}{(a+b)(a+c)(b+d)(c+d)}$ 이고,
$n$이 커지면 카이제곱값도 덩달아 커지고 있다.
수가 작을 때에는 유의한 차이가 없지만, 수가 커지면 유의한 차이가 생긴다.

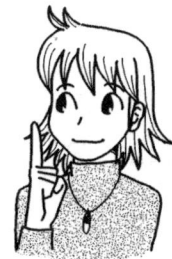

그렇군요. 데이터의 개수에 따라 유의한 정도가 달라진다는 말은…

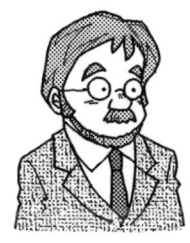

**측정 인원수를 모를 때 실행하는 비율 비교에는 의미가 없다는 뜻이에요.**

곧잘 '몇 %의 사람이 이렇게 말하더라'라는 말을 하지만, 데이터의 개수가 적을 때에는 '10% 가깝게 값이 달라도 유의한 차이가 없다'라는 일은 충분히 있을 수 있는 일입니다.

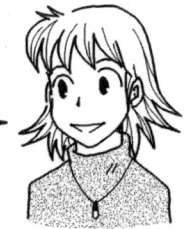

흐~음.
**집계 결과에서 단순히 백분율만을 제시하는 것은 위험**하다는 말씀이네요?

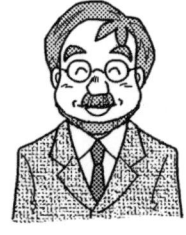

맞습니다.
**데이터의 개수를 확실하게 명시한 후에**, 비율차에 대해서 생각하는 것이 중요하지요.

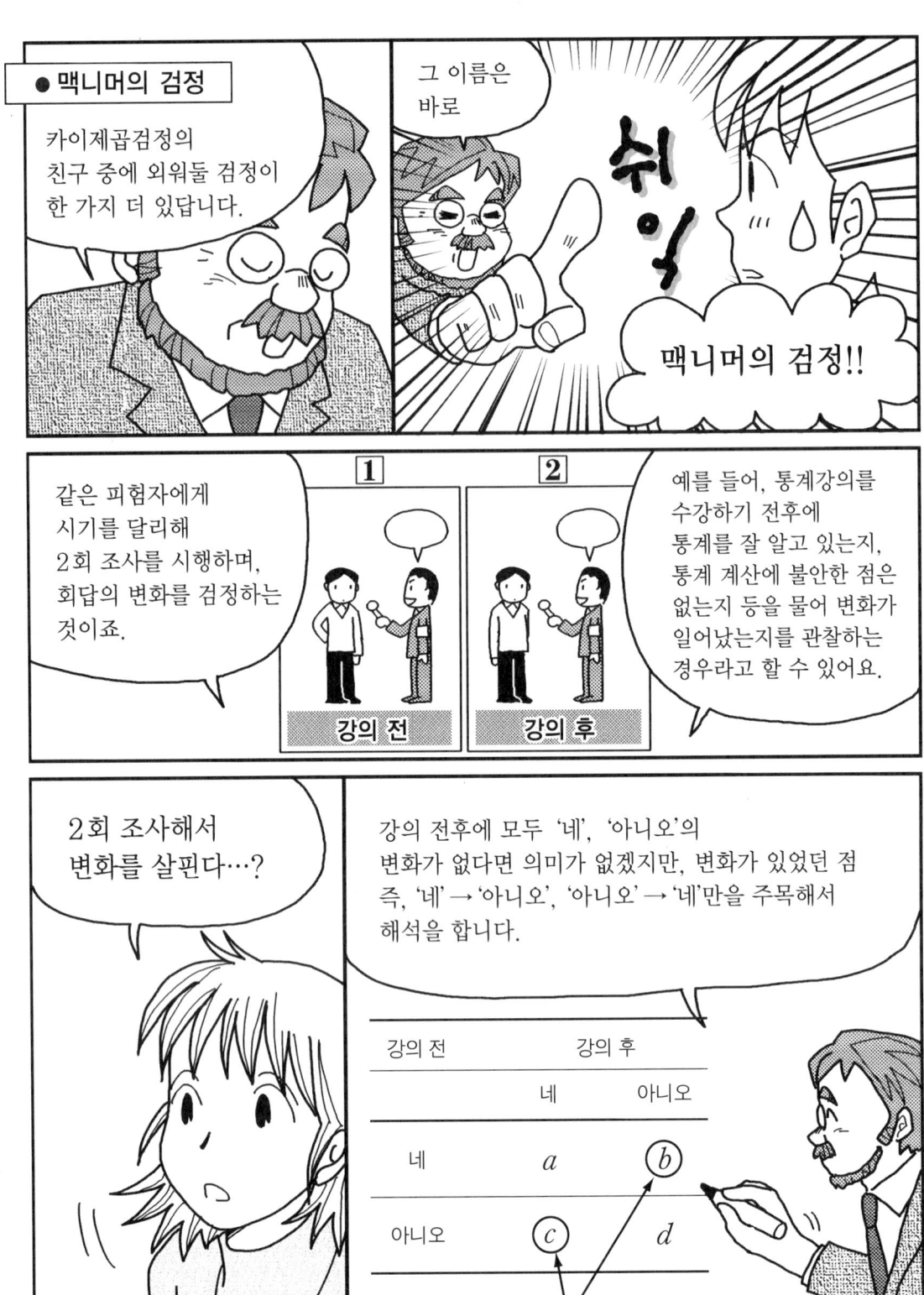

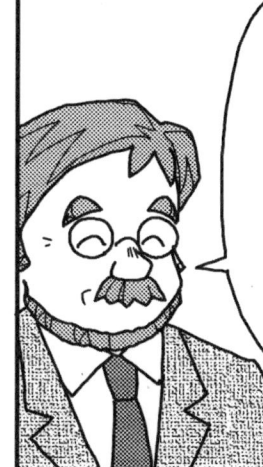

이 변화가 만약 우연의 결과라면 '네'와 '아니오'의 변화의 빈도는 같아야겠지요.

반대로 강의에서 어떤 효과가 있었다고 한다면 어느 쪽에서든지 차이가 생길 거예요.

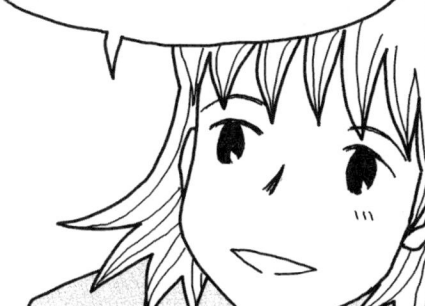

'네'와 '아니오'의 변화의 빈도가 같다면 그것은 우연이란 말씀이시군요.

주목하고 있는 두 개의 셀의 평균값 $\frac{b+c}{2}$ 를 **기대도수**라 생각하고 **카이제곱검정**을 실행한다. 이것이 **맥니머의 검정**입니다!!

$$x^2 = \frac{\left(b - \frac{b+c}{2}\right)^2}{\frac{b+c}{2}} + \frac{\left(c - \frac{b+c}{2}\right)^2}{\frac{b+c}{2}}$$

$$= \frac{(b-c)^2}{b+c}$$

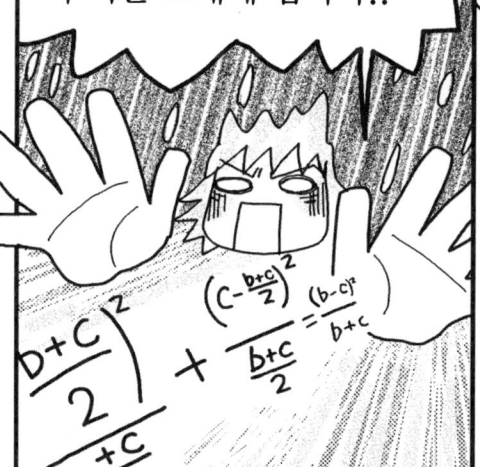

끼에엑~!!
이 식은 도대체 뭡니까!!

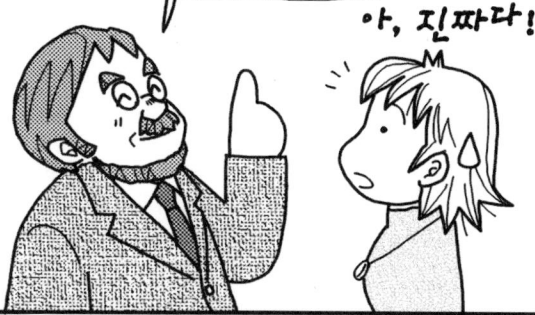

중간의 수식들이 복잡하게 보이겠지만, 결국 계산은 간단하지요.

변화가 있었던 곳의 차의 제곱을 변화가 있었던 곳의 합으로 나눴을 뿐이에요.

아, 진짜다!

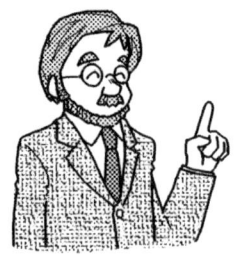

다음은 한 병원에서 간호연구 강좌를 듣기 전후를 비교한 것입니다.

### 간호연구는 두렵다.

| 강의 전 | 강의 후 아니오 | 강의 후 예 | 통계 |
|---|---|---|---|
| 아니오 | 18 | 2 | 20 |
| 예 | 10 | 33 | 43 |
| 통계 | 28 | 35 | 63 |

$x^2$값 = 5.333
$p = 0.021$

### 간호연구를 할 때 주위의 눈이 신경쓰인다.

| 강의 전 | 강의 후 아니오 | 강의 후 예 | 통계 |
|---|---|---|---|
| 아니오 | 10 | 1 | 11 |
| 예 | 12 | 40 | 52 |
| 통계 | 22 | 41 | 63 |

$x^2$값 = 9.308
$p = 0.002$

### 간호연구를 해볼까 하는 생각이 조금 든다.

| 강의 전 | 강의 후 아니오 | 강의 후 예 | 통계 |
|---|---|---|---|
| 아니오 | 14 | 14 | 28 |
| 예 | 3 | 32 | 35 |
| 통계 | 17 | 46 | 63 |

$x^2$값 = 7.118
$p = 0.008$

모두 $p$값이 유의수준 0.05 이하이므로 유의한 차이를 인정할 수 있다.
그 말은 변화가 우연이 아닌, 즉 **강의를 들었기 때문에** 변화했다고 말할 수 있는 것이다.

※ 기댓값이 5를 넘을 때에는 예이츠(Yates)의 수정이라는 계산을 한다.
자세한 것은 다음 서적을 참조하길 바란다.
『통계 분석은 두렵지 않아 제2판』다큐 히로시, 의학서원, 2019년

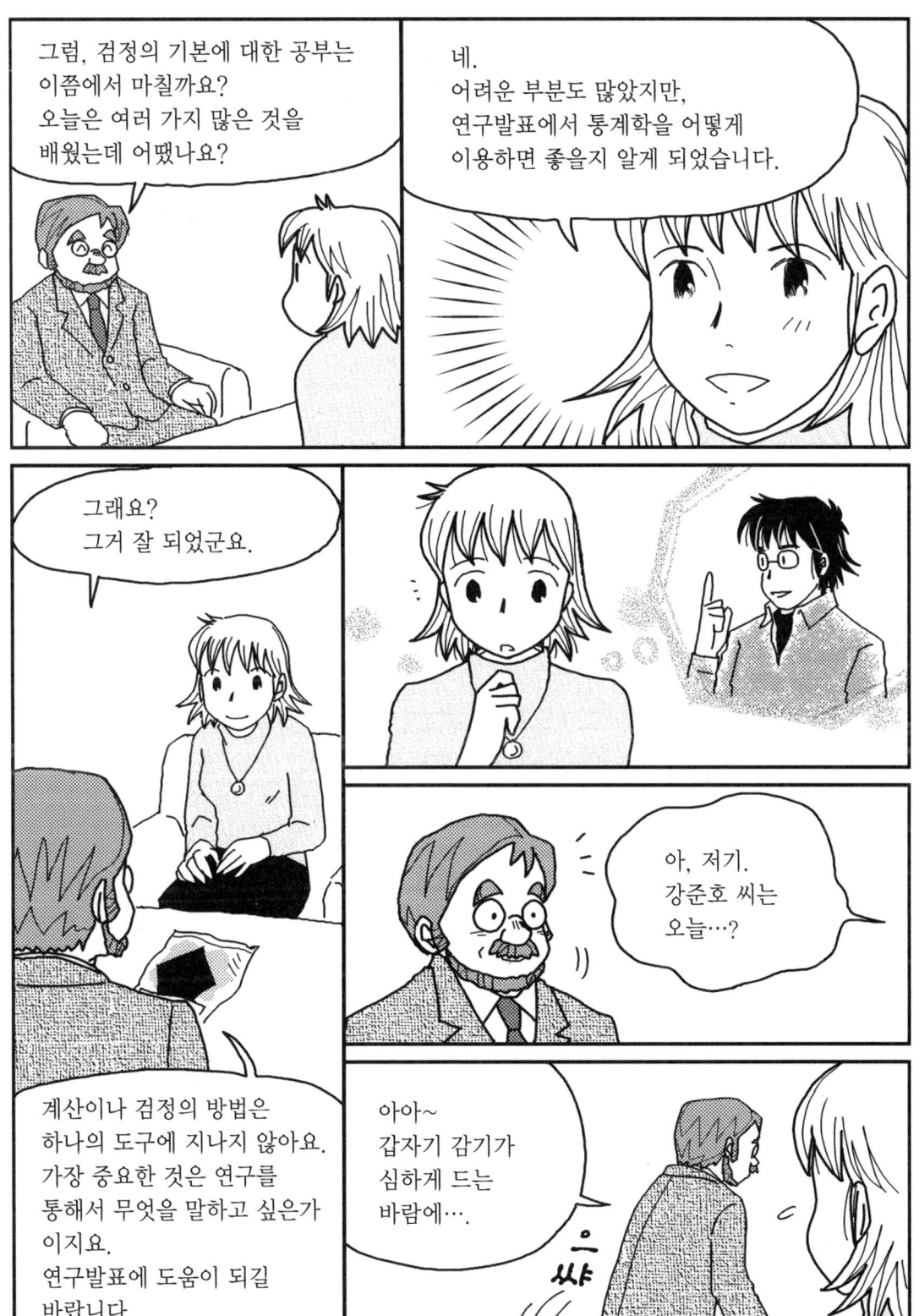

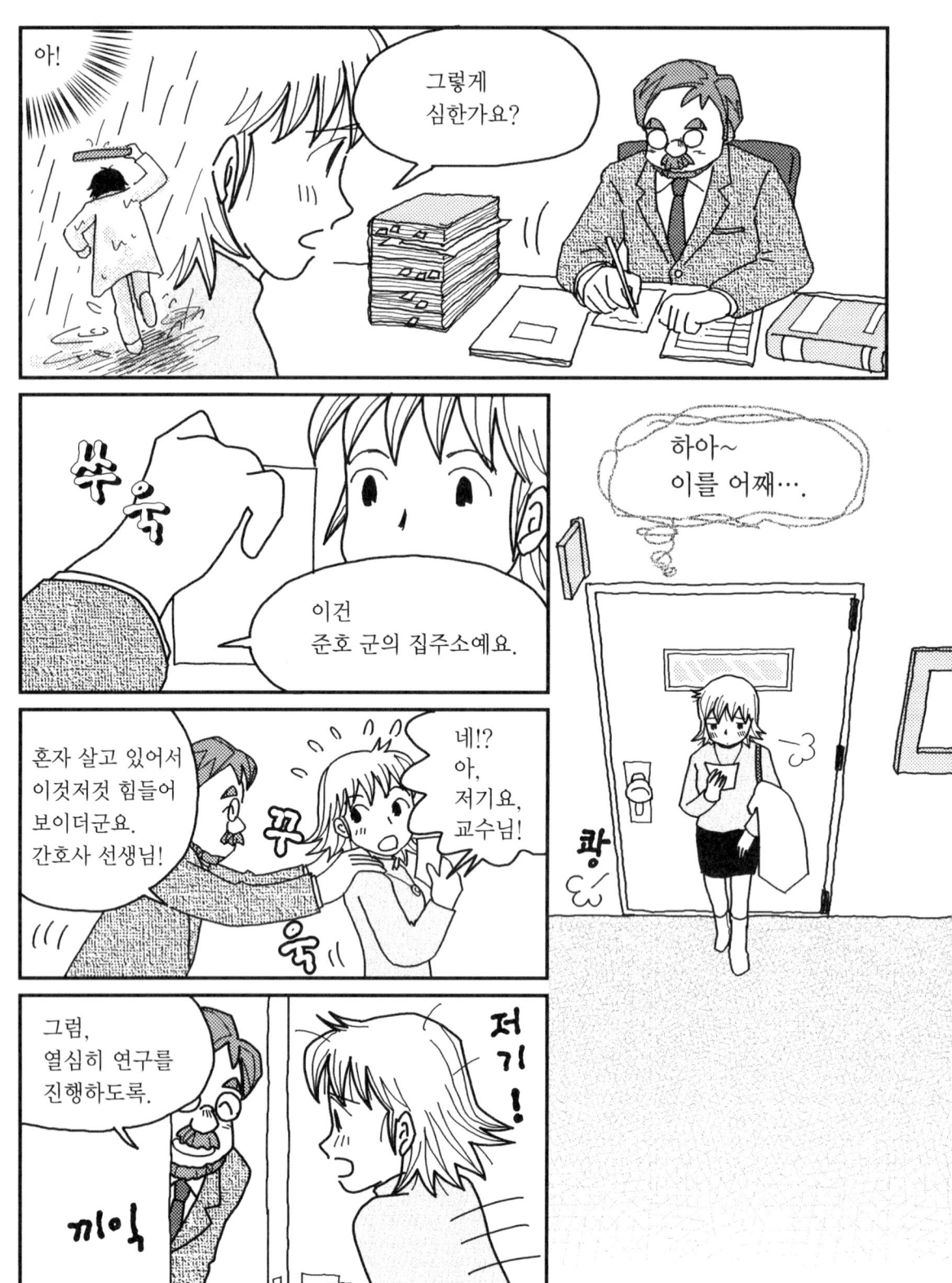

# 제4장 연습문제

남성 간호사, 여성 간호사들에게 연애에 대한 설문조사를 실시하였습니다.
각 표에서 기댓값을 구한 후, 카이제곱값과 $p$ 값을 구해보도록 합시다.

〈문제 1〉

좋아하는 이성 앞에 서면 긴장한다.

**관찰값**

|    | 부정 | 긍정 | 합계 |
|----|------|------|------|
| 남성 | 20   | 34   | 54   |
| 여성 | 35   | 121  | 156  |
| 합계 | 55   | 155  | 210  |

〈문제 2〉

결혼생활에 대해서 공상을 많이 한다.

**관찰값**

|    | 부정 | 긍정 | 합계 |
|----|------|------|------|
| 남성 | 43   | 13   | 56   |
| 여성 | 97   | 52   | 149  |
| 합계 | 140  | 65   | 205  |

〈문제 3〉

이성에게 먼저 말을 거는 편이다.

**관찰값**

|    | 부정 | 긍정 | 합계 |
|----|------|------|------|
| 남성 | 25   | 29   | 54   |
| 여성 | 109  | 49   | 156  |
| 합계 | 134  | 76   | 210  |

해답·해설은 266쪽에 있습니다.

# 제 5 장
# 평균값의 검정

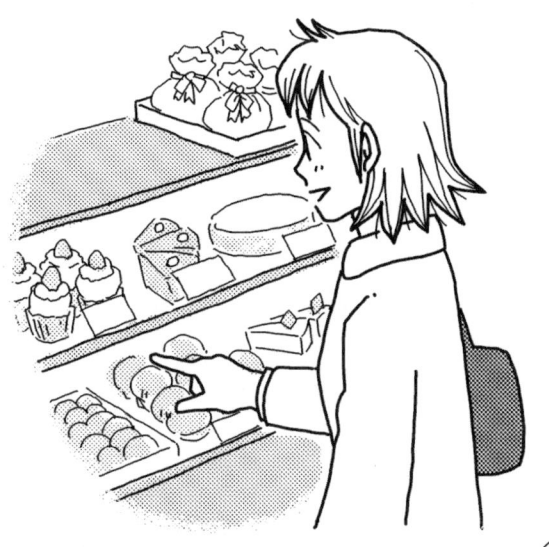

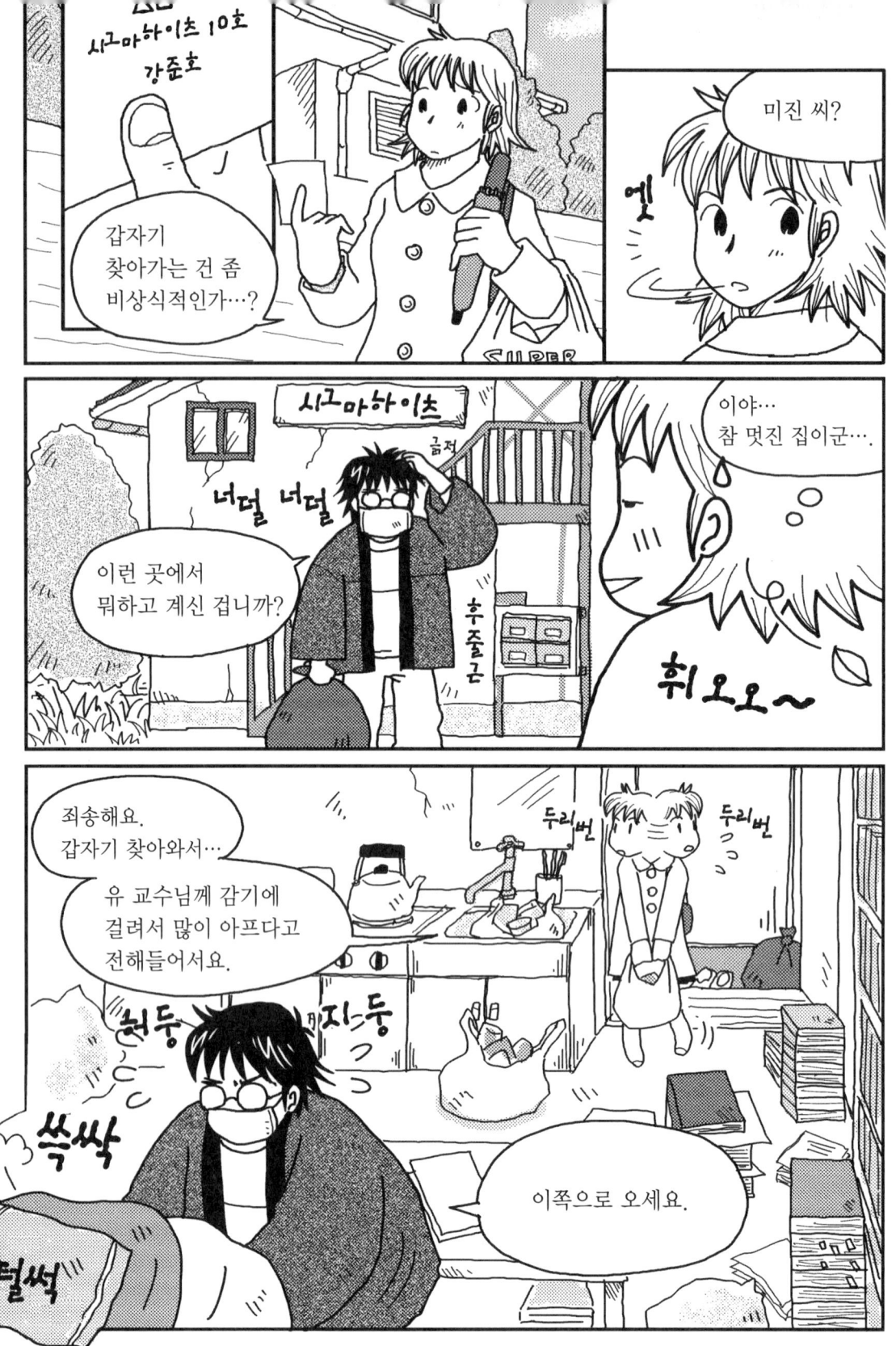

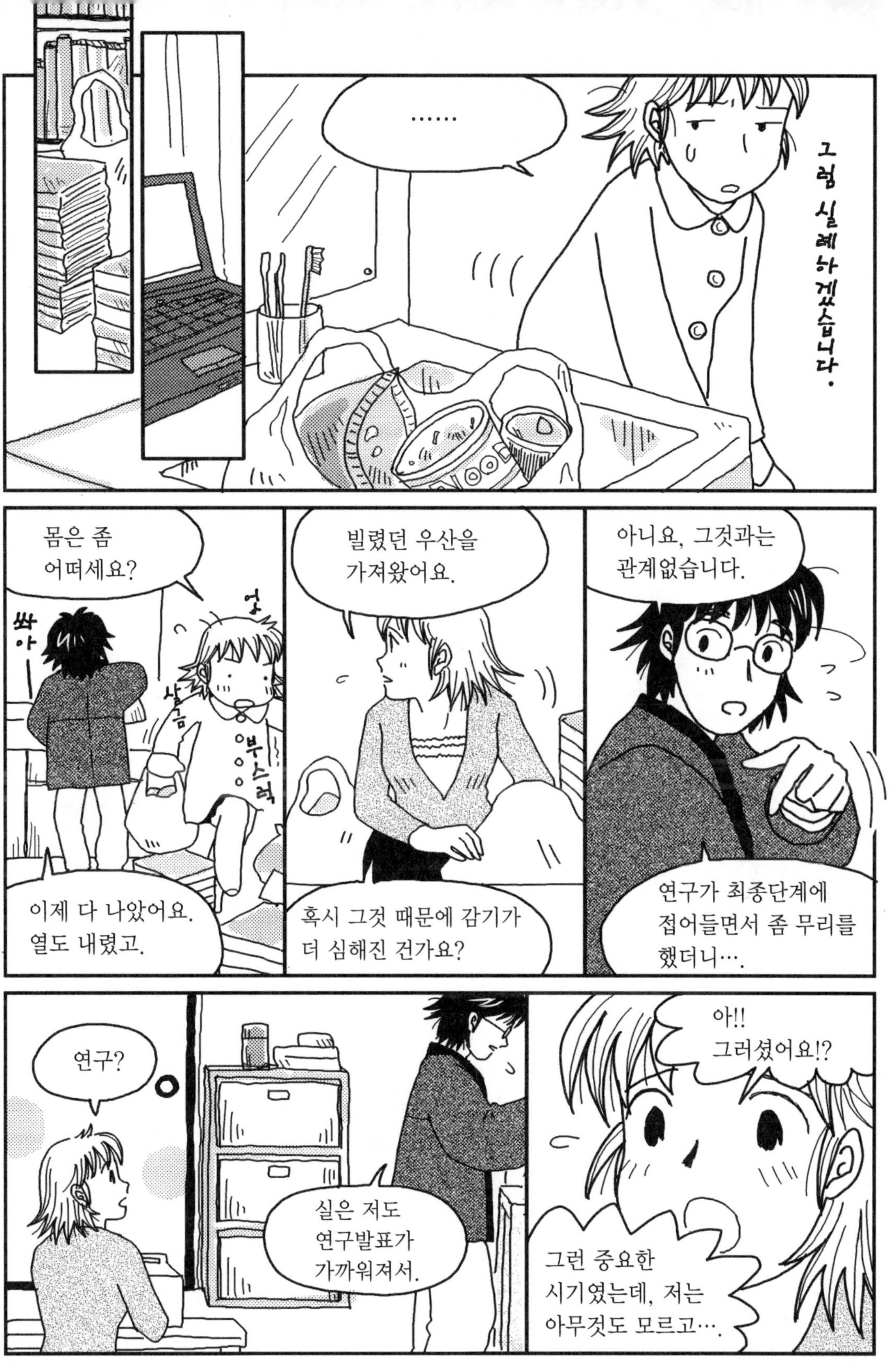

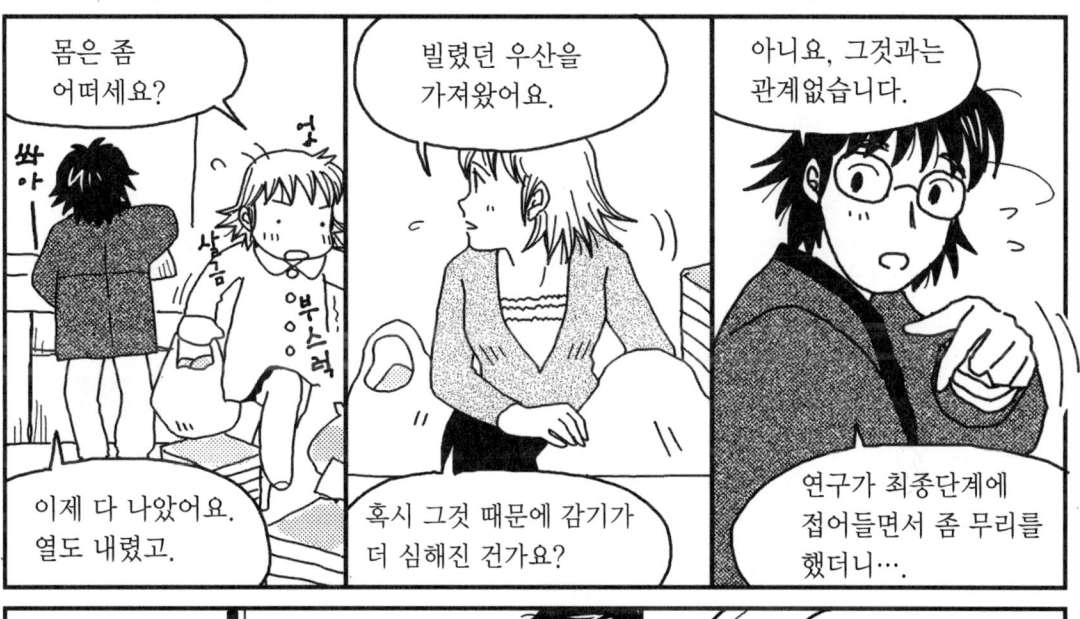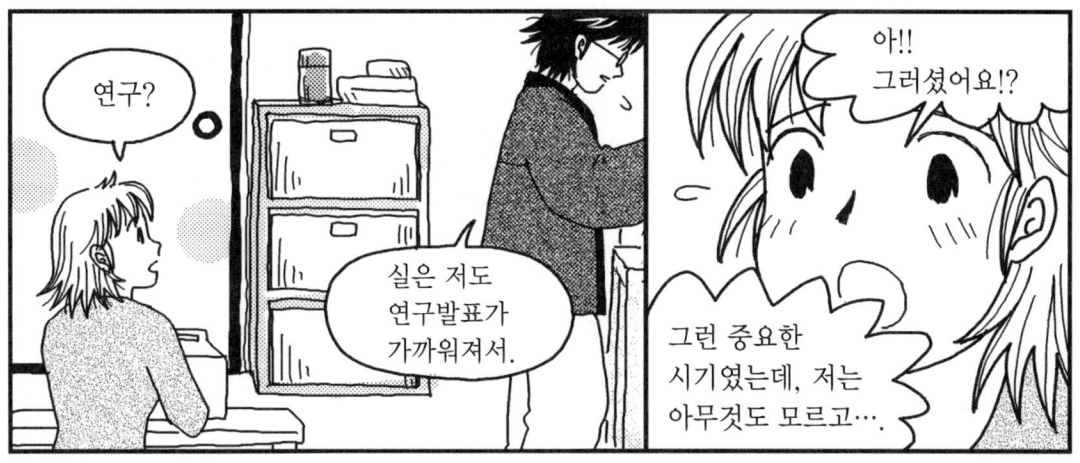

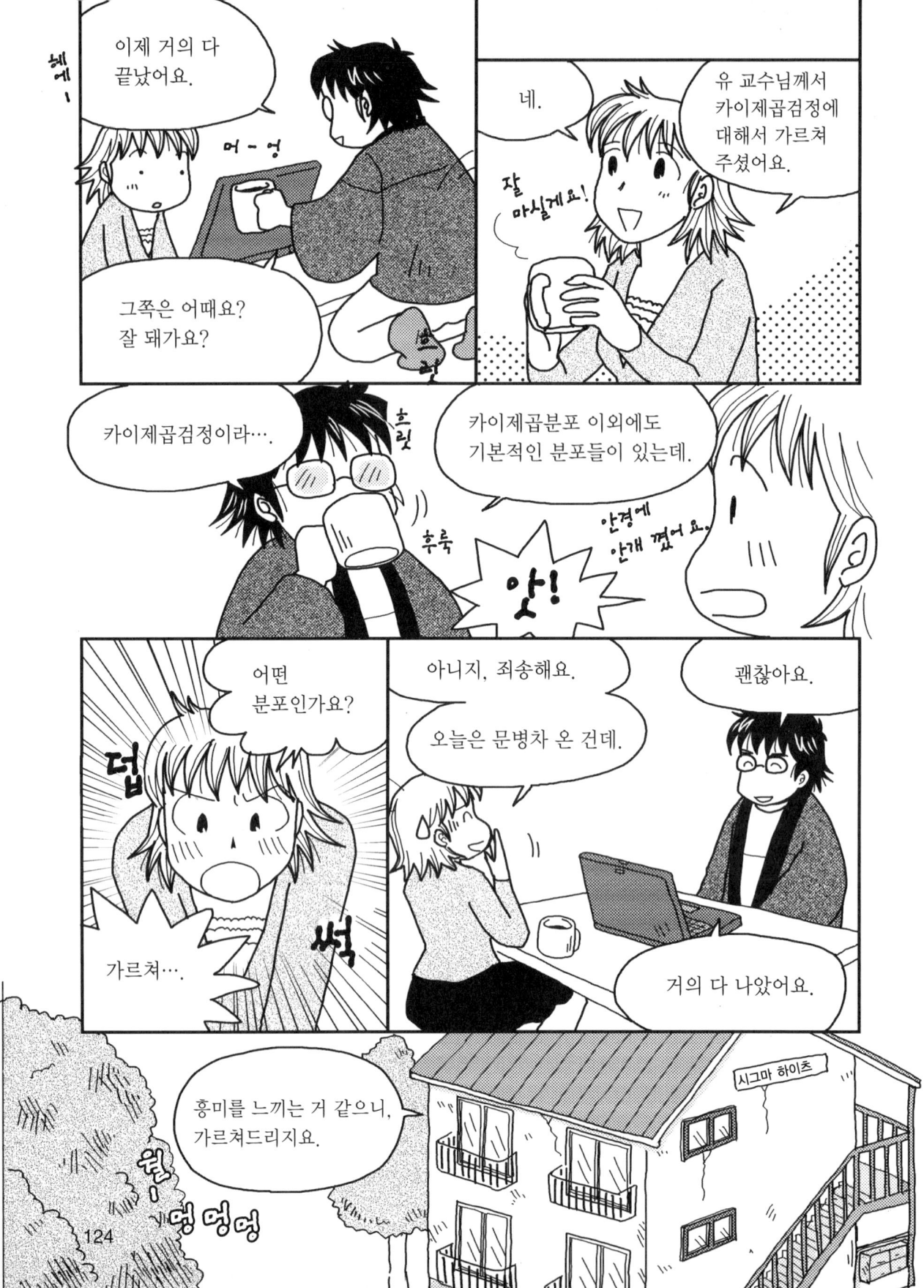

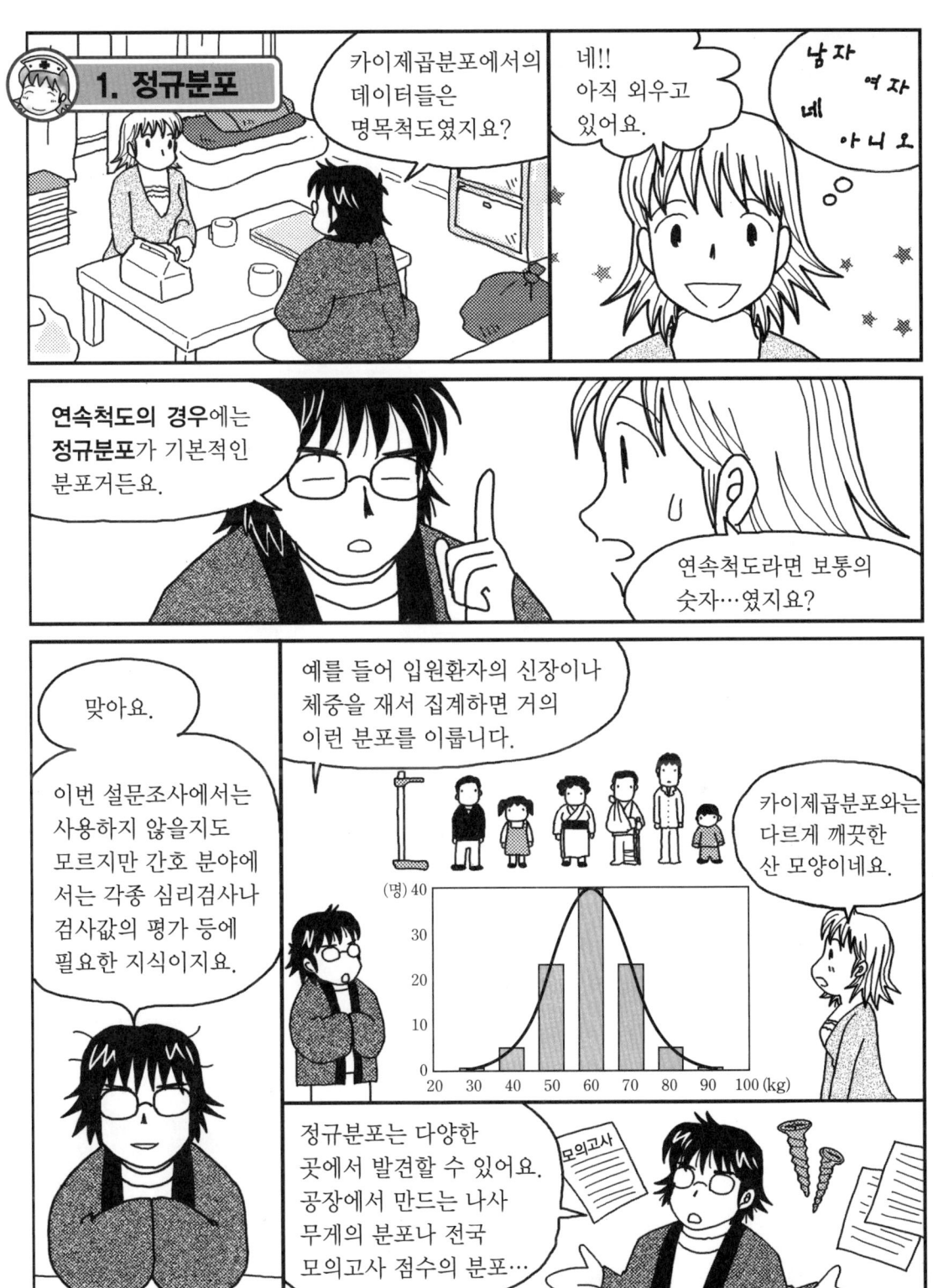

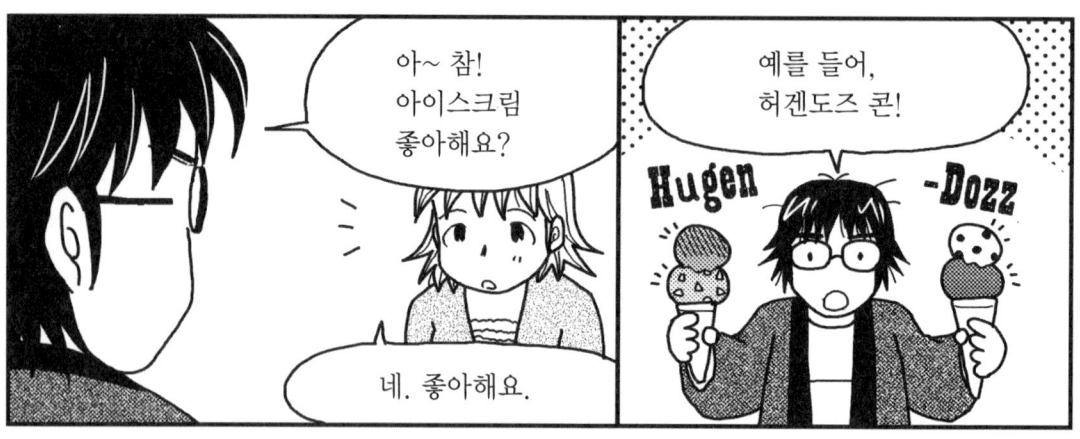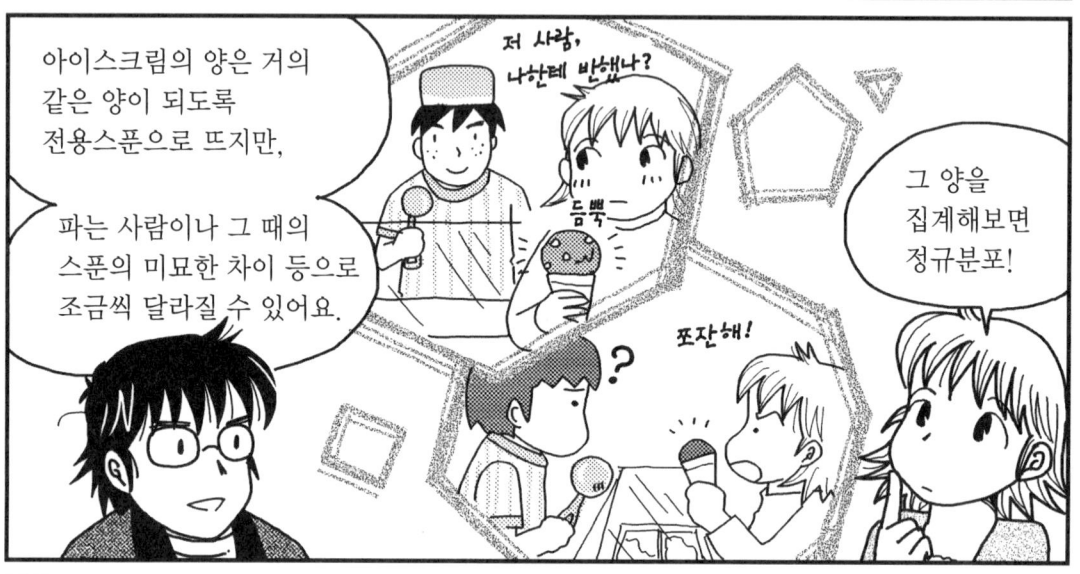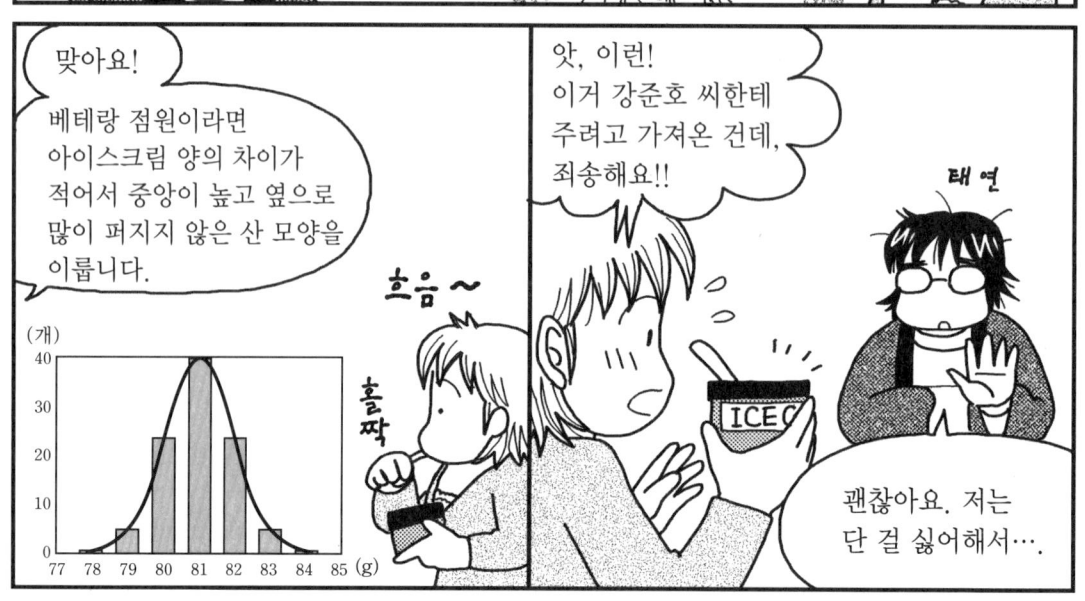

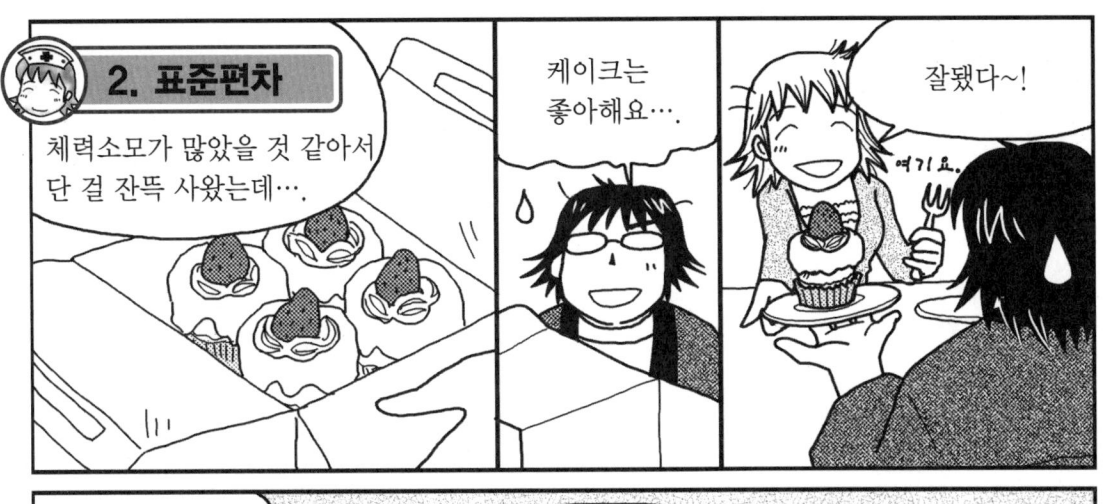
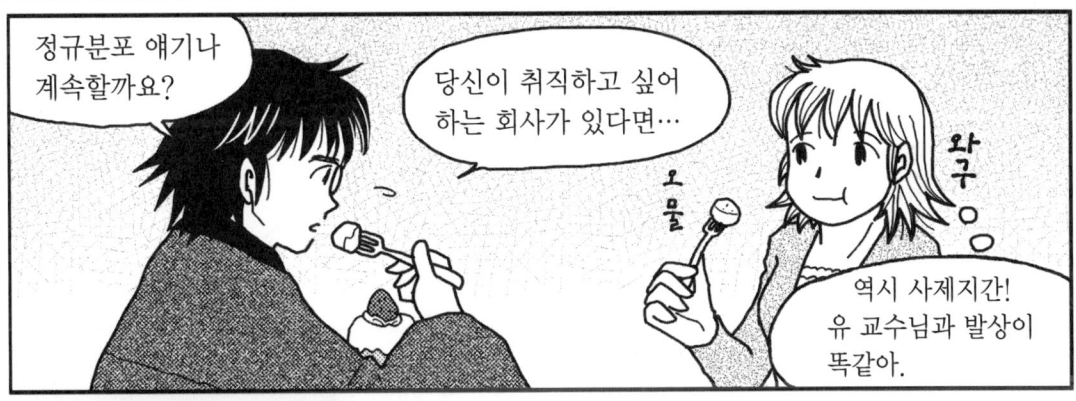
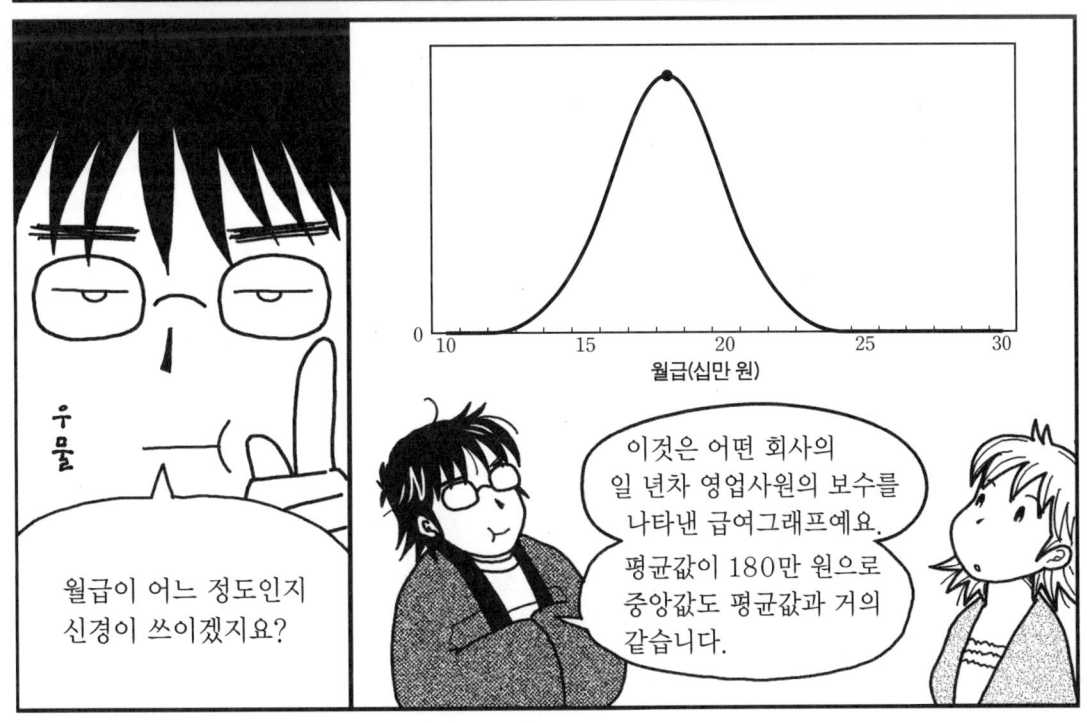

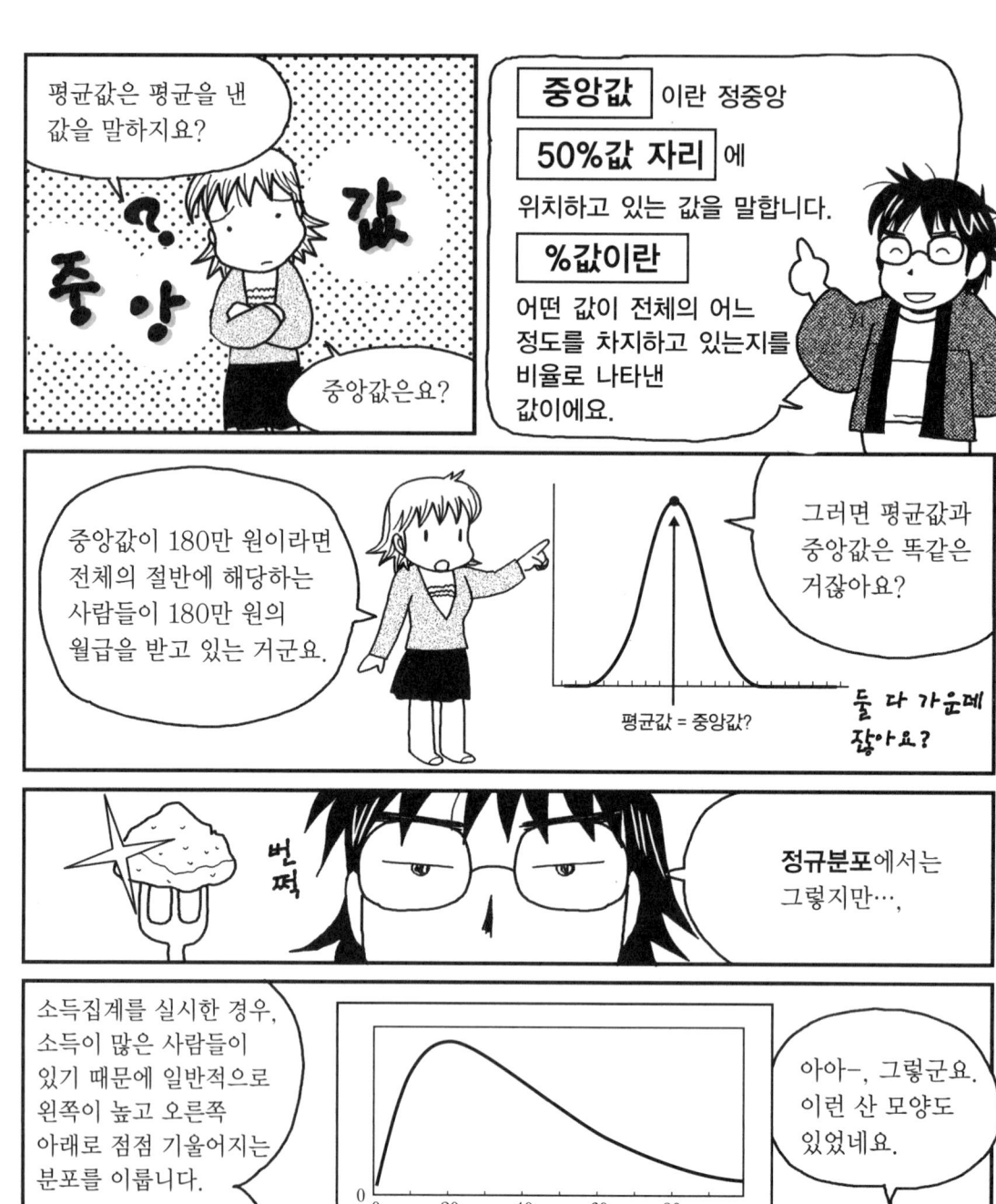

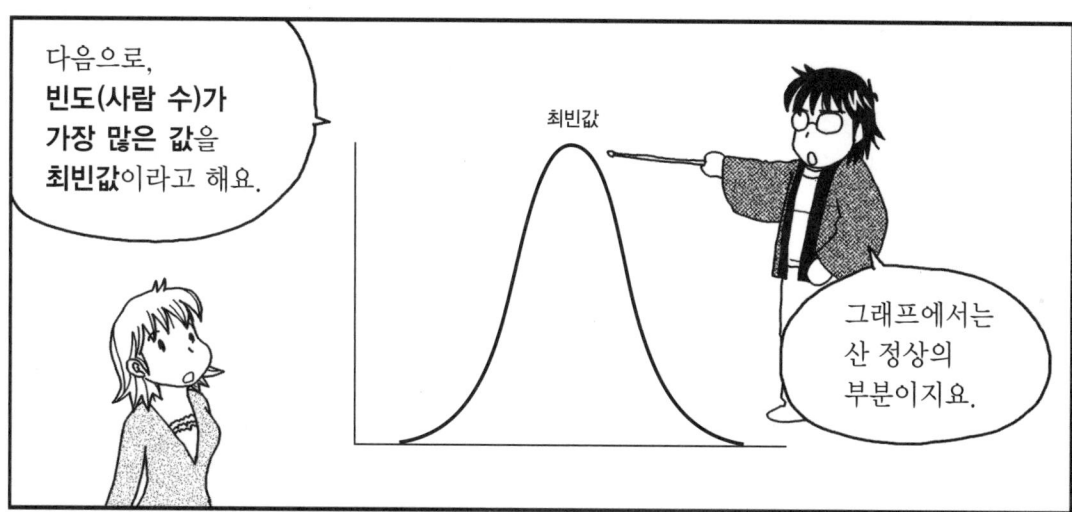

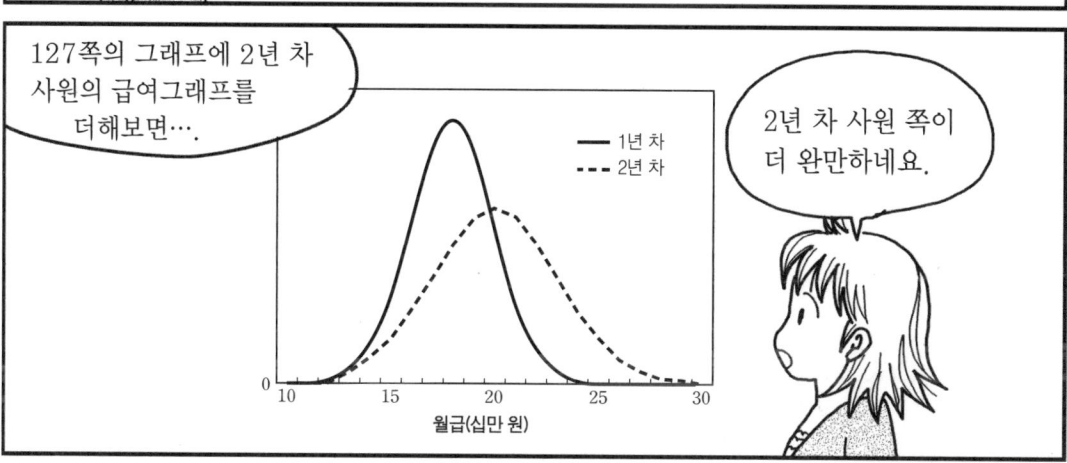

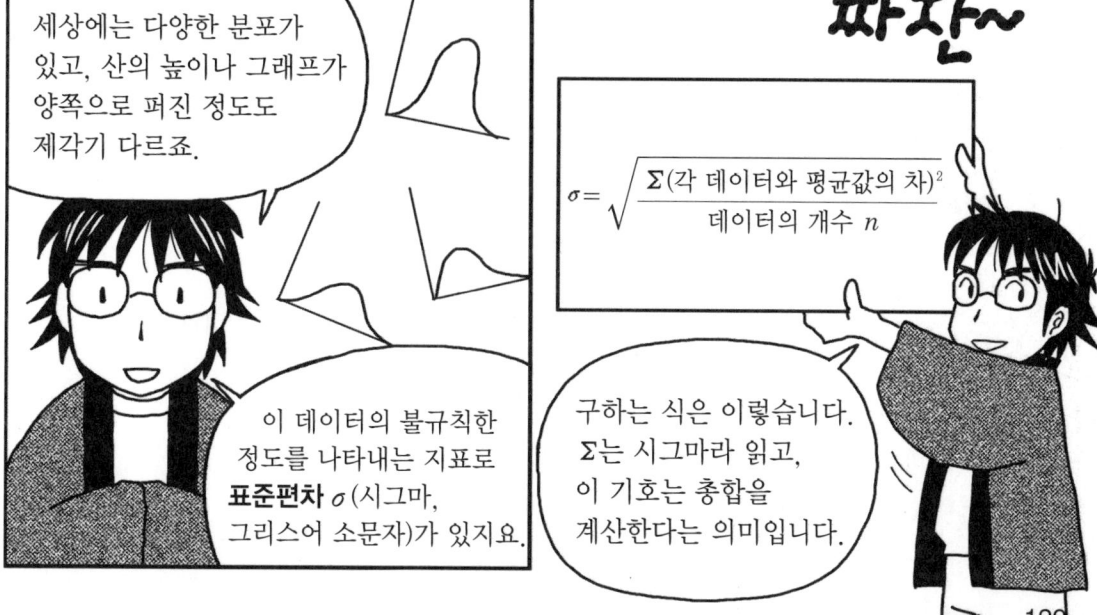

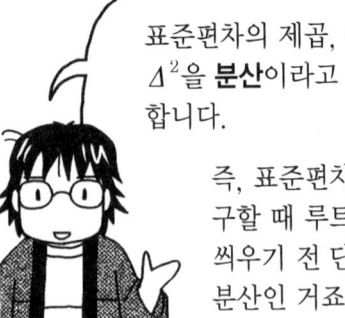
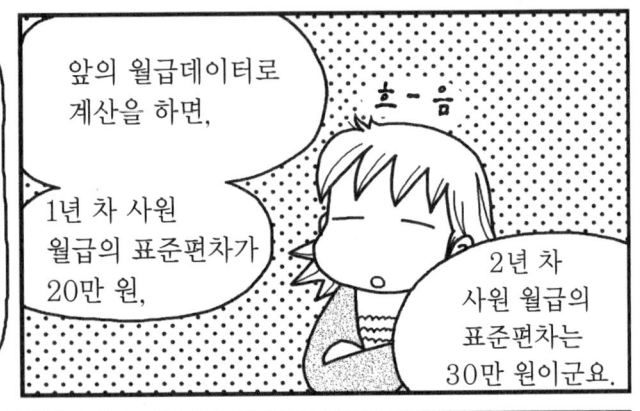
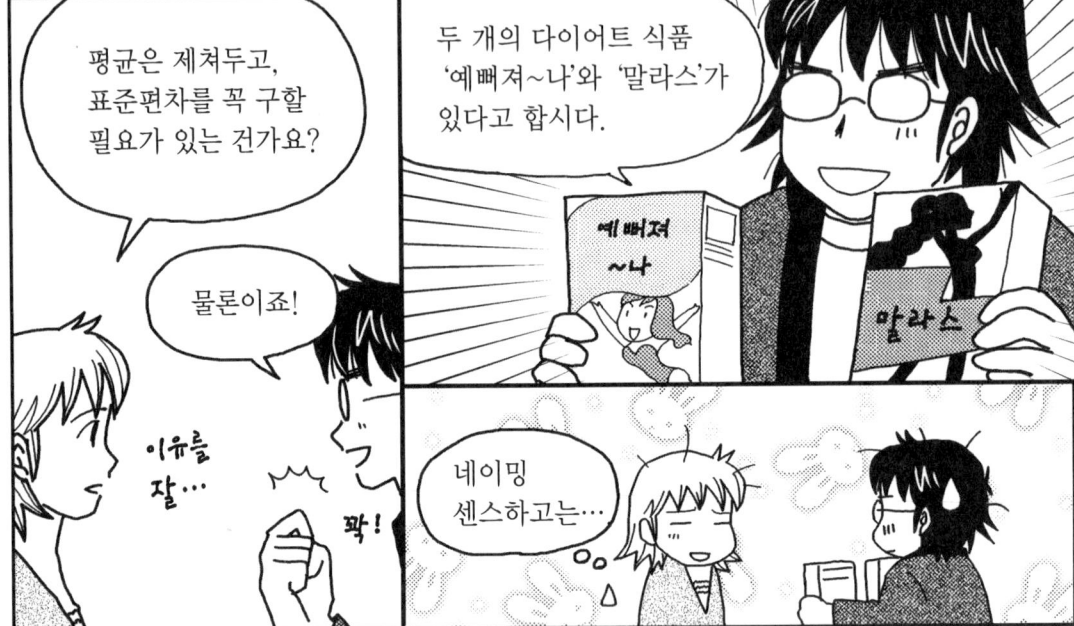
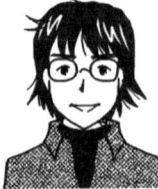

루트 계산은 정규분포의 검정에서 무척이나 중요한 요소입니다. 복습해 보도록 합시다.

**제곱한다** : 그 수끼리를 두 번 곱한다. $n \times n = n^2$

**제곱근** : 제곱해서 $n$이 되는 값을 $n$의 제곱근이라고 하며, 이것을 $\sqrt{n}$으로 나타낸다.
제곱근끼리 곱하면 $\sqrt{n} \times \sqrt{n}$으로 원래의 값으로 돌아간다.

[예]
$$\sqrt{4}=2, \quad \sqrt{9}=3, \quad \sqrt{16}=4, \quad \sqrt{2} \fallingdotseq 1.414, \quad \sqrt{3} \fallingdotseq 1.732, \cdots$$

[제곱근의 성질]
$$\sqrt{2} \times \sqrt{2} = 2, \quad \sqrt{3} \times \sqrt{3} = 3$$

2,000명을 대상으로 '예뻐져~나' 1,000명, '말라스' 1,000명으로 나눠 시험을 해봤을 때,

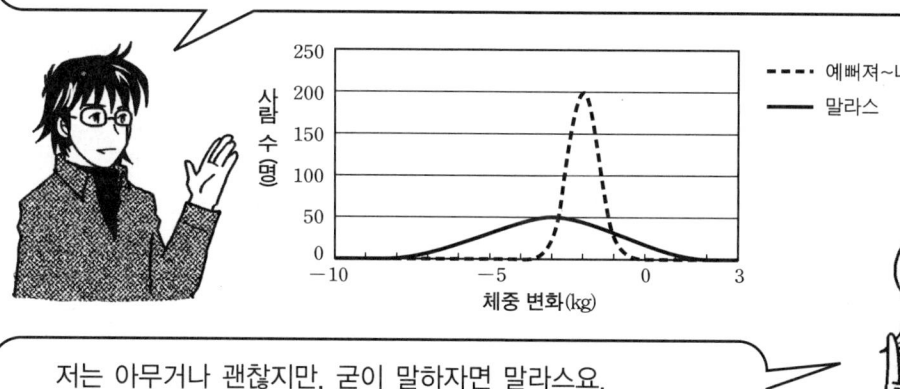

이것이 일 개월 후의 체중변화입니다.
'예뻐져~나'를 복용한 사람들은 평균 −2 kg, 표준편차 0.5 kg의 분포를 이루고,
말라스를 복용한 사람들은 평균 −3 kg, 표준편차 2 kg의 분포를 이루고 있습니다.
당신이라면 어떤 것을 선택하겠어요?

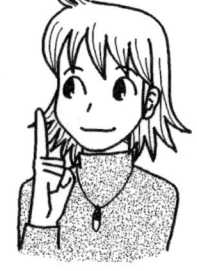

저는 아무거나 괜찮지만, 굳이 말하자면 말라스요.
평균 −2 kg과 −3 kg일 때, 기왕이면 살이 많이 빠지는 쪽이 좋잖아요!

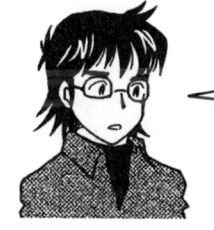

실은 정규분포에 따른 변수의 경우에, 평균값에서
±1×표준편차의 사이에는 전체의 약 68.3%,
±2×표준편차의 사이에는 전체의 약 95.5%가 포함된답니다.

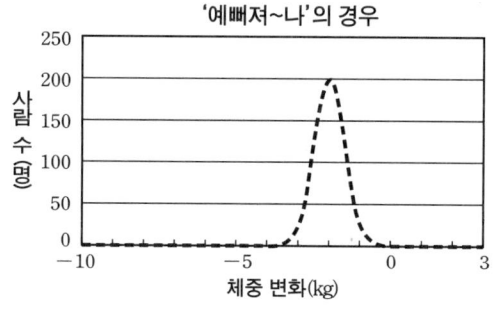
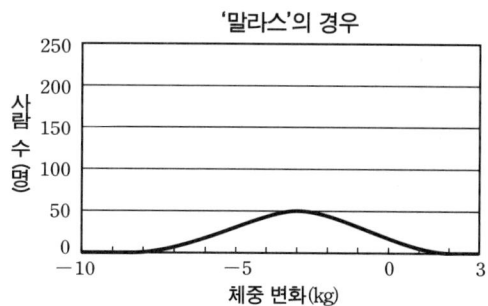

평균 −2 kg±2×표준편차이므로,
  −2 kg−2×0.5 kg=−3 kg에서
  −2 kg+2×0.5 kg=−1 kg의 범위 안에…

평균 −3 kg±2×표준편차이므로,
  −3 kg−2×2 kg=−7 kg에서
  −3 kg+2×2 kg=1 kg의 범위 안에…

95.5%가 포함된다.

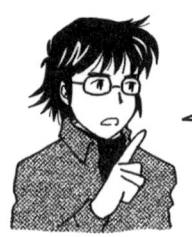
결론적으로 '예뻐져~나'는 거의 대부분의 사람들이 1kg~3kg이 빠지겠지만, '말라스'는 거꾸로 살이 더 쪄버린 사람도 있다는 뜻이지요. 이처럼 데이터의 불규칙 정도를 나타내는 표준편차는 중요한 요소라고 할 수 있습니다.

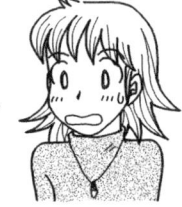
정말요! 하마터면 속을 뻔했어요!

아까 1년 차 영업사원의 보너스를 넣은 월급 얘기로 돌아가서 어떤 선배가 200만 원을 받았을 때, 그 선배보다 많이 받은 신입사원은 전체의 몇 %가 될지 알아보자.

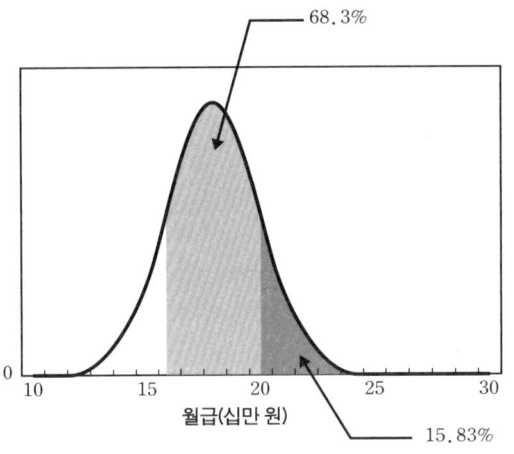

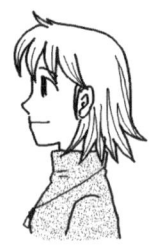
평균이 180만 원이고, 표준편차가 20만 원이면…
180±1×20으로, 160~200만 원 안에 전체의 68.3%가 들어가니까.

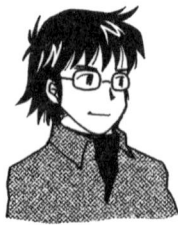
그러니까 그 양쪽은 100−68.3=31.7%이군요. 그리고 이 경우에는 200만 원 이상인 사람의 %가 알고 싶은 것이니까, $\frac{37.1}{2}$이므로 200만 원보다 많이 받는 사람들은 15.83%가 되겠지요.

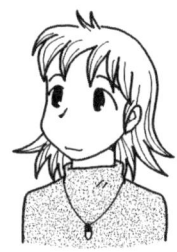
선배 이상으로 월급을 많이 받는 사람들은 전체의 약 16%이군요.

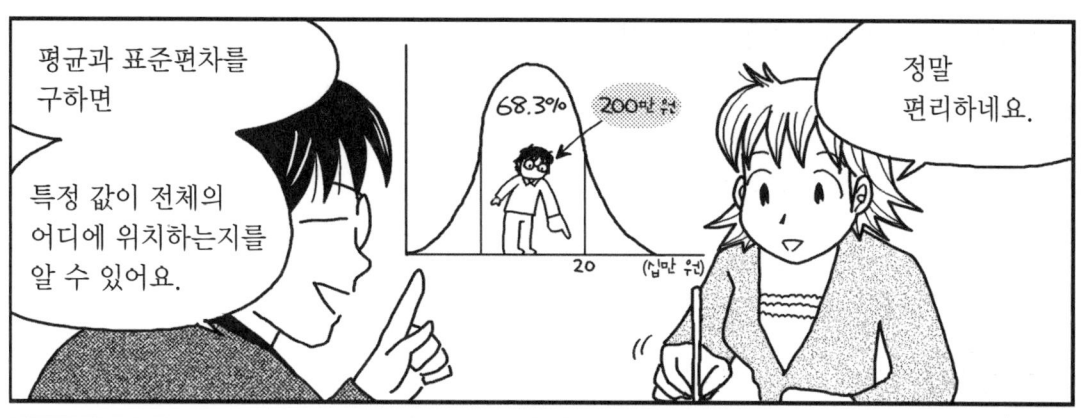

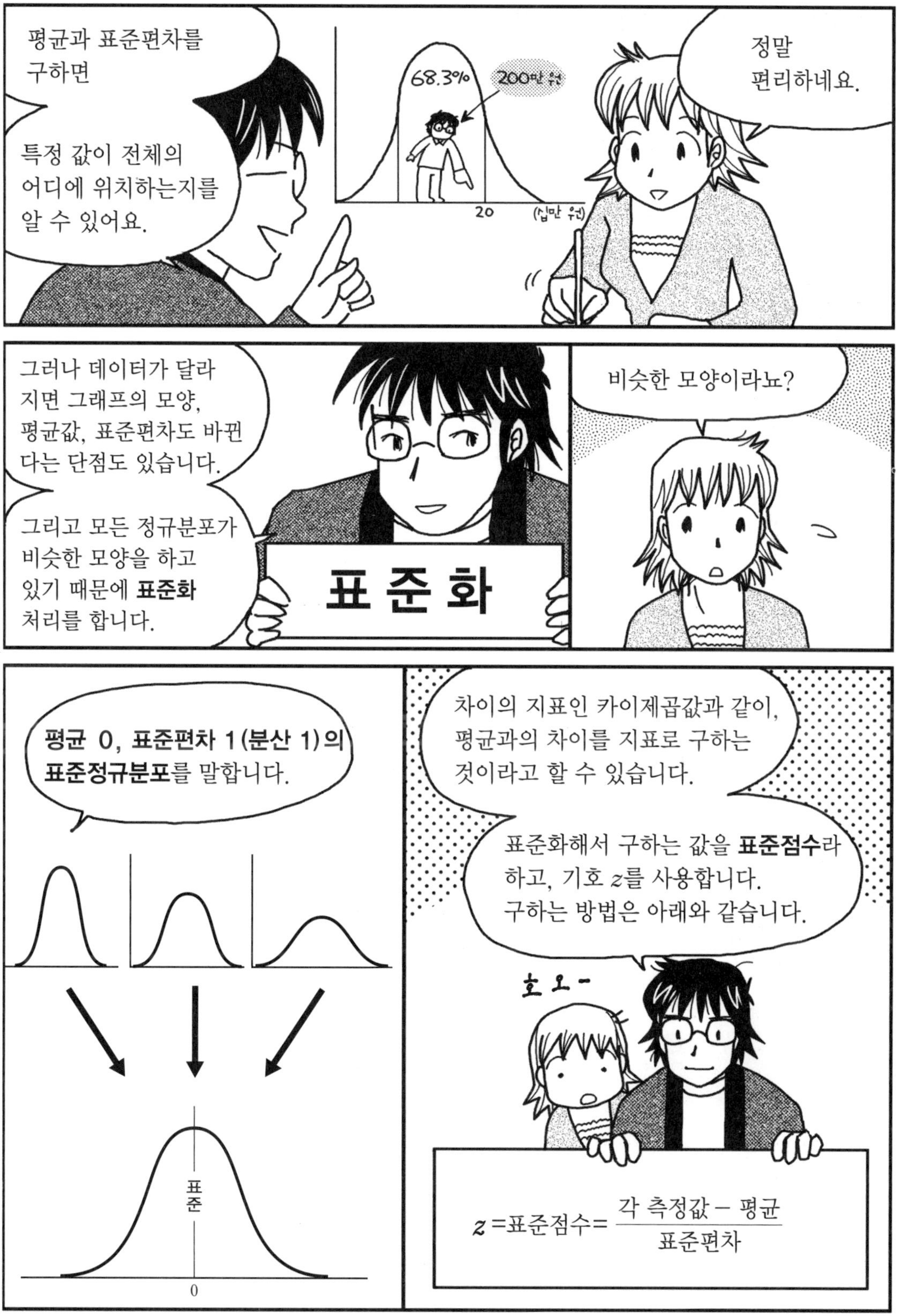

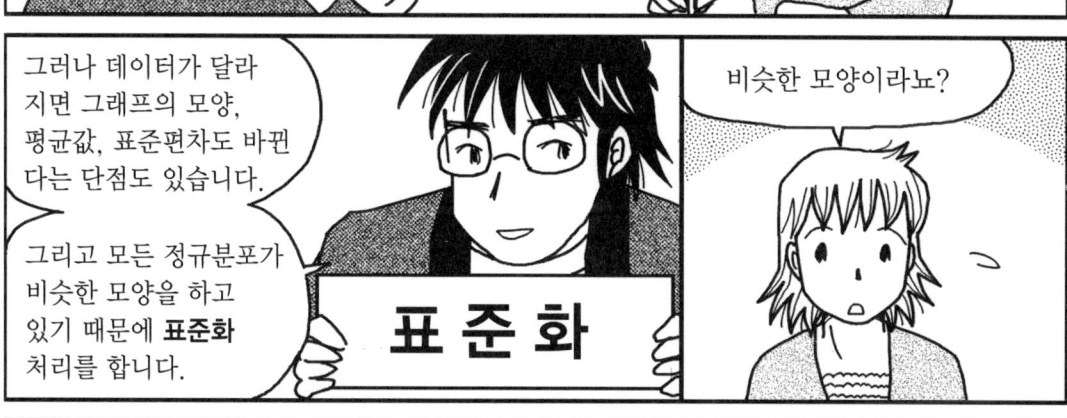

제5장 평균값의 검정

앞에서의 200만 원을 받는 선배의 경우,

$z$값은 $\dfrac{200-180}{20}$이 된다.

또한 $z$값 이상은 전체의 몇 %인지 살펴보자.

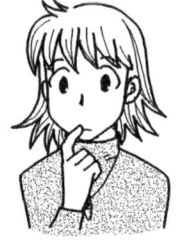

> 그건 표준편차를 구하는 것과 같지 않나요?

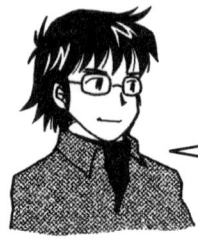

> 원래의 데이터에서
> 평균값 ± 1×표준편차의 사이에 전체의 약 68.3%,
> 평균값 ± 2×표준편차의 사이에 전체의 약 95.5%
> 이었던 것을 $z$값으로 표현해보면….

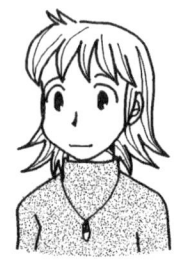

> $z=±1$ 안쪽이 68.3%이고, $z=±2$ 안쪽이 95.5%라는 말이군요.

이 선배의 경우 $z=1$이니까,
그 이상이 될 %는, 68.3%가 아닌
나머지 31.7% 중에서도 오른쪽 부분
($z>1$)만 필요하니까, 그 절반인
15.83%가 됩니다.
이처럼 한쪽만 떼어낸 확률을 **단측확률**이라고 합니다.

**단측확률**

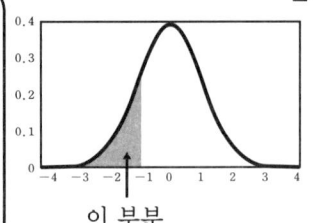

이 부분
(이 경우는 **하측확률**이
라고 합니다.)

또는

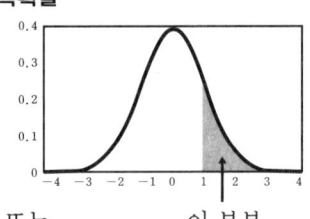

이 부분
(이 경우는 **상측확률**이
라고 합니다.)

**양측확률**

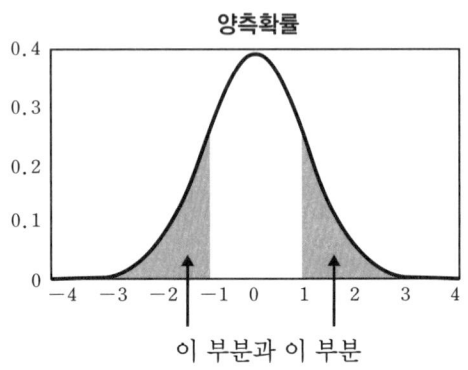

이 부분과 이 부분
여기에서는
단측확률이 15.8%,
양측확률이 31.7%이다.

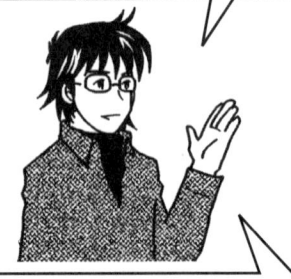

한편, 왼쪽($z<1$)의 15.8%까지 합친
양쪽 모두의 확률을 **양측확률**이라고
합니다.

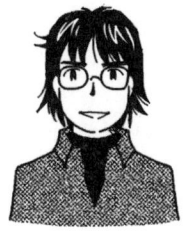
특히, $z=\pm 2$(정확히는 1.96)의 양측확률이 '5%'가 된다는 것은 외워두도록 하세요.

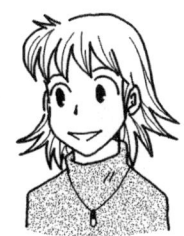
평균에서 표준편차의 2배 이상 떨어진 값은 전체의 5%밖에 되지 않는 것이군요.

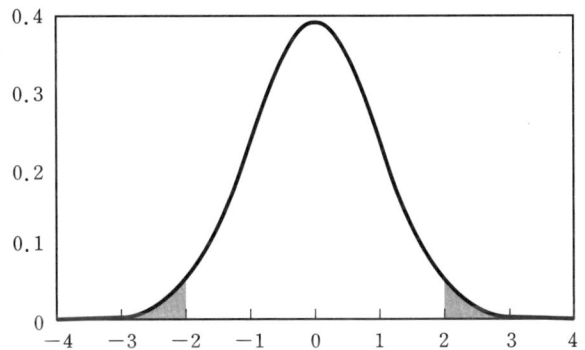

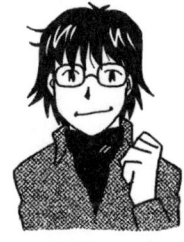
위의 그래프에서 양쪽이 전체의 5%가 된다는 말이죠!

덧붙여, Excel을 사용하면 더욱 더 간단하게 5%의 값을 구할 수 있다(264쪽 참조).

제5장 평균값의 검정 135

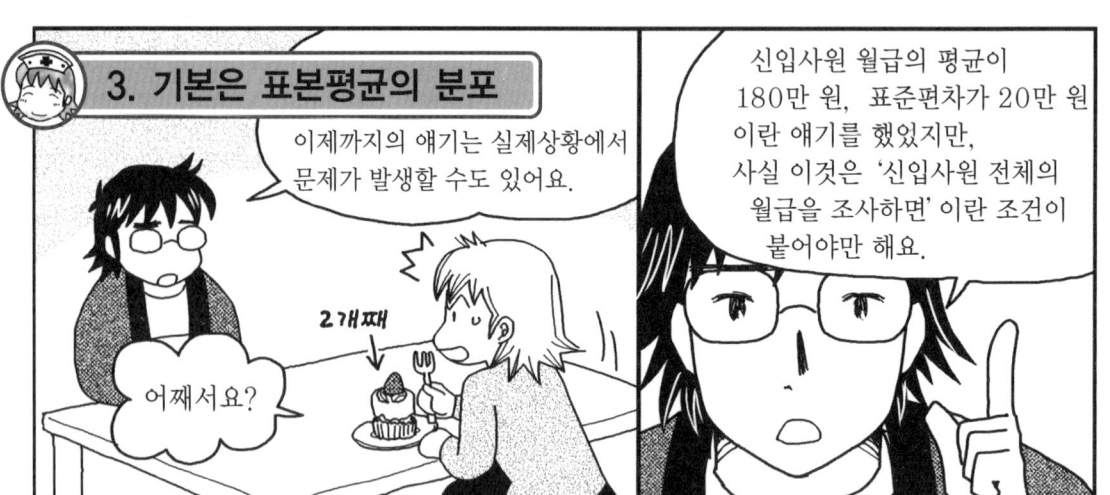

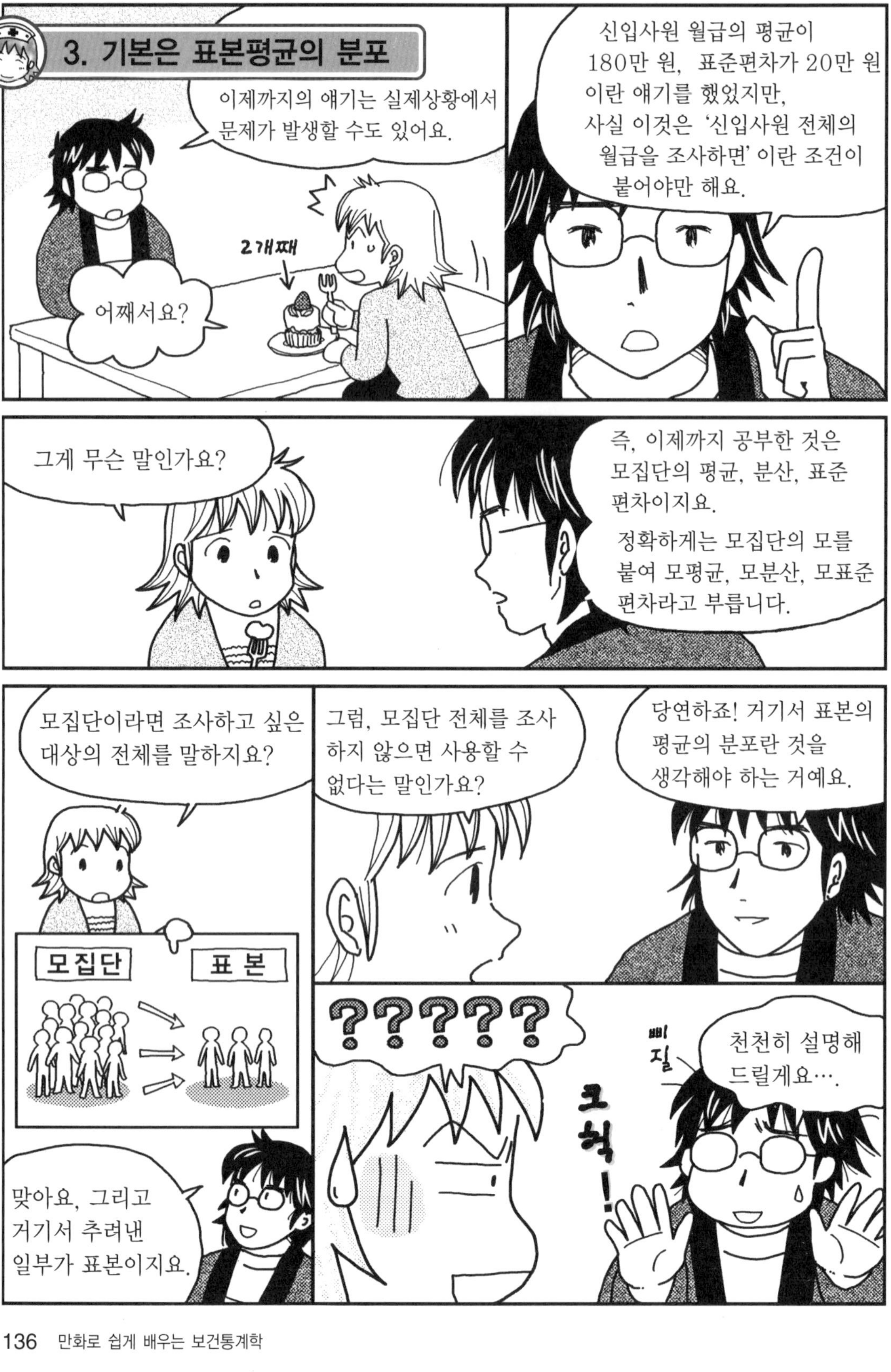

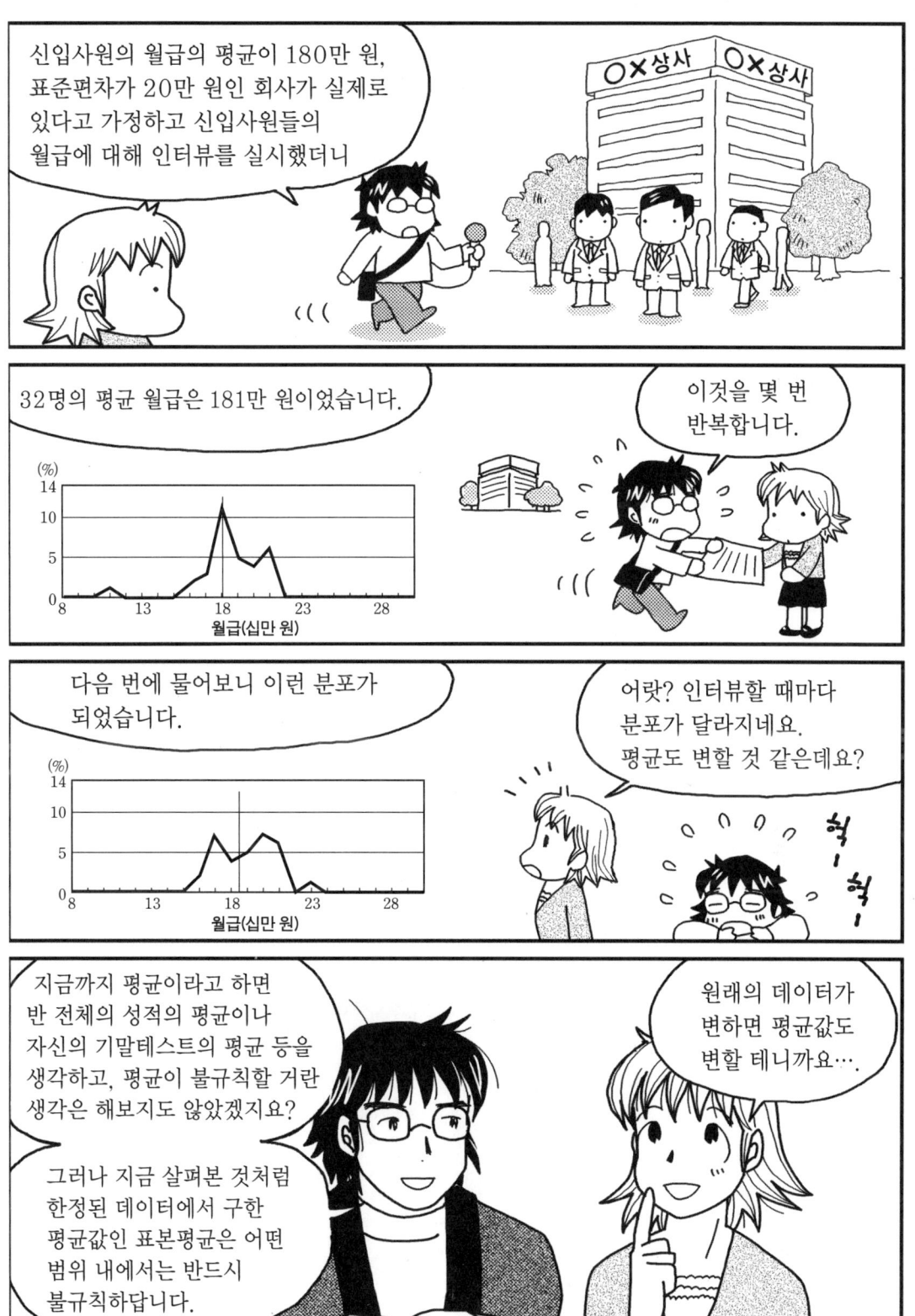

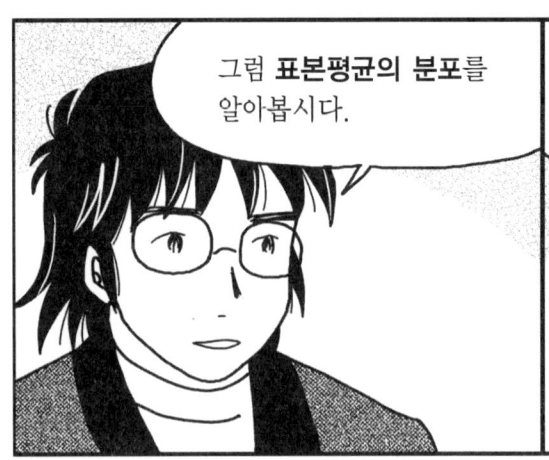
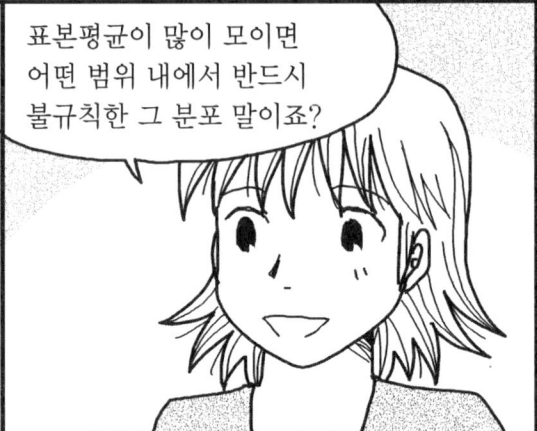
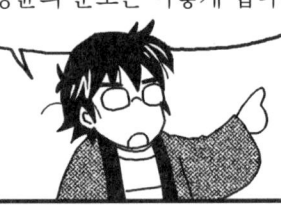
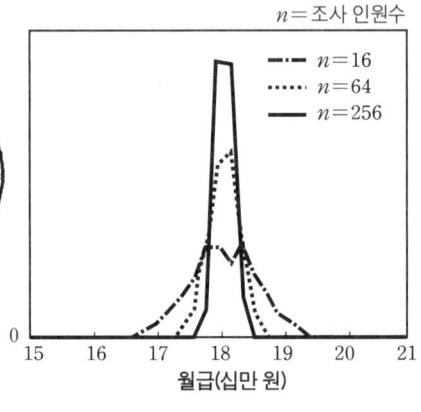
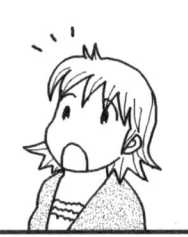
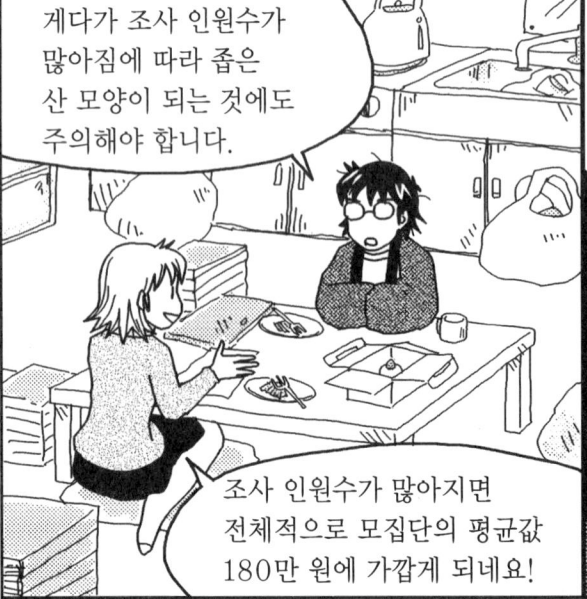
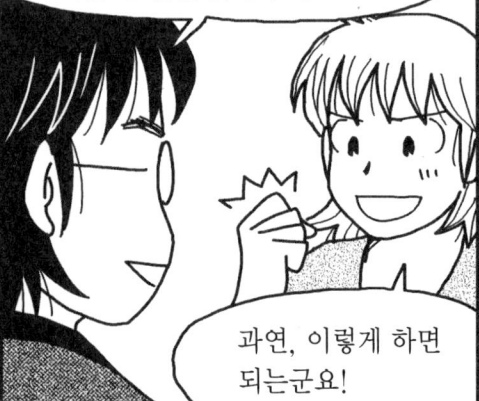

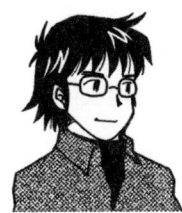

조금 이해하기 힘들었을지도 모르니까, 자세히 설명해 드릴게요.

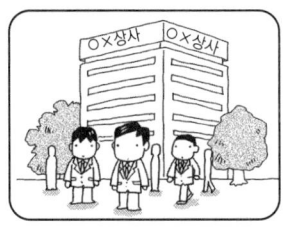

○×상사는
신입사원의 평균 월급이 180만 원(모평균이 180만 원),
표준편차가 20만 원(모표준편차가 20만 원)이다.

3패턴의 조상 대상 신입사원들에게 월급에 대한 인터뷰를 실시하였다.

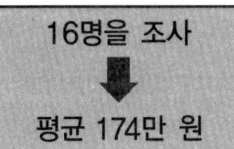
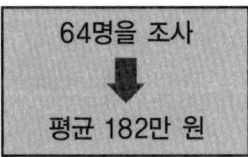
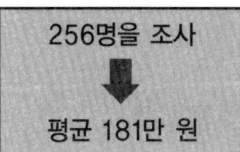

이 조사를 500번 반복해서 표본평균의
평균과 표준편차를 구해보면 다음과 같다.

| 조사 인원수 | 16 | 64 | 256 |
|---|---|---|---|
| 표본평균의 평균 | 18.00 | 17.99 | 18.01 |
| 표본평균의 표준편차(표준오차) | 0.52 | 0.25 | 0.13 |

표본평균의 표준편차는 **표준오차**라고도 하며, 표본평균의 불규칙 지표이다.
즉, 적은 수의 데이터들의 평균이 표준적으로 갖는 오차를 뜻한다.

이론적으로는, 다음 식으로 계산할 수 있다.

$$표준오차 = 표본평균의\ 표준편차 = \sqrt{\frac{분산}{조사\ 인원수}} = \sqrt{\frac{\sigma^2}{n}} = \frac{\sigma}{\sqrt{n}}$$

표준오차는 모표준편차를 조사 인원수의 제곱근으로 나눈 값이 된다.

이 식에 위의 표의 값들을 대입해 보면…

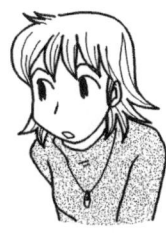

$2 \div \sqrt{16} = 2 \div 4 = 0.5$    0.52
$2 \div \sqrt{64} = 2 \div 8 = 0.25$    0.25
$2 \div \sqrt{256} = 2 \div 16 = 0.125$    0.13

실제로 500번 반복해서 구한 값과 거의 일치하는군요.

제5장 평균값의 검정

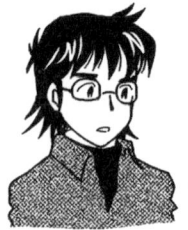

표준오차는 조사 인원수($n$)가 커지면 반대로 작아지죠.

$n=16 \rightarrow 0.5$ (표준오차)
$n=64 \rightarrow 0.25$ (표준오차)
$n=256 \rightarrow 0.125$ (표준오차)

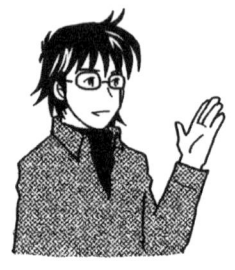

즉, 표본평균은 조사 인원수($n$)가 커지면, 불균형이 적어져서 모평균에 가까워지게 됩니다. 이것을 **큰수의 법칙**(대수의 법칙)이라고 하지요.

표본의 개수가 4배가 되면 표준오차는 반으로 줄어든다는 사실에 주목해야 한다.

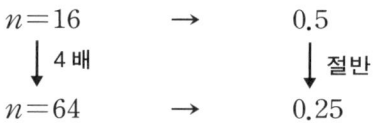
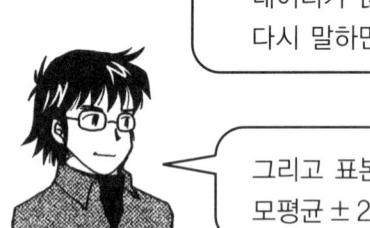

데이터가 많으면 평균에 더욱 더 가까워지네요. 다시 말하면 정확해지는 건가요?

그리고 표본평균의 분포는 정규분포이므로 모평균 ± 2 × 표준오차의 범위에 전체의 95%가 들어갑니다.

표본평균의 불규칙은 그 정도의 범위에 들어간다는 말씀이군요.

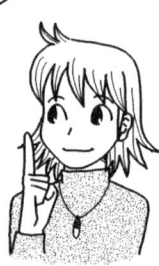
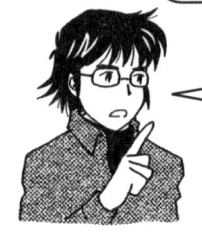

거꾸로 말하면, 표본평균으로 모평균이 어느 정도인지 추측할 수 있다는 말입니다.

사실 '표본평균의 분포가 정규분포가 된다.'는 것은 원래의 분포가 정규분포가 아니어도 성립하는 법칙이다.

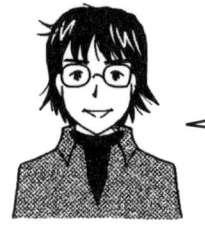

아주 쉬운 예를 들어보겠습니다. 아래 표를 봐 주세요.
트럼프에서 무작위로 4장씩 뽑아 평균을 구하는 작업을 500번 반복한 결과입니다. 전부 같은 숫자가 되는 경우는 거의 없습니다. 포커용어로는 포카드라고 하지요.

그래프는 500건의 평균을 낸 분포입니다.
1~13의 분포는 모두 있지만, 4장의 표본평균은 6~7근처에 집중되어 있어요.
이제 불규칙한 분포의 표준편차도 작아진다는 것을 이해할 수 있겠지요?

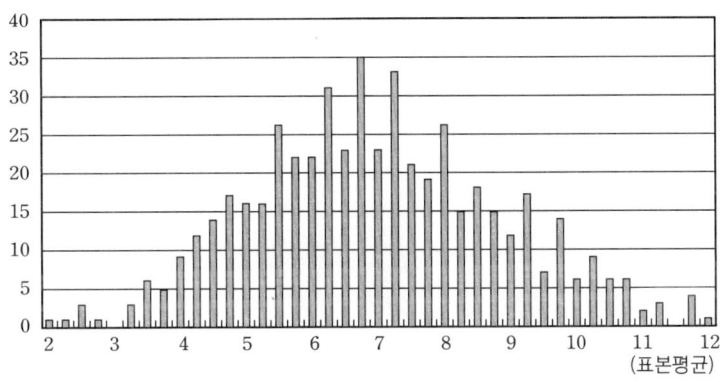

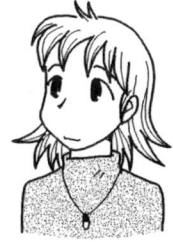

진짜다…! 분포의 모양이 정규분포와 비슷해요.

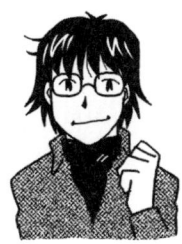

$n$이 어느 정도로 커지면 모평균과 표본평균의 차이는 평균 0, 표준편차 $\dfrac{\sigma}{\sqrt{n}}$인 정규분포가 된답니다.

이것을 **중심극한정리**라고 해요.

여기까지는 이론적인 얘기였지만, 이것만 이해하면 다음에 하게 될 실천적인 얘기도 이해하기 쉬울 겁니다!

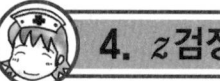

# 4. $z$검정

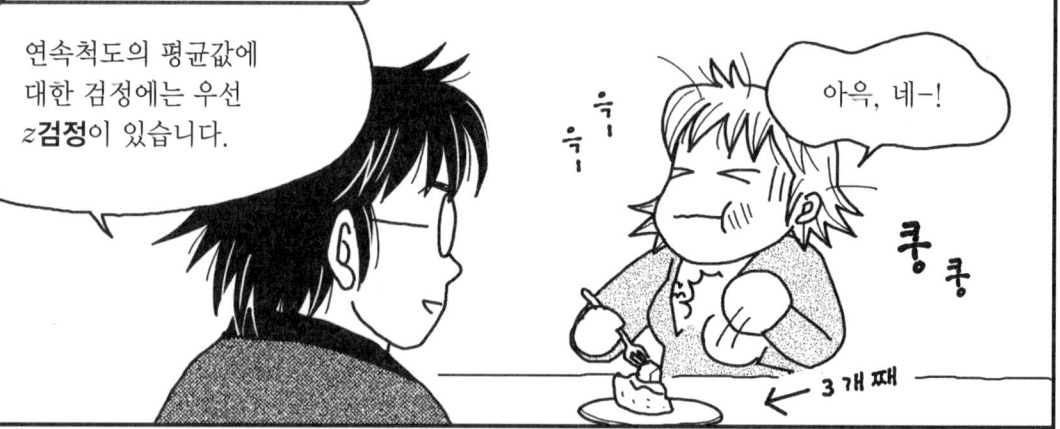

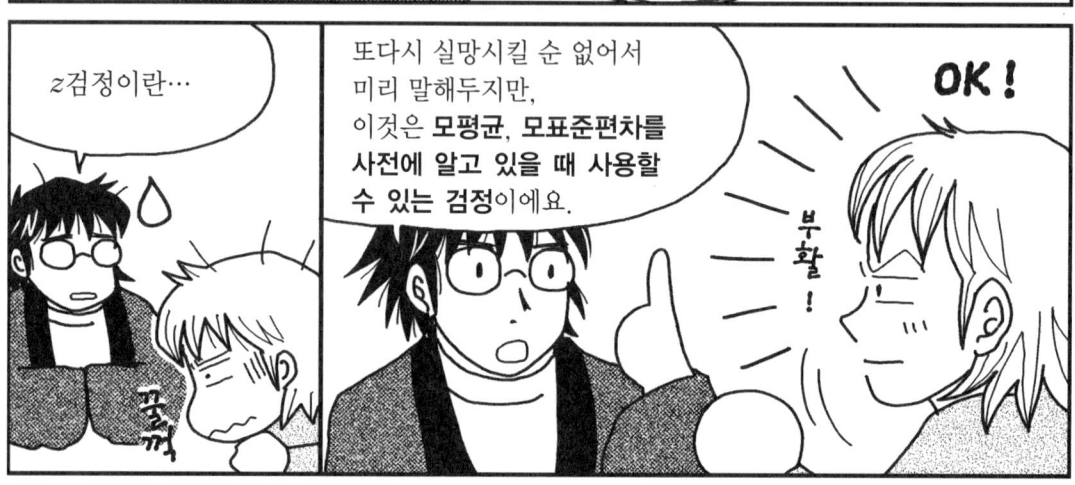

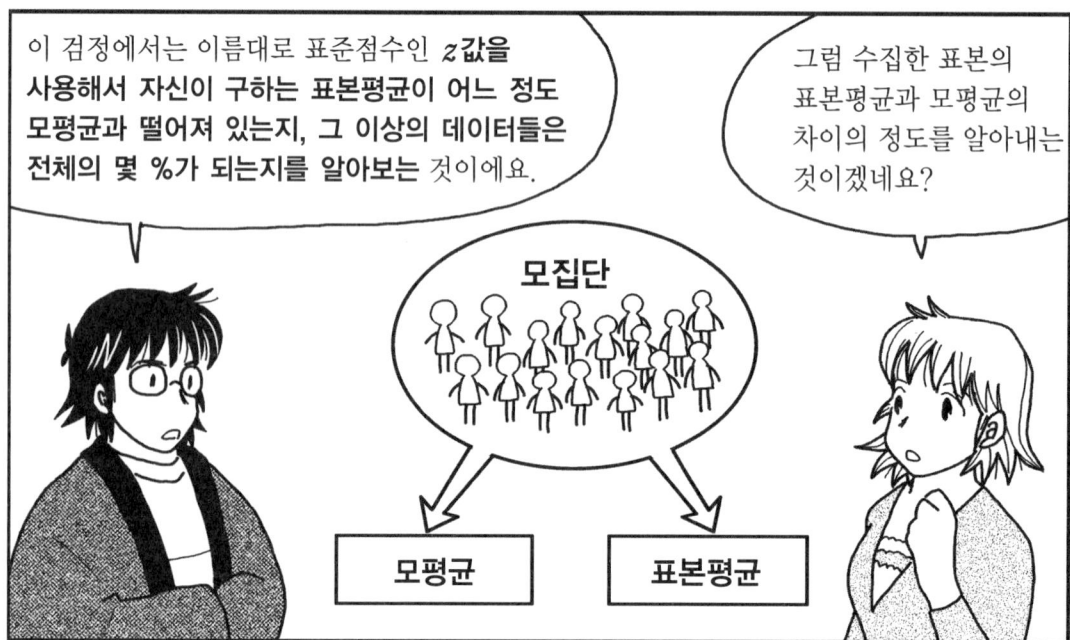

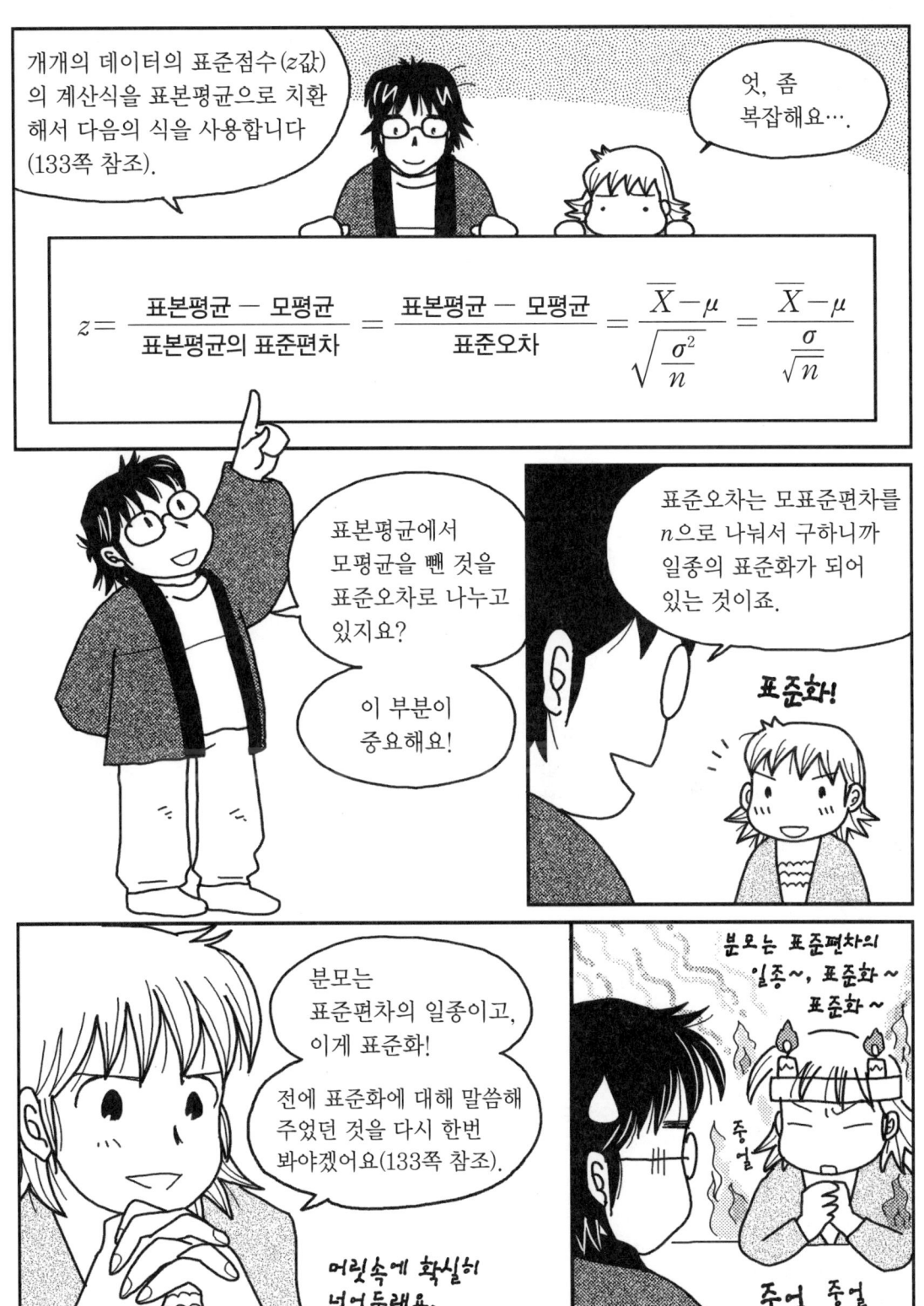

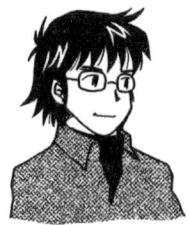

그럼 이번엔 예제를 통해서 실제로 계산해 보도록 합시다.

2006년도 S시의 17세 남학생들의 평균 신장은 171.7cm, 표준편차는 5.77cm이다. 같은 S시에 있는 고등학교에서 뽑은 남학생 7명의 평균 신장은 188.4cm였다.

S시
평균 171.7cm
표준편차
5.77cm

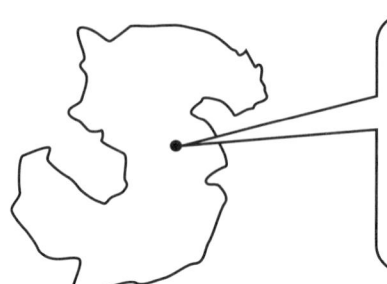

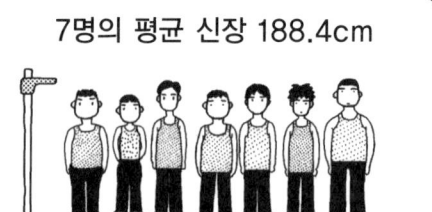

7명의 평균 신장 188.4cm

이 7명의 평균 신장은 S시의 17세 남학생들의 평균 신장과 얼마만큼 차이가 날까?

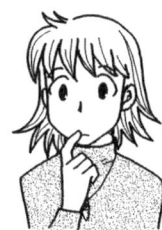

단순하게 한 학생이 188.4cm라면 171.7+2×5.77=183.24이니까, 2표준편차 이상, 평균과 차이가 난다고 할 수 있는데…

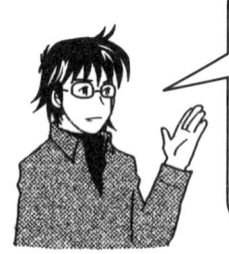

표본평균의 $z$값을 구하면, $z = \dfrac{188.4 - 171.7}{\dfrac{5.77}{\sqrt{7}}} = 7.66$

$z = \pm 2$의 사이에 전체의 95%가 포함되니까, 이 7명의 평균 신장은 거의 발생하지(일어나지) 않는다는 것을 알 수 있어요(134쪽 참조).

표준오차의 7.66배란 소리죠?
이런 일이 있을 수가 있나요?
이 7명의 키가 너무 큰 거 아니에요?

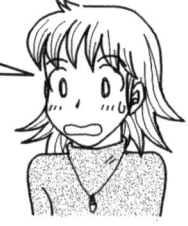

실은 말이죠….

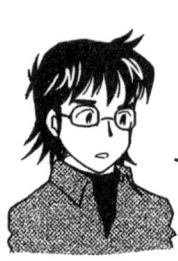

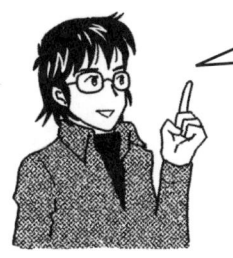 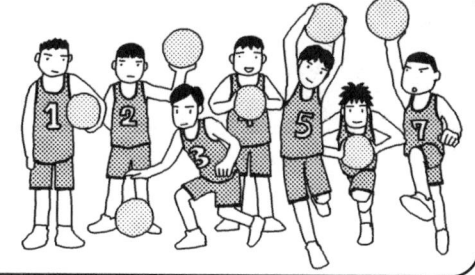

이 7명은 S시에서 유명한 강호고등학교 농구부의 표준 선수들이에요….

에이! 치사하게! 그럼 키가 큰 게 당연하죠~.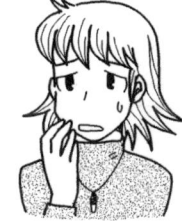

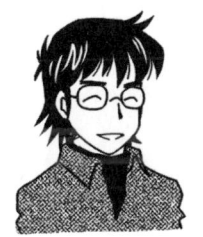 맞아요.
7명은 무작위로 추출한 집단이 아니라, 보통보다 키가 큰 집단 전체를 반영하고 있는 겁니다. 그 집단과 S시의 17세 남학생들의 신장을 비교해 본 것이죠.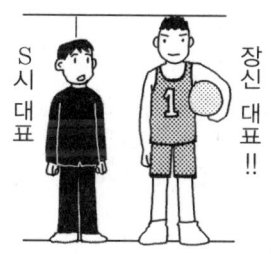

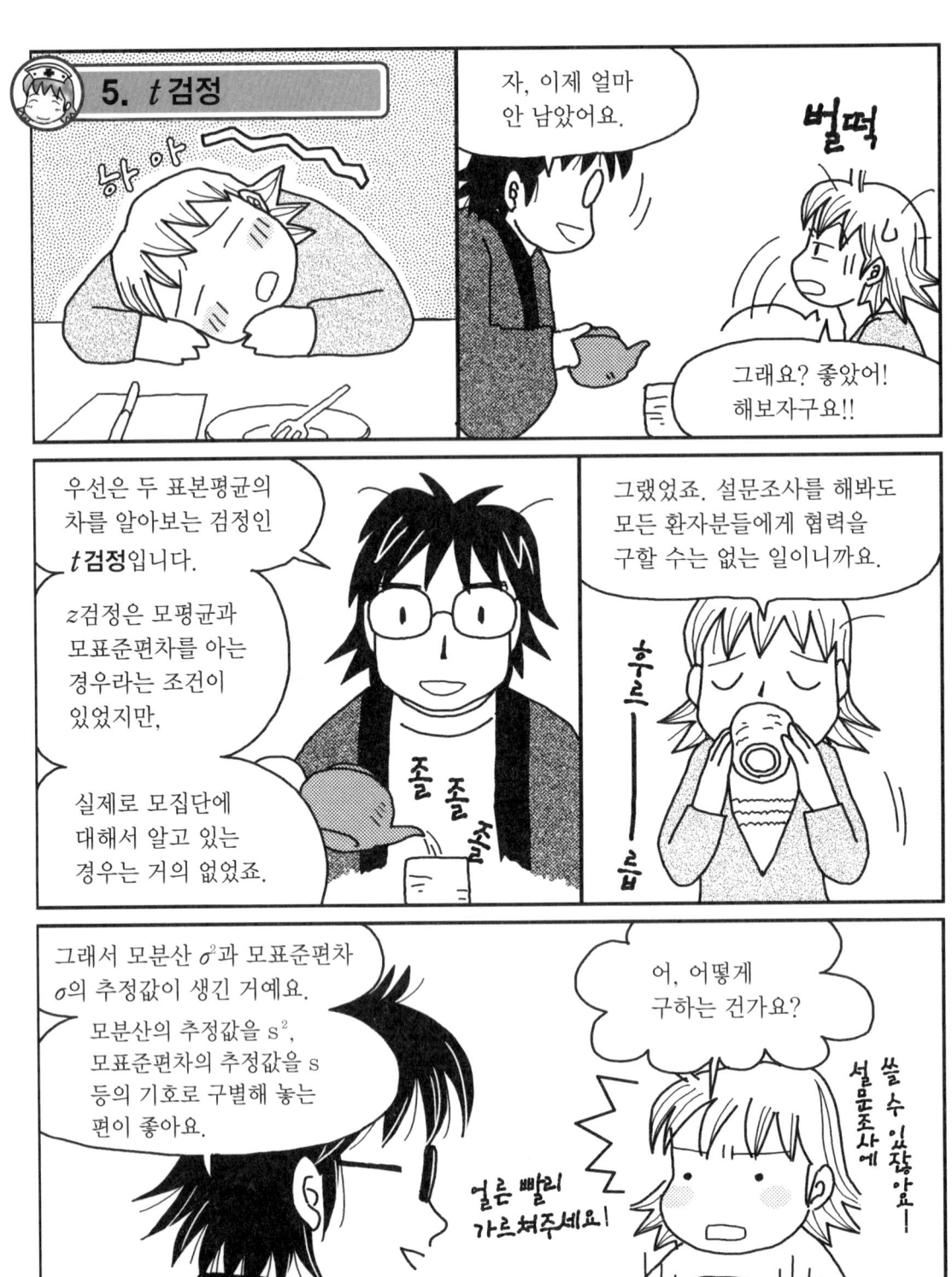

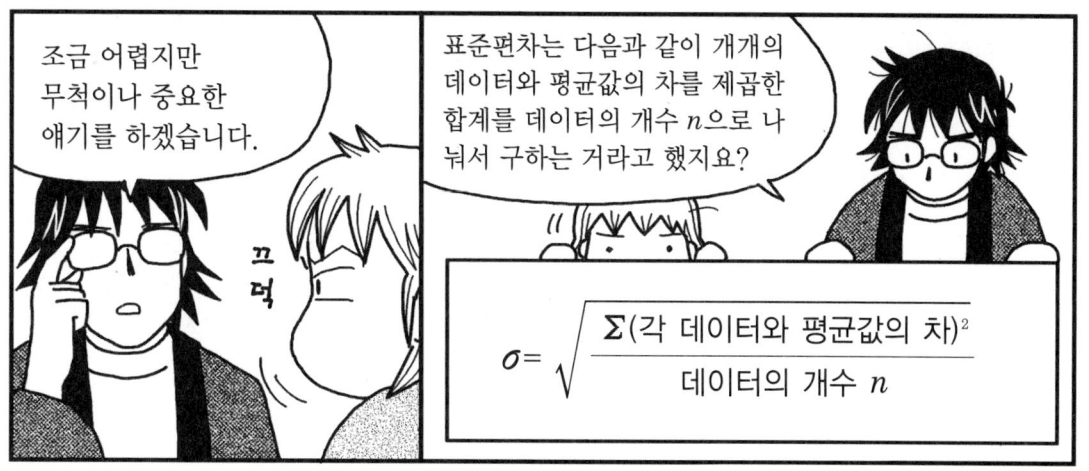

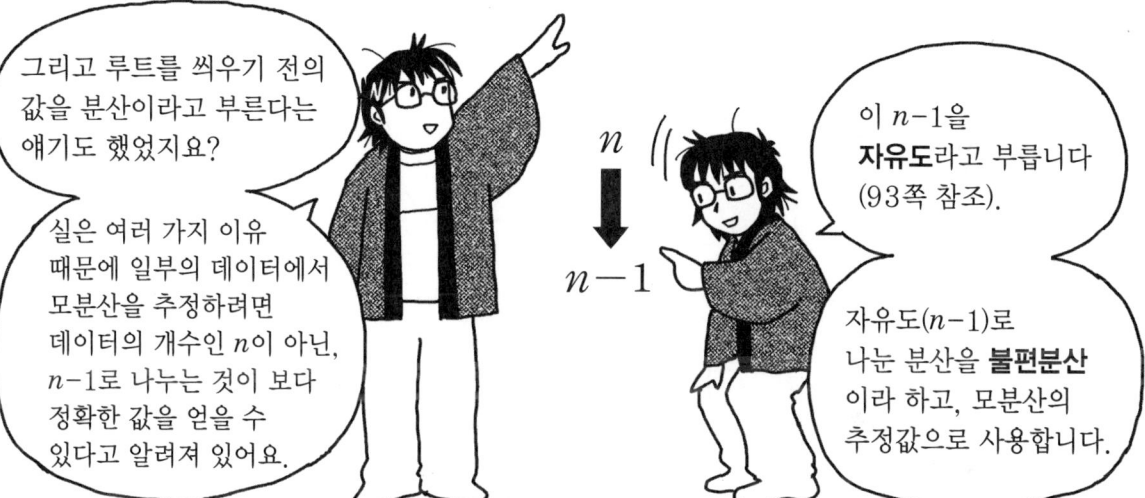

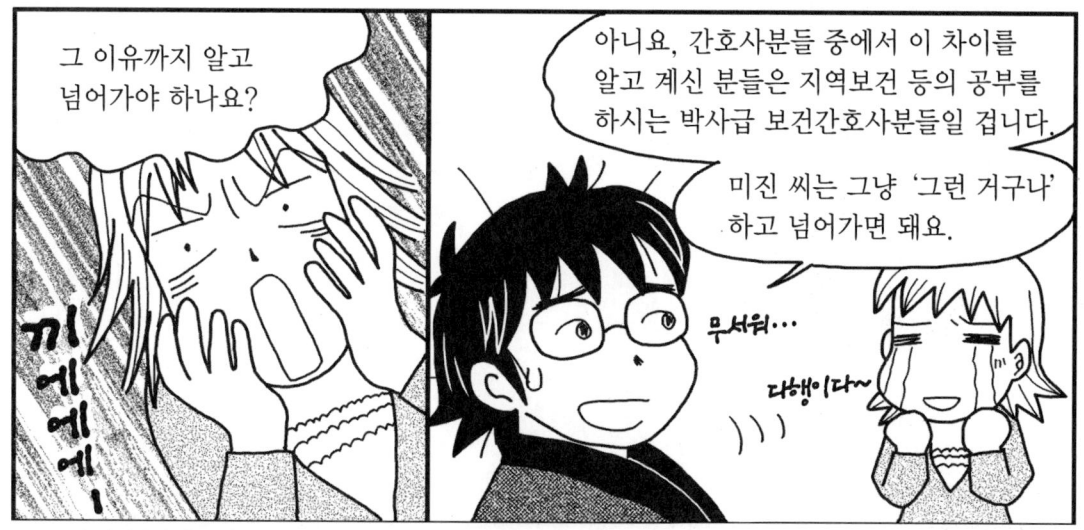

※ 좀 더 자세하게 알고 싶으면 다음 참고문헌을 참고하세요.
『통계 분석은 두렵지 않아 제2판』 다큐 히로시 저, 의학서원, 2019년

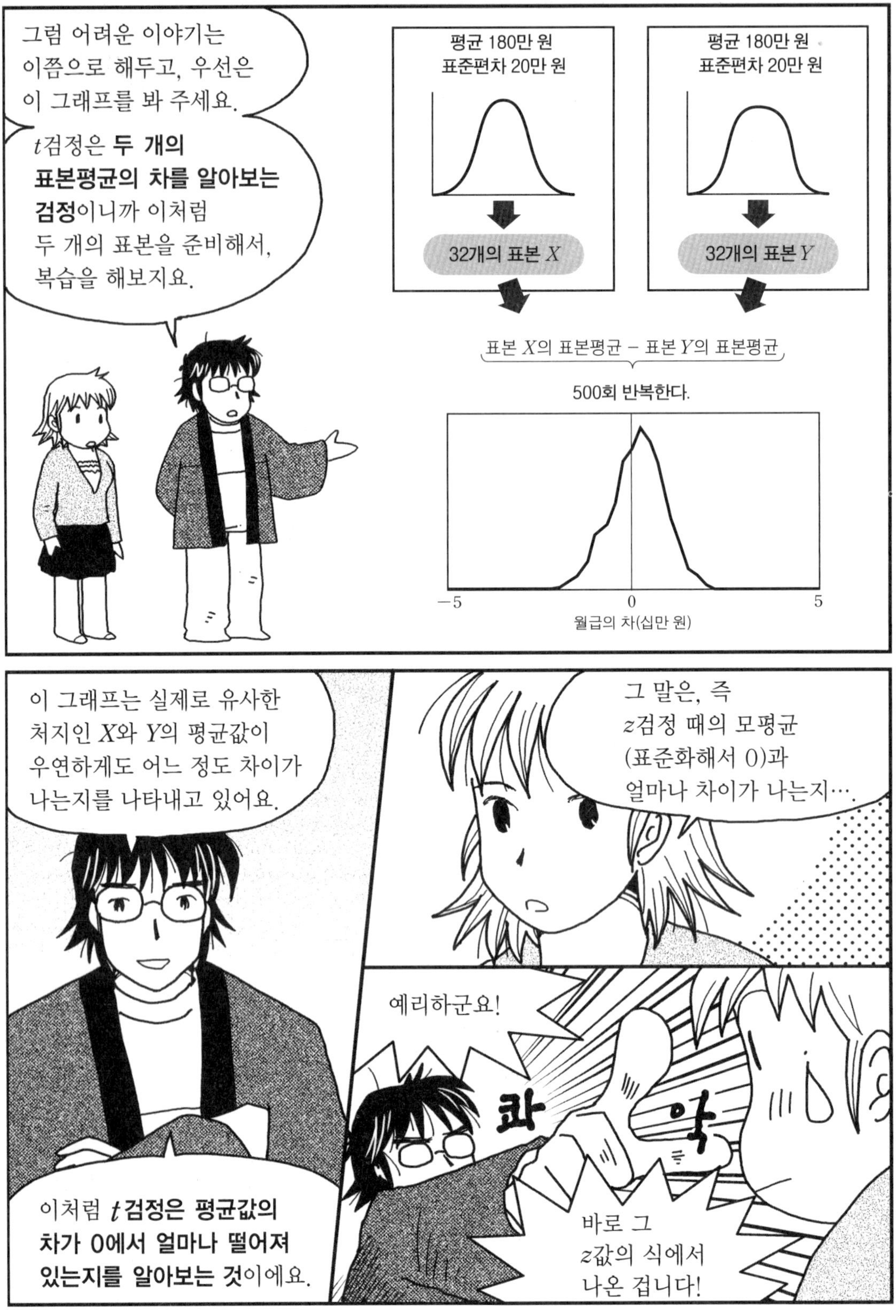

그럼 어려운 이야기는 이쯤으로 해두고, 우선은 이 그래프를 봐 주세요.

$t$검정은 **두 개의 표본평균의 차를 알아보는 검정**이니까 이처럼 두 개의 표본을 준비해서, 복습을 해보지요.

평균 180만 원
표준편차 20만 원

→ 32개의 표본 $X$

평균 180만 원
표준편차 20만 원

→ 32개의 표본 $Y$

표본 $X$의 표본평균 − 표본 $Y$의 표본평균

500회 반복한다.

−5    0    5
월급의 차(십만 원)

이 그래프는 실제로 유사한 처지인 $X$와 $Y$의 평균값이 우연하게도 어느 정도 차이가 나는지를 나타내고 있어요.

그 말은, 즉 $z$검정 때의 모평균 (표준화해서 0)과 얼마나 차이가 나는지….

예리하군요!

이처럼 $t$검정은 평균값의 차가 0에서 얼마나 떨어져 있는지를 알아보는 것이에요.

바로 그 $z$값의 식에서 나온 겁니다!

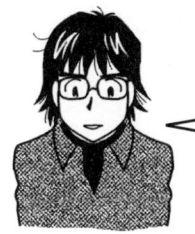

우선, 하나의 표본으로 모분산을 모르는 경우에 대해서 생각해 봅시다.
왼쪽은 $z$검정일 때의 $z$값의 식이지만, $\sigma^2$(모분산)을 모르기 때문에 이것을 $s^2$(불편분산)으로 치환해서 $t$값이라고 부른답니다.
$\overline{X}$는 $X$의 표본평균을 나타냅니다.

$$z = \frac{\overline{X}-\mu}{\sqrt{\frac{\sigma^2}{n}}} = \frac{\overline{X}-\mu}{\frac{\sigma}{\sqrt{n}}} \quad \Longrightarrow \quad t = \frac{\overline{X}-\mu}{\sqrt{\frac{s^2}{n}}} = \frac{\overline{X}-\mu}{\frac{s}{\sqrt{n}}}$$

모분산을 모르고 단일 표본평균에 대해서 검정하고 싶을 때에는, 이 식을 사용해 **$t$검정**을 실시한다(**단일표본 $t$검정**이라고 한다).

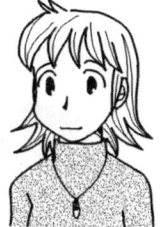

두 개의 표본의 평균값을 비교할 때에는 어떻게 해야 하나요?

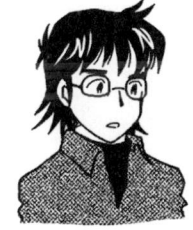

그러려면 이 식을 두 개의 표본 $X$와 $Y$의 식으로 치환합니다.

$X$의 불편분산을 $s_x^2$, 데이터의 수를 $n$,
$Y$의 불편분산을 $s_y^2$, 데이터의 수를 $m$이라고 하자.
그리고 두 개의 데이터에 공통으로 있는 모분산의 값과, 표본평균의 차의 분산을 아래와 같이 추정한다.

두 개의 데이터에 공통으로 있는 모분산의 추정값 : $s^2 = \dfrac{(n-1)\times s_x^2 + (m-1)\times s_y^2}{n+m-2}$

표본평균의 차의 분산 $= s^2 \times \left(\dfrac{1}{n} + \dfrac{1}{m}\right)$

표본평균의 차의 표준오차 $= s \times \sqrt{\left(\dfrac{1}{n} + \dfrac{1}{m}\right)}$

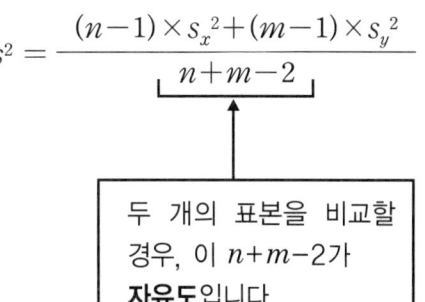

두 개의 표본을 비교할 경우, 이 $n+m-2$가 **자유도**입니다.

여기서는 하나의 표본평균을 다루는 식의 분모가 $z$값의 식에서는 표준오차였다는 것을 생각하자.

그러면 표본평균의 차의 표준오차를 대입한 $t$검정의 식은 다음과 같아진다.

$$t = \frac{\overline{X} - \overline{Y}}{\text{표본평균의 차의 표준오차}} \quad \Longrightarrow \quad t = \frac{\overline{X} - \overline{Y}}{s \times \sqrt{\left(\dfrac{1}{n} + \dfrac{1}{m}\right)}}$$

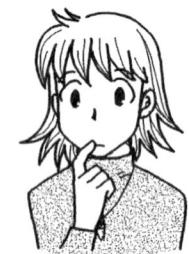

표본평균을 다루는 식의 분모만 조금 바뀌었을 뿐이군요!
$t$값을 구하는 방법은 이제 알겠어요!
그럼, 유의한 차이가 있다고 말할 수 있는 값은 몇 개인가요?

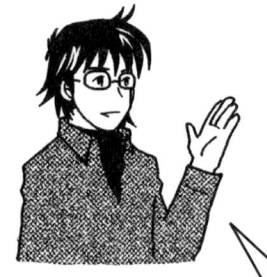

그것을 알기 위해서는 우선 $t$분포의 자유도별 그래프를 봐주세요.
카이제곱분포와 같이 자유도에 의해서 그래프의 모양이 달라집니다.

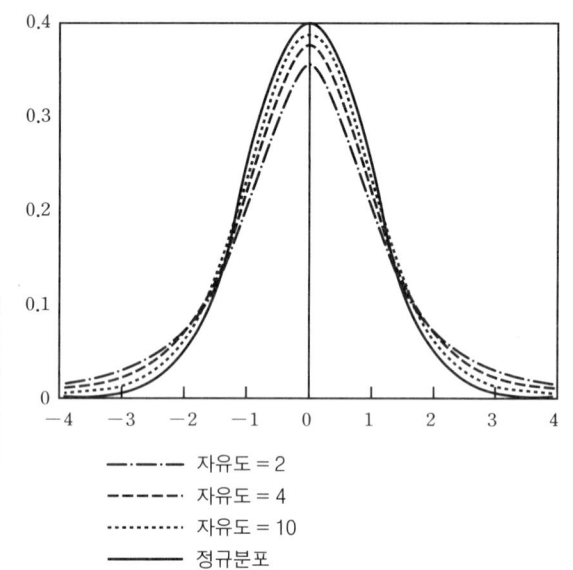

자유도 = 2
자유도 = 4
자유도 = 10
정규분포

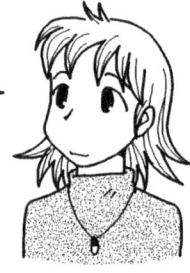

자유도가 작으면 아래로 눌린 듯한 모양이 되는군요.

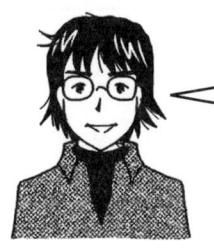
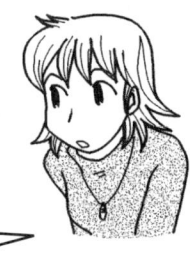

$n$이 30을 넘으면 표준정규분포에 가까워집니다.
$t$검정의 경우, 양측확률이 5%가 되는 $t$값은
자유도 10일 때 2.228, 자유도 20일 때 2.086,
자유도 30일 때 2.042랍니다.

표준정규분포의 양쪽 확률이 5%가 되는 $t$값은 대충 … 2이네요.

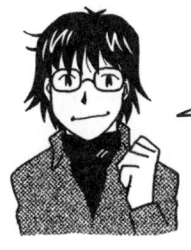

아까 말한 눌렸다고 하는 표현이 딱 좋았어요.
눌렸다는 것은, 즉 '옆으로 퍼졌다'라는 말이잖아요.
표준정규분포에서는 양쪽 끝이 5%예요.
만약 눌렸다고 하면 당연히 5%가 되는 점은 2 이상이 되겠지요.

데이터의 개수가 각각 20개나 되면 자유도는 20+20-2=38이므로, 정규분포와도 꽤 가까워진다. 때문에 데이터의 개수가 많으면 $t$값이 2 이상일 때는 자신있게 두 표본의 평균값에 차이가 있다고 말할 수 있다.

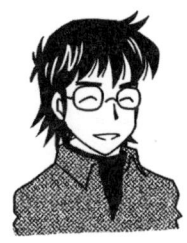

그렇군요, 역시 데이터를 뽑을 때에는 최소한 한 그룹당
20~30개가 아니면 안 되는군요!
안 그래도 복잡한 계산에 식도 많이 나오는데~.

계산은 Excel의 TTEST함수나 통계소프트웨어를 사용하면
간단하게 할 수 있어요.
그렇지만 분포 그래프를 머릿속에 담아두고, 데이터에 어떤
의미가 있는지를 생각하는 것이 중요합니다!

명심할게요!!

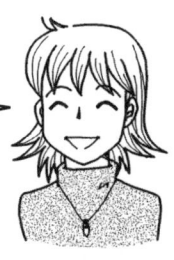

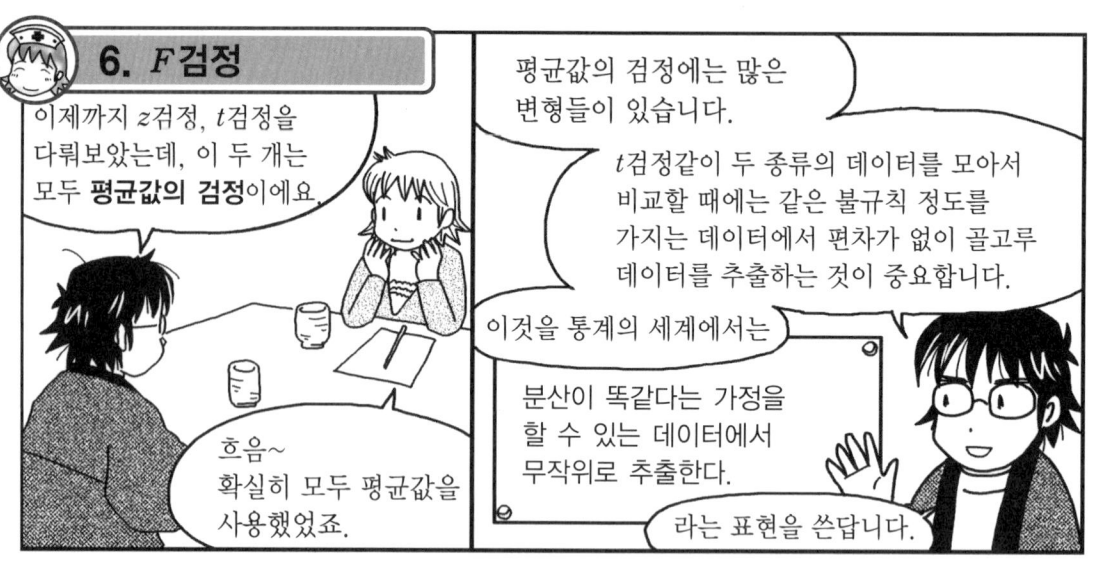

**평균값의 검정의 흐름도**

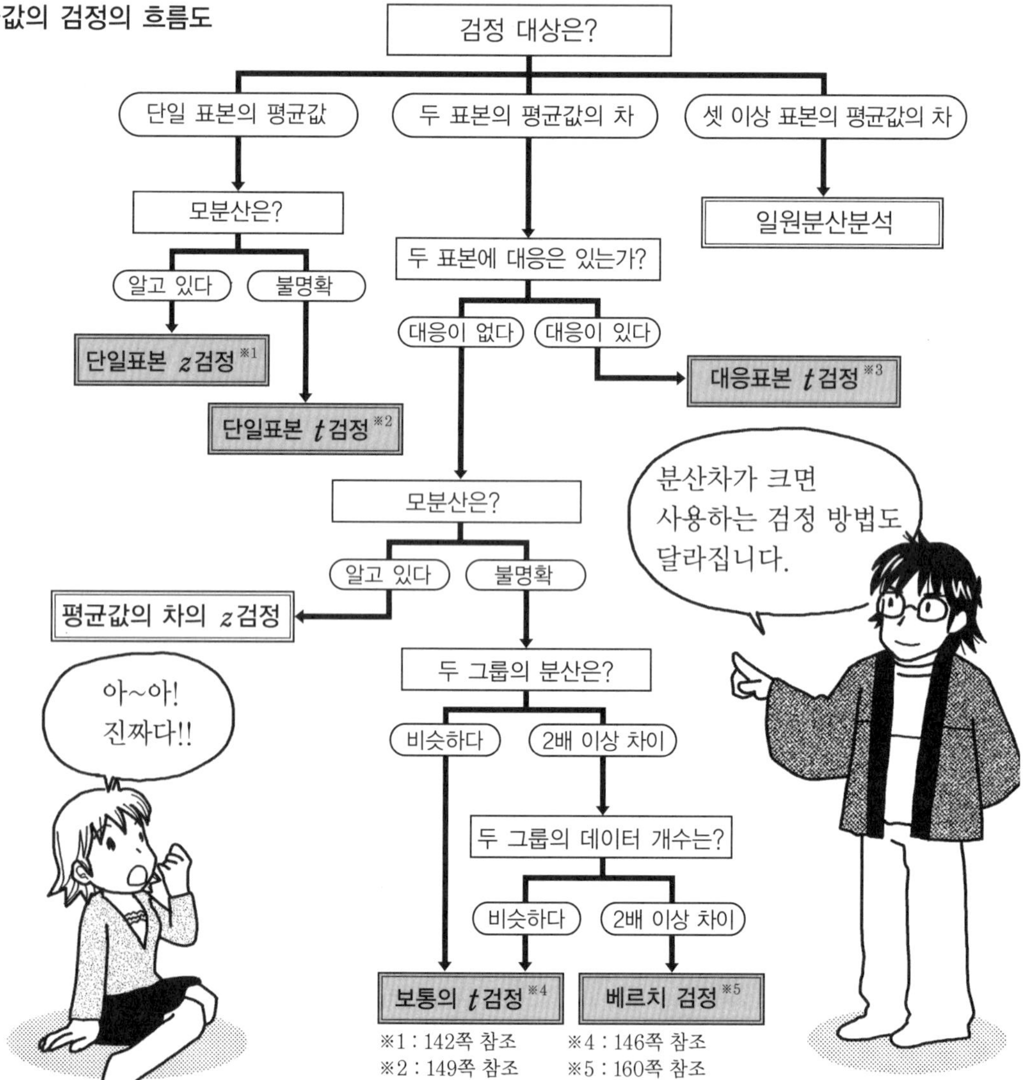

※1 : 142쪽 참조
※2 : 149쪽 참조
※3 : 157쪽 참조
※4 : 146쪽 참조
※5 : 160쪽 참조

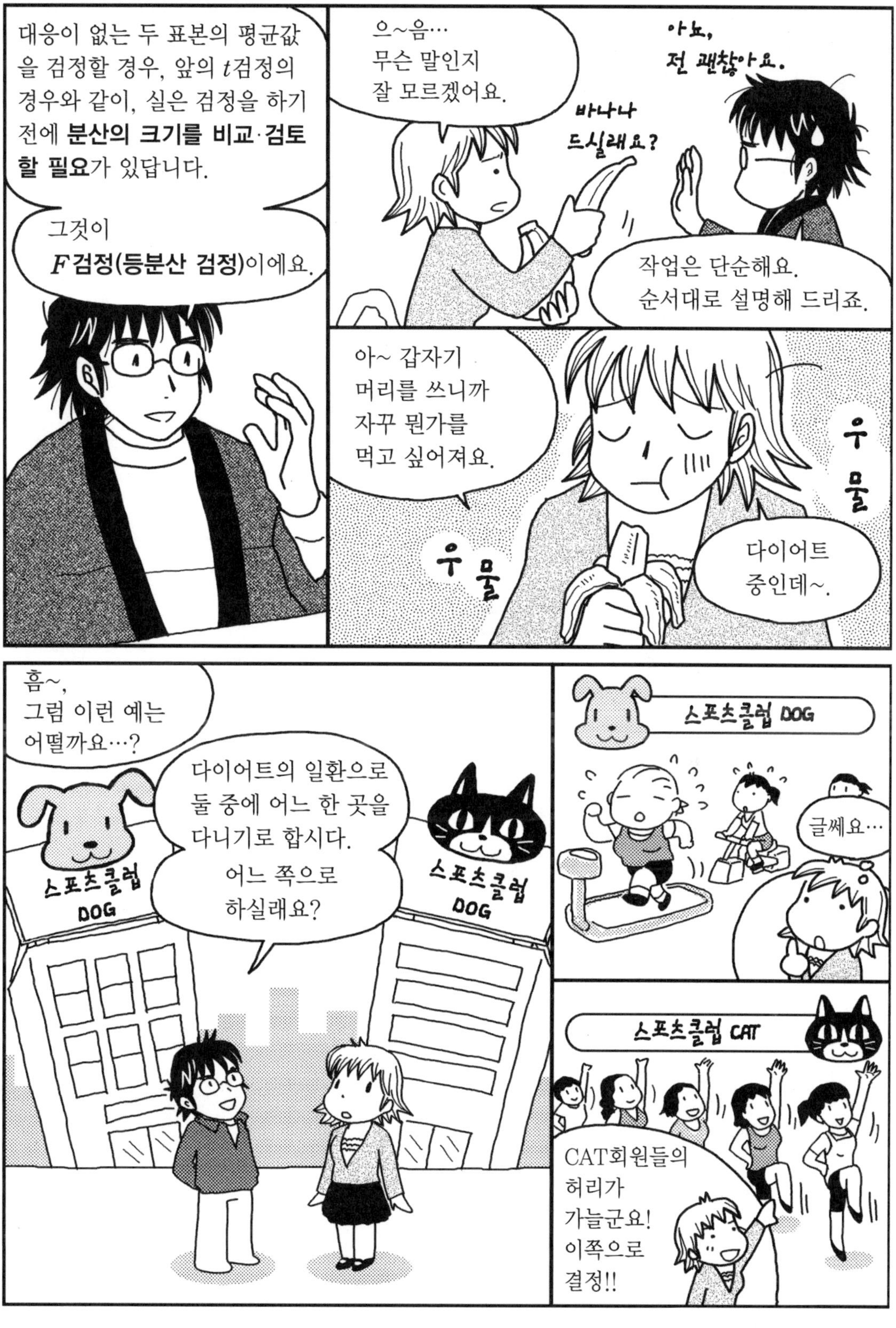

대응이 없는 두 표본의 평균값을 검정할 경우, 앞의 $t$검정의 경우와 같이, 실은 검정을 하기 전에 **분산의 크기를 비교·검토할 필요**가 있답니다.

그것이 $F$검정(등분산 검정)이에요.

으~음… 무슨 말인지 잘 모르겠어요.

바나나 드실래요?

아뇨, 전 괜찮아요.

작업은 단순해요. 순서대로 설명해 드리죠.

아~ 갑자기 머리를 쓰니까 자꾸 뭔가를 먹고 싶어져요.

우물 우물

다이어트 중인데~.

흠~, 그럼 이런 예는 어떨까요…?

다이어트의 일환으로 둘 중에 어느 한 곳을 다니기로 합시다. 어느 쪽으로 하실래요?

스포츠클럽 DOG

스포츠클럽 DOG

스포츠클럽 DOG

글쎄요…

스포츠클럽 CAT

CAT회원들의 허리가 가늘군요! 이쪽으로 결정!!

제5장 평균값의 검정

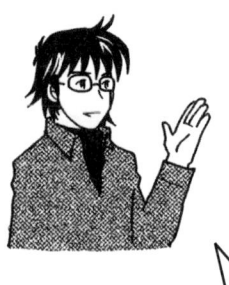

|    | 스포츠 클럽DOG | 스포츠 클럽CAT |
|----|-------------|-------------|
| 1  | 65.7        | 56.3        |
| 2  | 62.8        | 58.9        |
| 3  | 58.6        | 56.8        |
| 4  | 62.5        | 56.6        |
| 5  | 61.4        | 56.0        |
| 6  | 57.1        | 54.1        |
| 7  | 62.0        | 59.3        |
| 8  | 59.9        | 59.9        |
| 9  | 59.9        | 55.0        |
| 10 | 57.0        | 58.9        |
| 11 | 64.0        | 57.8        |
| 12 | 65.3        | 60.1        |
| 13 | 61.5        | 59.0        |
| 14 | 69.4        | 62.8        |
| 15 | 60.5        | 63.1        |
| 16 | 59.7        | 55.7        |
| 17 | 58.5        | 56.4        |
| 18 | 57.6        | 59.3        |
| 19 | 56.6        | 59.6        |
| 20 | 58.6        | 54.0        |

그럼, 이 데이터를 봐 주세요. 두 스포츠클럽의 회원들의 허리 사이즈입니다.
이대로는 보기 힘드니까 2cm씩 묶어서 집계해서 막대 그래프로 만들어 봅시다.

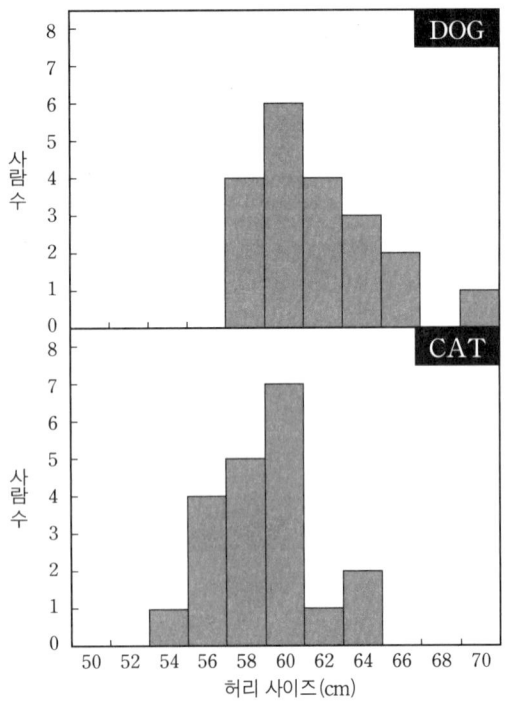

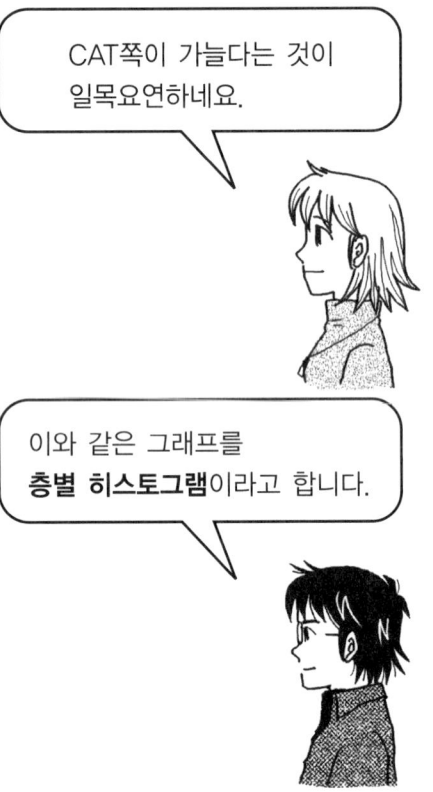

CAT쪽이 가늘다는 것이 일목요연하네요.

이와 같은 그래프를 **층별 히스토그램**이라고 합니다.

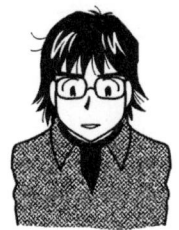

등분산(분산이 같음)인지 아닌지 살펴봅시다.

| | | |
|---|---|---|
| 평균 | 60.93 | 57.98 |
| 표준편차 | 3.33 | 2.55 |
| 불편분산 | 11.12 | 6.53 |
| 분산비 | 1.703 | |

분산비란 건 뭐죠?

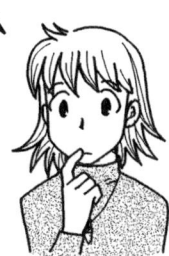

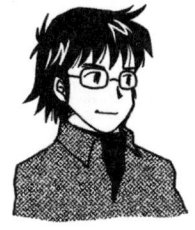

분산비란 두 표본의 불편분산의 비율을 말합니다.

단, 값이 큰 쪽을 분자로(1 이상의 값이 되도록) 만들어야 한다.

이 예로 말하자면… 11.12÷6.53이니까=1.703

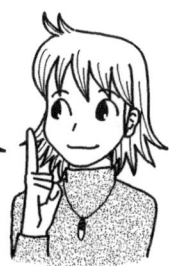

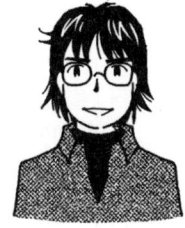

정규분포를 따르는 데이터에서 적은 개수의 표본을 뽑아 그 평균의 분포를 구하는 것이 $t$분포였는데, 똑같이 두 개의 표본의 **불편분산**의 비를 구하는 것이 $F$**분포**입니다.

$F$분포는 분자와 분모의 자유도(데이터의 수-1), 즉 데이터의 개수에 의해 형태가 변한다. 분산비는 두 그룹이 등분산일 경우에는 1정도의 값이지만, 우연하게도 1보다 큰 값을 갖는다면 5%의 상측확률의 점을 넘는지의 여부를 검토하는 것이 $F$**검정**이다.

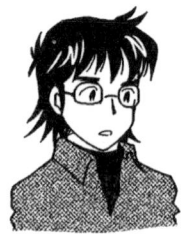

다음 표는 $F$분포에서 5%의 **상측확률**의 점을 넘는 분산비의 값을 나타낸 것입니다.

| 자유도 2 | 자유도 1 | | | | | | | | | | | | | |
|---|---|---|---|---|---|---|---|---|---|---|---|---|---|---|
| | 10 | 12 | 14 | 16 | 18 | 20 | 22 | 24 | 26 | 28 | 30 | 32 | 34 | 36 |
| 10 | 2.98 | 2.91 | 2.86 | 2.83 | 2.80 | 2.77 | 2.75 | 2.74 | 2.72 | 2.71 | 2.70 | 2.69 | 2.68 | 2.67 |
| 12 | 2.75 | 2.69 | 2.64 | 2.60 | 2.57 | 2.54 | 2.52 | 2.51 | 2.49 | 2.48 | 2.47 | 2.46 | 2.45 | 2.44 |
| 14 | 2.60 | 2.53 | 2.48 | 2.44 | 2.41 | 2.39 | 2.37 | 2.35 | 2.33 | 2.32 | 2.31 | 2.30 | 2.29 | 2.28 |
| 16 | 2.49 | 2.42 | 2.37 | 2.33 | 2.30 | 2.28 | 2.25 | 2.24 | 2.22 | 2.21 | 2.19 | 2.18 | 2.17 | 2.17 |
| 18 | 2.41 | 2.34 | 2.29 | 2.25 | 2.22 | 2.19 | 2.17 | 2.15 | 2.13 | 2.12 | 2.11 | 2.10 | 2.09 | 2.08 |
| 20 | 2.35 | 2.28 | 2.22 | 2.18 | 2.15 | 2.12 | 2.10 | 2.08 | 2.07 | 2.05 | 2.04 | 2.03 | 2.02 | 2.01 |
| 22 | 2.30 | 2.23 | 2.17 | 2.13 | 2.10 | 2.07 | 2.05 | 2.03 | 2.01 | 2.00 | 1.98 | 1.97 | 1.96 | 1.95 |
| 24 | 2.25 | 2.18 | 2.13 | 2.09 | 2.05 | 2.03 | 2.00 | 1.98 | 1.97 | 1.95 | 1.94 | 1.93 | 1.92 | 1.91 |
| 26 | 2.22 | 2.15 | 2.09 | 2.05 | 2.02 | 1.99 | 1.97 | 1.95 | 1.93 | 1.91 | 1.90 | 1.89 | 1.88 | 1.87 |
| 28 | 2.19 | 2.12 | 2.06 | 2.02 | 1.99 | 1.96 | 1.93 | 1.91 | 1.90 | 1.88 | 1.87 | 1.86 | 1.85 | 1.84 |
| 30 | 2.16 | 2.09 | 2.04 | 1.99 | 1.96 | 1.93 | 1.91 | 1.89 | 1.87 | 1.85 | 1.84 | 1.83 | 1.82 | 1.81 |
| 32 | 2.14 | 2.07 | 2.01 | 1.97 | 1.94 | 1.91 | 1.88 | 1.86 | 1.85 | 1.83 | 1.82 | 1.80 | 1.79 | 1.78 |
| 34 | 2.12 | 2.05 | 1.99 | 1.95 | 1.92 | 1.89 | 1.86 | 1.84 | 1.82 | 1.81 | 1.80 | 1.78 | 1.77 | 1.76 |
| 36 | 2.11 | 2.03 | 1.98 | 1.93 | 1.90 | 1.87 | 1.85 | 1.82 | 1.81 | 1.79 | 1.78 | 1.76 | 1.75 | 1.74 |

자유도 1 : 분자의 자유도, 자유도 2 : 분모의 자유도

분자의 자유도를 자유도 1, 분모의 자유도를 자유도 2라고 할 때, 양자에서 상측확률 5%에 대응하는 분산비를 구하는 표이다. 양쪽의 자유도가 20 이상인 곳에 색칠이 되어 있지만, 대개가 1.7~2정도의 값이다. 데이터의 개수가 20~30정도일 경우에는, 조금 거칠긴 하지만 분산비를 계산해서 그 값이 2보다 많이 큰 값이 나올 경우에는 5%의 위험률을 나타내니 주의하는 것이 좋다.

정확하게 값을 내고 싶을 때에는 Excel의 F.DIST.RT 함수를 사용한다(264쪽 참조).

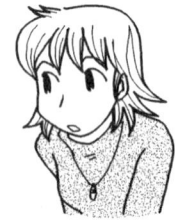

여기에도 '2'가 나왔네요! 이 경우엔 데이터의 개수가 20이고, 분산비가 1.703이니까 등분산이라고 생각해도 되겠지요?

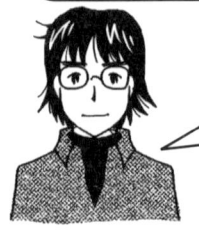

그래요. 등분산이라 생각하고 보통의 $t$검정으로 양측을 검정하면 좋겠네요. 결과는 $p = 0.0032$로 꽤 작은 값이 나오네요.

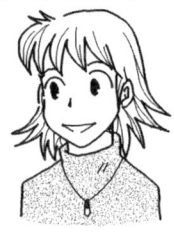

그러면 두 클럽의 회원들의 허리 사이즈의 평균값에 차이가 있다는 말씀이군요.

## 7. 대응표본 *t* 검정

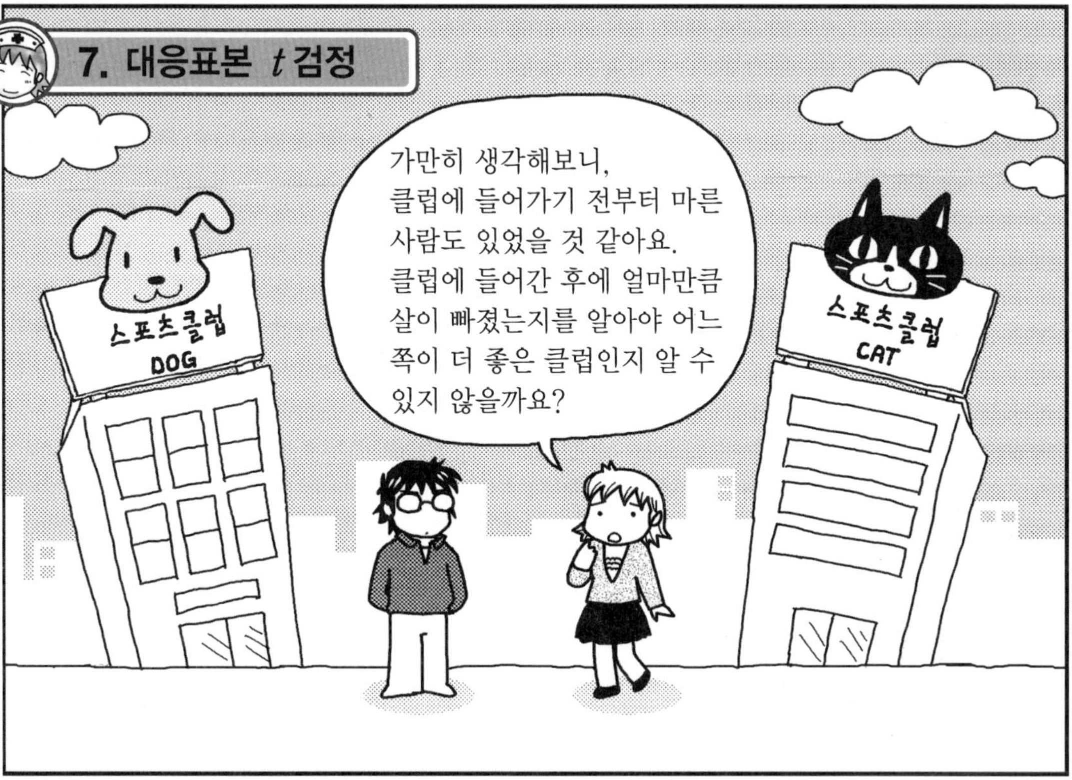

가만히 생각해보니, 클럽에 들어가기 전부터 마른 사람도 있었을 것 같아요. 클럽에 들어간 후에 얼마만큼 살이 빠졌는지를 알아야 어느 쪽이 더 좋은 클럽인지 알 수 있지 않을까요?

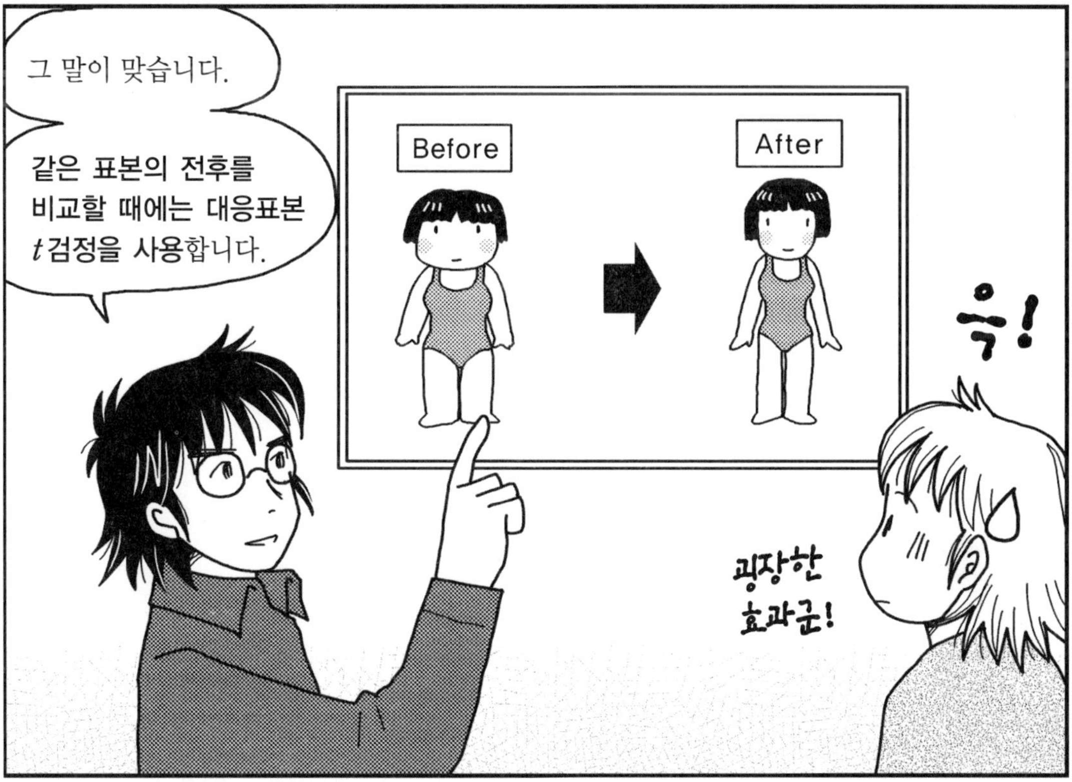

그 말이 맞습니다.

같은 표본의 전후를 비교할 때에는 대응표본 *t* 검정을 사용합니다.

Before → After

욱!

굉장한 효과군!

제5장 평균값의 검정   157

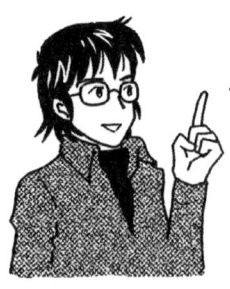

간단하게 말해서 운동이 허리 사이즈의 변화에 효과가 없다면, 일정 기간 동안 운동을 해도 허리 사이즈에는 거의 변화가 없겠지요.

그래서 어떤 사건의 전후의 차와, 그 표준오차를 기반으로 검정을 합니다. 단일표본 $t$검정에서의 아래 식을 기본으로 했었다는 것을 기억해 보세요.

$$t = \frac{\overline{X}-\mu}{\sqrt{\frac{s^2}{n}}} = \frac{\overline{X}-\mu}{\frac{s}{\sqrt{n}}}$$

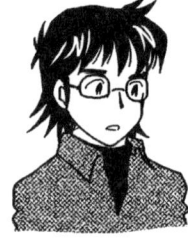

이 식을 조금 수정합니다. 2번째의 측정값 $X$와 $Y$에 대응이 있을 경우에, $X$와 $Y$의 차 $X-Y$를 새로운 $X$라고 설정합시다. 그러면 위의 식은 다음 식으로 변형됩니다.

$$t = \frac{\overline{X-Y}-\mu_{x-y}}{\sqrt{\frac{s^2_{x-y}}{n}}} = \frac{\overline{X-Y}-\mu_{x-y}}{\frac{s_{x-y}}{\sqrt{n}}}$$

여기서 $\overline{X-Y}$는 $X-Y$의 표본평균,
$s^2_{x-y}$는 $X-Y$의 불편분산,
$\mu_{x-y}$는 $X-Y$의 모평균을 나타낸다.

'허리 사이즈의 차는 전후 변화가 없었다.' 란 것이 귀무가설이므로, $\mu_{x-y}=0$이 된다. 따라서 위의 식의 $\mu_{x-y}$에 0을 대입하면

$$t = \frac{\overline{X-Y}}{\frac{s_{x-y}}{\sqrt{n}}}$$

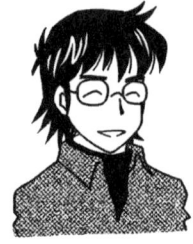

자유도 $n-1$의 $t$검정을 이용해서 검정을 실행합니다.
이 식대로 값을 구해도 좋지만, Excel의 T.TEST 함수로 구하는 것이 간단할 거예요(264쪽 참조).

보통의 '대응이 있는 경우'에는 특별히 등분산 검정을 하지 않아도 된다. 이 검정에서는 어떤 사건의 전후의 차를 구한 것을 새로운 변수라고 생각한다. 그러면 한 그룹밖에 없기 때문에 분산 역시 하나, 즉 분산의 비교 같은 것을 할 필요가 없다. 그래서 등분산 검정을 하지 않아도 되는 것이다.

> 이제 알겠어요! 두 그래프의 전후 비교를 각각 해보면….

스포츠클럽 DOG

| | 전 | 후 | 차 |
|---|---|---|---|
| 1 | 59.8 | 58.6 | 1.2 |
| 2 | 60.7 | 57.3 | 3.4 |
| 3 | 59.8 | 59.9 | −0.1 |
| 4 | 60.1 | 59.7 | 0.4 |
| 5 | 60.3 | 58.2 | 2.1 |
| 6 | 56.2 | 61.1 | −4.9 |
| 7 | 65.9 | 60.5 | 5.4 |
| 8 | 59.3 | 53.9 | 5.4 |
| 9 | 57.6 | 55.1 | 2.5 |
| 10 | 59.5 | 55.9 | 3.6 |
| 11 | 53.5 | 52.1 | 1.4 |
| 12 | 59.0 | 63.5 | −4.5 |
| 13 | 63.6 | 60.5 | 3.1 |
| 14 | 64.2 | 55.6 | 8.6 |
| 15 | 60.3 | 58.8 | 1.5 |
| 16 | 57.0 | 60.1 | −3.1 |
| 17 | 62.5 | 54.0 | 8.5 |
| 18 | 57.3 | 55.7 | 1.6 |
| 19 | 60.6 | 56.7 | 3.9 |
| 20 | 55.2 | 56.0 | −0.8 |
| 평균 | 59.6 | 57.7 | 2.0 |

$p=0.026056$

스포츠클럽 CAT

| | 전 | 후 | 차 |
|---|---|---|---|
| 1 | 57.0 | 66.4 | −9.4 |
| 2 | 55.4 | 52.6 | 2.8 |
| 3 | 56.9 | 62.2 | −5.3 |
| 4 | 58.2 | 52.1 | 6.1 |
| 5 | 55.9 | 63.7 | −7.8 |
| 6 | 62.4 | 56.6 | 5.8 |
| 7 | 60.9 | 54.2 | 6.7 |
| 8 | 61.4 | 59.4 | 2.0 |
| 9 | 54.1 | 59.0 | −4.9 |
| 10 | 61.2 | 60.3 | 0.9 |
| 11 | 61.1 | 57.1 | 4.0 |
| 12 | 58.9 | 58.0 | 0.9 |
| 13 | 62.5 | 51.1 | 11.4 |
| 14 | 57.6 | 54.5 | 3.1 |
| 15 | 59.1 | 57.9 | 1.2 |
| 16 | 65.4 | 57.9 | 7.5 |
| 17 | 57.7 | 57.8 | −0.1 |
| 18 | 61.4 | 66.2 | −4.8 |
| 19 | 61.8 | 56.3 | 5.5 |
| 20 | 58.4 | 59.2 | −0.8 |
| 평균 | 59.4 | 58.1 | 1.2 |

$p=0.3228$

> '스포츠클럽 DOG'에 유의한 차이가 있어요!

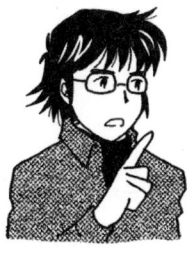

> 자세히 보면 '스포츠클럽 CAT'은 운동을 하고 나서 뚱뚱해진 사람들이 많이 있습니다.
> 단순하게 평균값에만 주목을 하면 잘못된 판단을 할 수도 있지요.

제5장 평균값의 검정

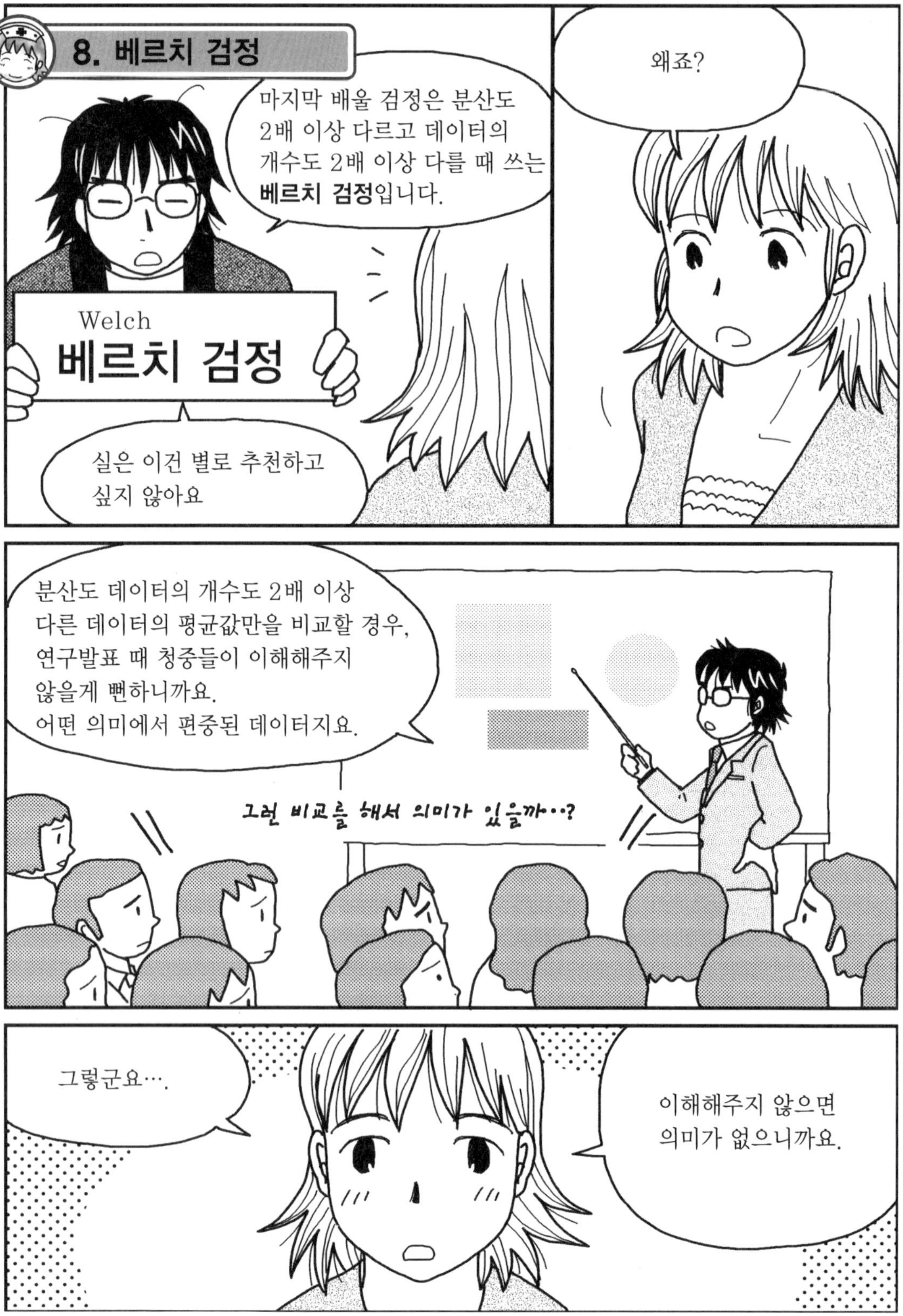

## 8. 베르치 검정

마지막 배울 검정은 분산도 2배 이상 다르고 데이터의 개수도 2배 이상 다를 때 쓰는 **베르치 검정**입니다.

왜죠?

Welch
베르치 검정

실은 이건 별로 추천하고 싶지 않아요.

분산도 데이터의 개수도 2배 이상 다른 데이터의 평균값만을 비교할 경우, 연구발표 때 청중들이 이해해주지 않을게 뻔하니까요. 어떤 의미에서 편중된 데이터지요.

그런 비교를 해서 의미가 있을까…?

그렇군요….

이해해주지 않으면 의미가 없으니까요.

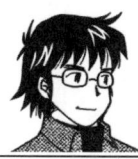

앞에서 소개한 두 클럽의 데이터가 이렇게 되어 있었다고 칩시다.

| | 스포츠클럽 DOG | 스포츠클럽 CAT |
|---|---|---|
| 1 | 61.5 | 58.8 |
| 2 | 58.6 | 60.1 |
| 3 | 58.8 | 57.6 |
| 4 | 66.4 | 59.3 |
| 5 | 61.1 | 58.1 |
| 6 | 55.4 | 58.5 |
| 7 | 59.4 | 58.4 |
| 8 | 56.2 | 57.6 |
| 9 | 65.0 | |
| 10 | 52.7 | |
| 11 | 63.1 | |
| 12 | 63.2 | |
| 13 | 57.8 | |
| 14 | 61.6 | |
| 15 | 59.6 | |
| 16 | 57.1 | |
| 17 | 66.8 | |
| 18 | 63.2 | |
| 19 | 61.7 | |
| 20 | 59.0 | |

| | 스포츠클럽 DOG | 스포츠클럽 CAT |
|---|---|---|
| 평균 | 60.41 | 58.55 |
| 표준편차 | 3.66 | 0.85 |
| 분산비 | 18.56 | |

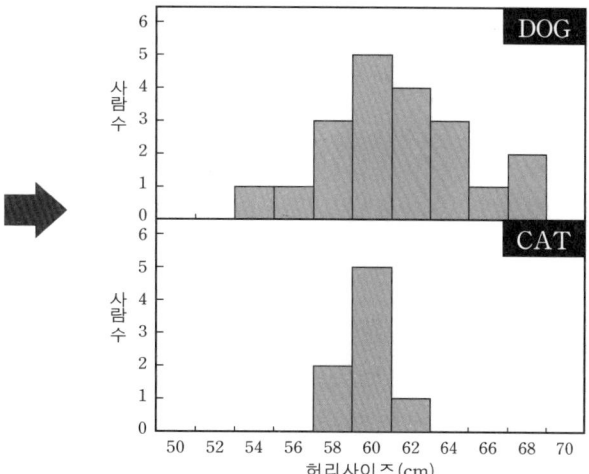

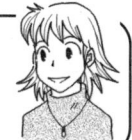

데이터의 수도, 분포의 폭도 상당히 다르네요…. 분산비도 '2'보다 훨씬 큰 값이에요!

분산비=18.56이 될 확률은 0.000312라는 굉장히 작은 값이다. 이와 같이 분산과 데이터의 개수가 모두 2배 가까이 다를 경우에는 자유도의 보정이 필요하기 때문에, 할 수 없이 베르치 검정을 이용하게 된다. Excel의 T.TEST함수를 사용해서 계산해보자(264쪽 참조).

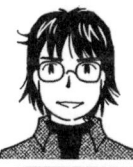

이번에는 굳이 계산식을 제시하지 않겠어요. **자유도의 보정식은 굉장히 복잡하기 때문이에요. 계산이 틀릴 가능성도 높기 때문에 그다지 추천할 수 없군요.**

이 데이터의 경우에는 베르치 검정의 결과가 $p=0.044$이고, 위험률 5%로 유의한 차이가 있습니다. 이처럼 한 쪽의 데이터의 불규칙 정도가 클 경우에는 검정을 하기보다는 입력 실수나 이상한 값이 포함되지 않았는지 또는 데이터가 편중되지 않았는지를 체크하는 것이 중요합니다. 실험조건을 재점검하고, 얻은 데이터가 정확한지를 우선 확인한 후, 그래도 할 수 없이 검정을 해야 할 때에는 '얻어진 표본의 이상값 유무 등, 표본의 타당성은 검토했다. 표본은 등분산이 아니고 데이터의 개수도 언밸런스하기 때문에 베르치 검정을 실행했다.'라고 미리 양해를 구하는 것이 좋습니다.

보충 : 어떤 책에서는 모분산을 알 수 없고, 똑같다고 생각할 수 없을 경우에는 곧바로 베르치 검정을 사용하라고 설명을 하는 경우도 있다. 하지만, 이 책에서는 분산이 2배 이상 차이가 나도, 데이터의 개수가 비슷하다면 $t$검정을 시행할 것을 추천한다. 조금 특수하다고 할 수 있는 베르치 검정을 어디까지 강행돌파 식으로 사용할 것인지, 데이터에 이상은 없는지, 측정 조건에 문제가 있었던 것은 아닌지 등을 고려해봐야 한다.
베르치 검정을 사용하는 상황에 대해서는 참고문헌을 참조.
『통계적 방법의 구조 - 올바르게 이해하기 위한 30가지 요점』 나가타 야스시 저, 일과기연출판사, 1996년
『주거와 거리를 만들기 위한 조사 디자인 인터뷰 / 앙케트 / 심리실험 길잡이』 일본건축학회 편, 옴사, 2011년

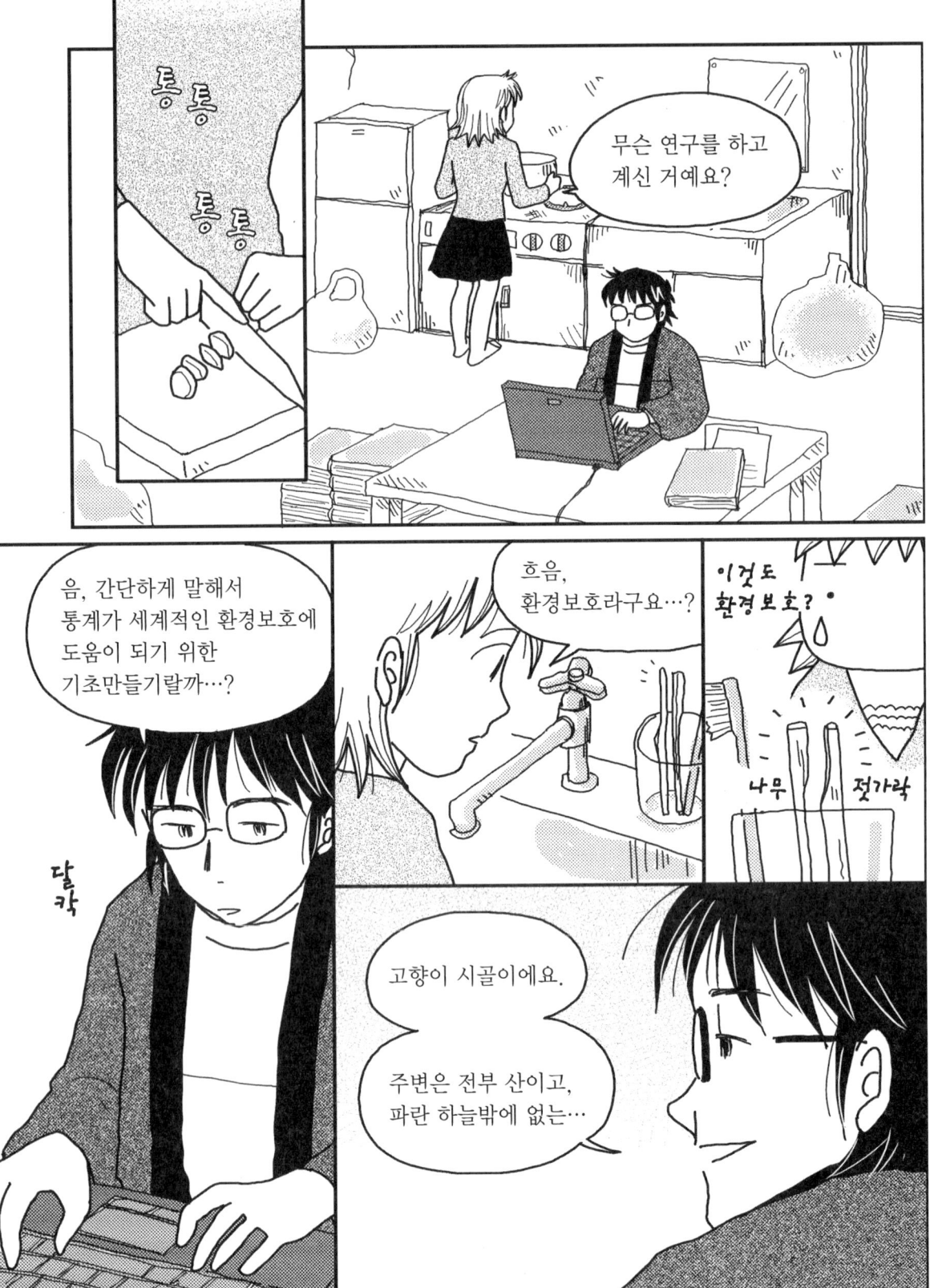

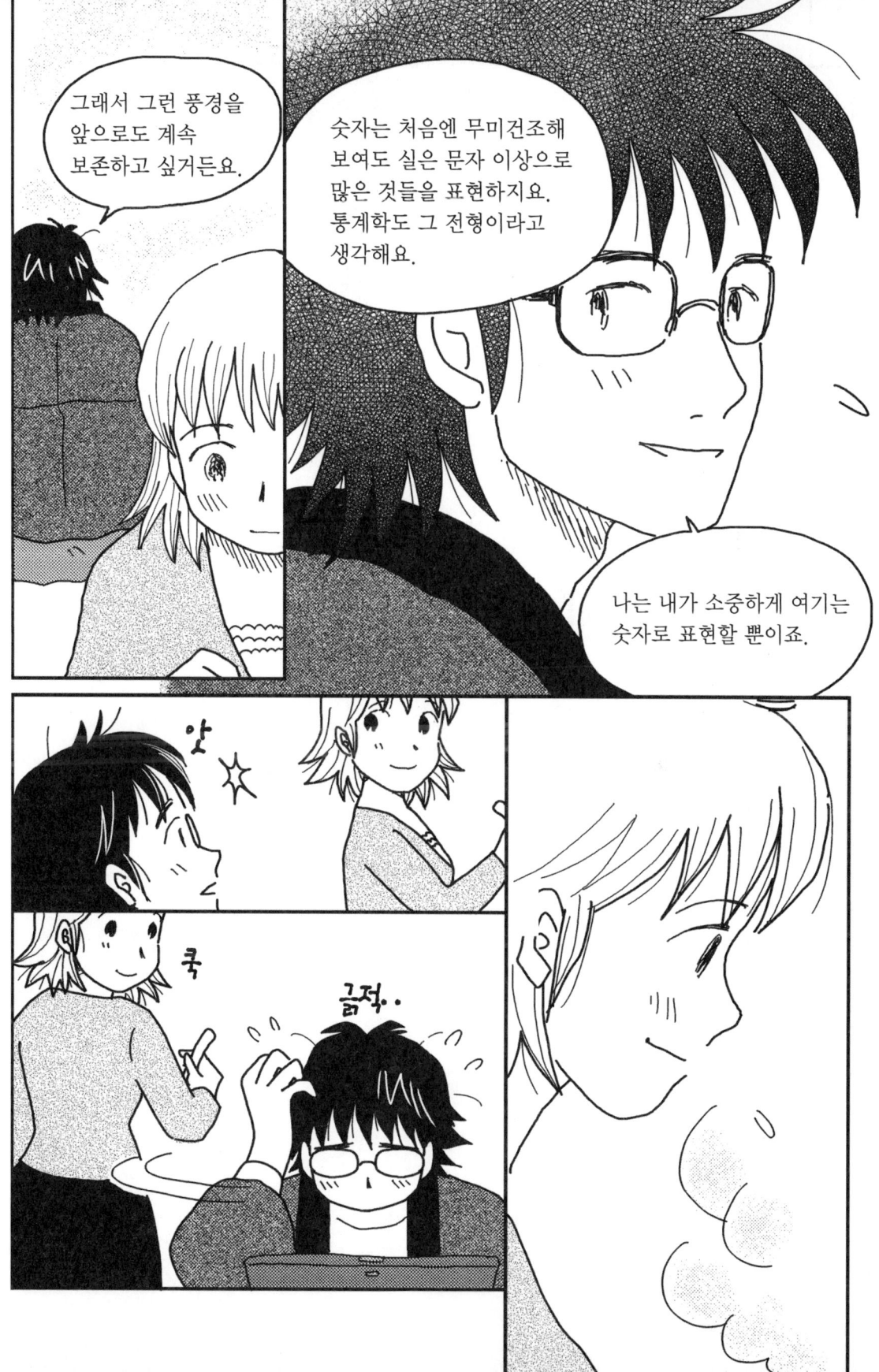

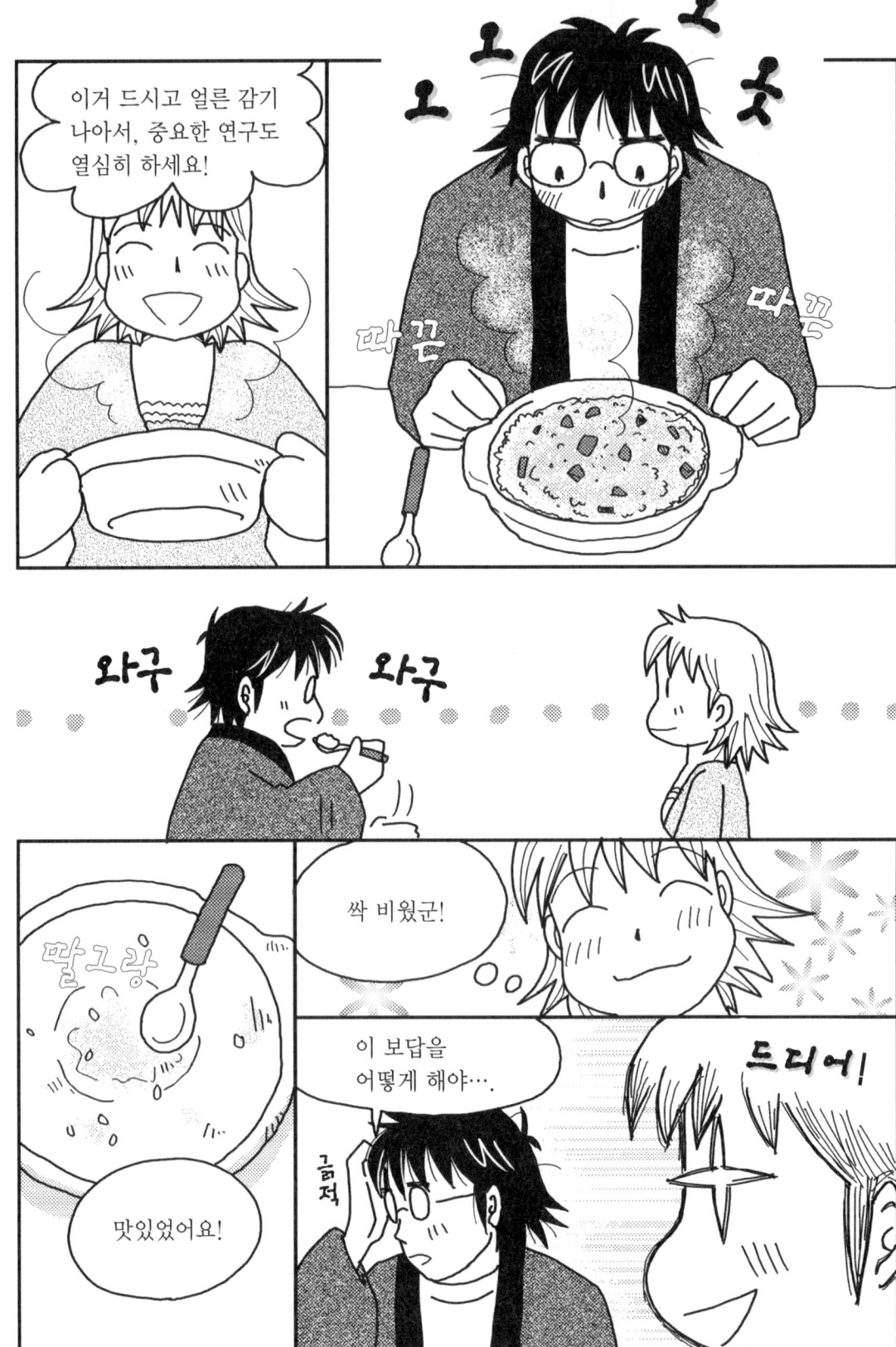

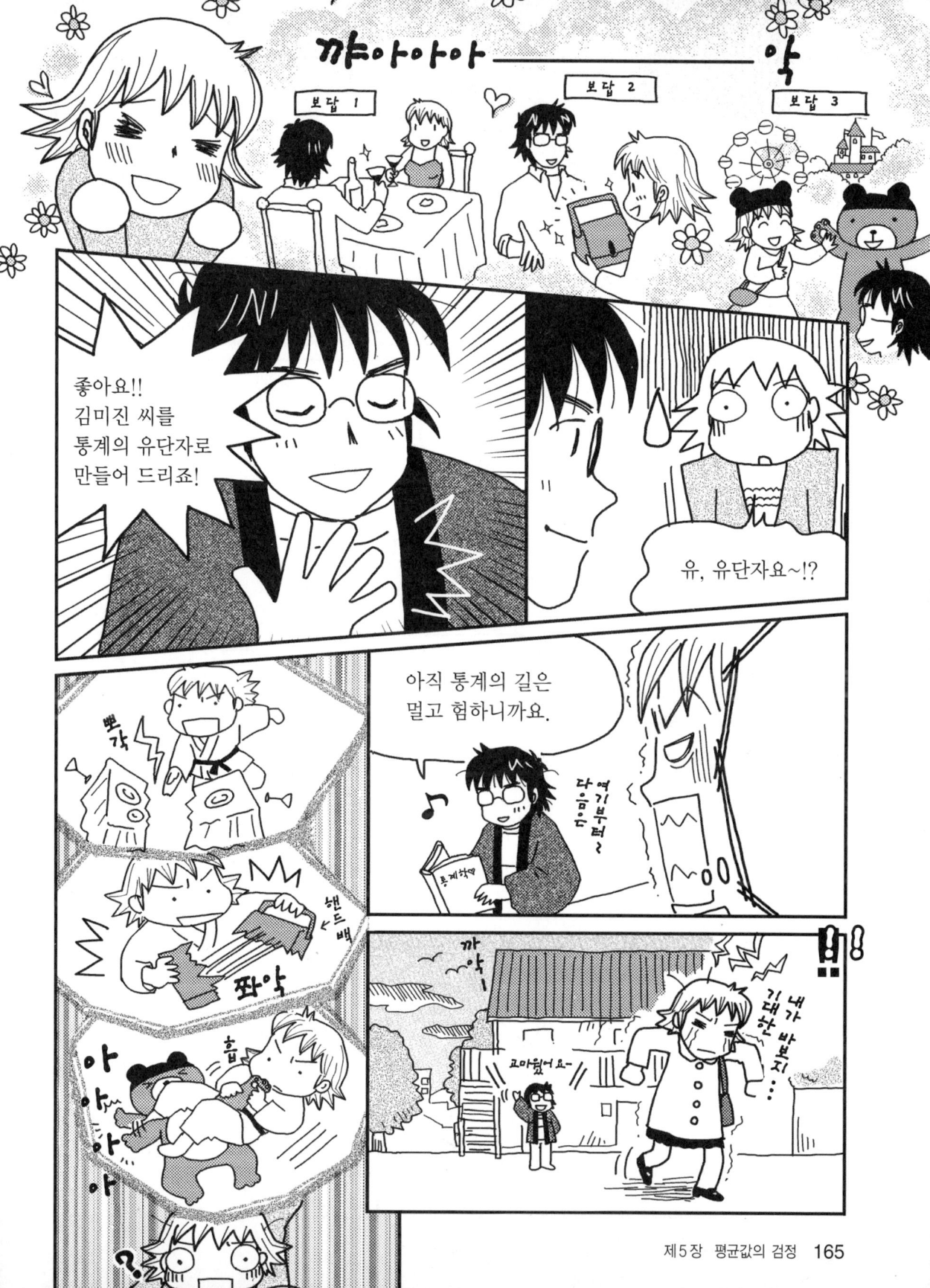

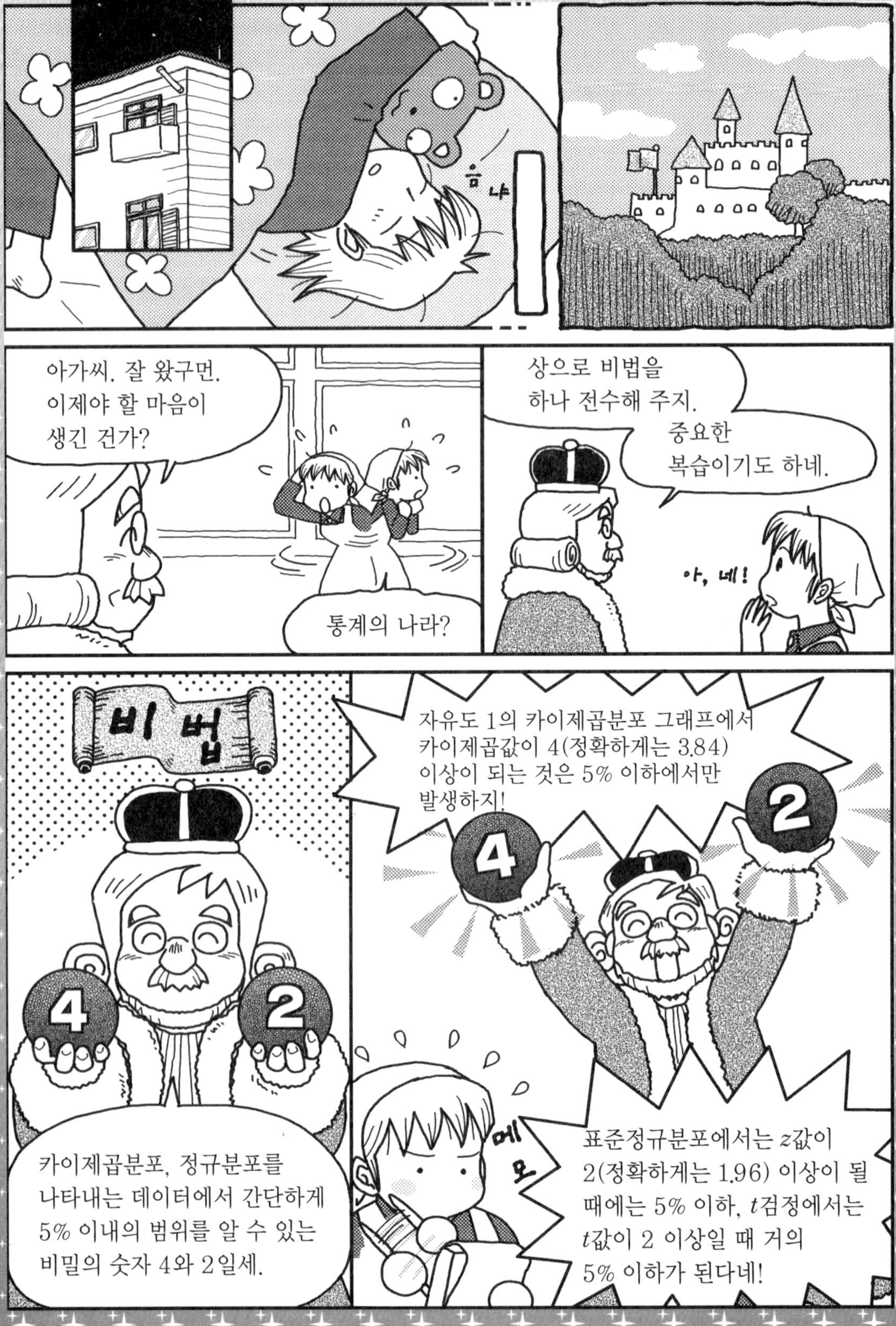

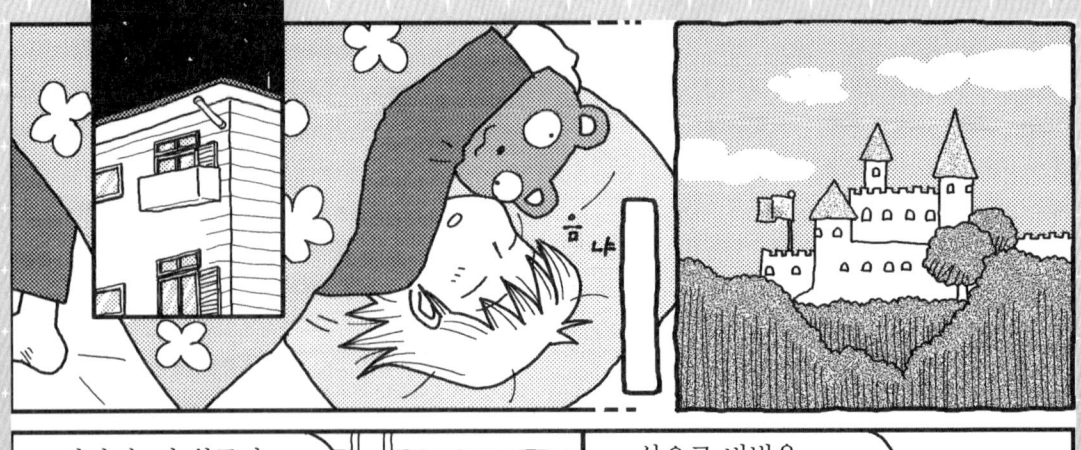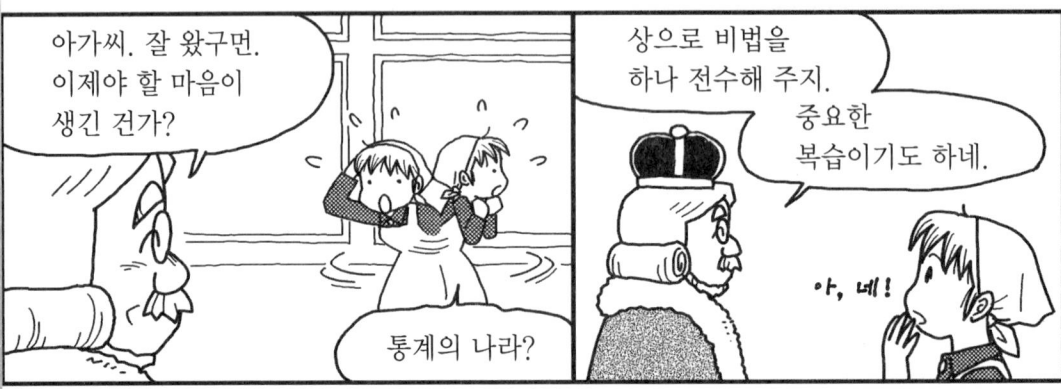

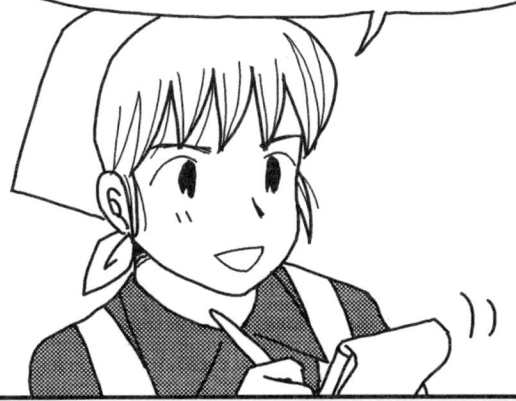

전처럼 대응표를 보지 않고도 각각의 상위 5%점을 알 수 있겠군요!

실은 자유도 1의 카이제곱분포는 정규분포를 제곱한 분포와 깊은 관계가 있지. 따라서 자유도 1의 카이제곱분포의 상위 5%점이 2, 정규분포가 그 제곱인 4가 되는 거야.

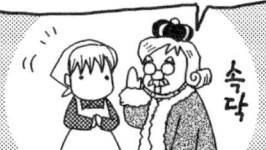

자유도 1의 카이제곱분포가 4, 정규분포와 $t$분포 (표본 약 20정도)가 2! 이것을 하나씩 기준으로 삼으면 된다네!!

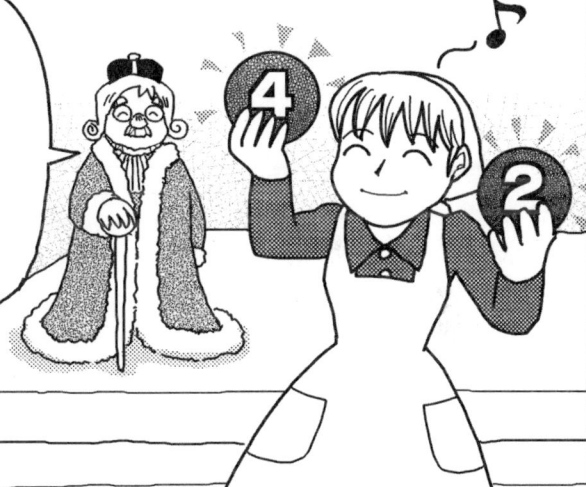

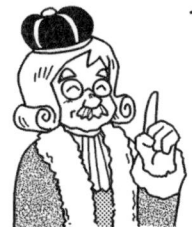

실은 비밀의 숫자는 아직 있다지. 7과 11일세!

카이제곱값이
**7 이상**(정확하게는 6.63)이 되는 것은 **1% 이하**,
**11 이상**(정확하게는 10.83)이 되는 것은 **0.1% 이하**라네.

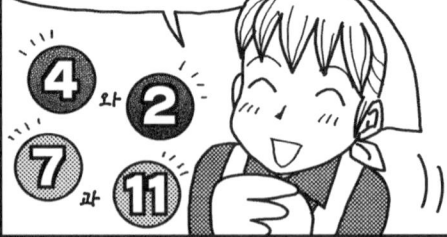

보는 것만으로도 지긋지긋했던 표를 쓰지 않아도 된다니 참 다행이에요~!

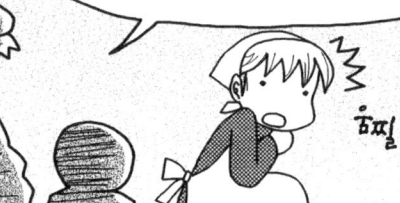

단, 이 비밀의 숫자를 사용하려면 꼭 지켜야 할 대전제가 있어!

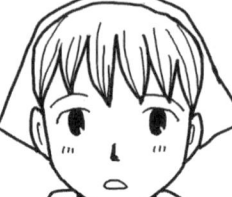

통계 초심자에게 카이제곱검정 그것도 자유도 1의 4분표일 경우엔 굉장히 다루기 쉽겠지.

그-러-나!
불규칙한 정도가 적은 공업제품과 달리, 인간을 다루는 간호 데이터에서는 정확하게 조건을 조정해서 소수 그룹을 준비해야 하네!

최저 20~30개의 데이터를 모으는 것이 이상적이겠지!

적은 개수의 데이터를 이용해서 정리한 자료를 발표할 때, 듣는 사람들이 이해하느냐가 중요하다네!

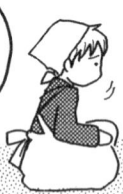

네!!
비밀의 숫자를 사용할 때에는 꼭 조심하겠습니다.

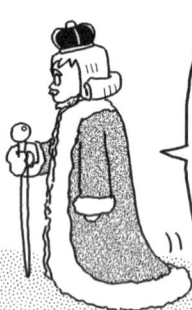

음, 통계의 계산에만 눈이 가서 '무엇을 주장하려 했는지'를 잊어버리지 않도록 주의하게! '무엇을 말하고 싶은지'를 명확하게 하는 것이 가장 중요하단 사실을 잊지 말게나!

그렇지만, 아무리 애를 써봐도 데이터가 모이지 않을 때에는….

그 경우에는 어디서 발표를 하느냐에 따라 대응책을 생각해야 한다.
원내 발표나 초심자가 많은 발표회에서라면 '원래는 좀 더 데이터가 필요하겠지만, 이번에는 시험적으로 이 숫자로 시행하였습니다.' 라고 우선 양해를 구하는 것이 좋다.

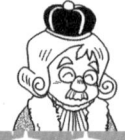

그 이외의 때라면, 가능한 한 데이터의 개수를 늘리는 것을 추천하네!

 **비밀의 숫자를 사용해서 문제를 풀어봅시다!**

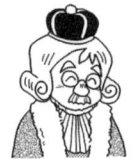 그럼 비밀의 숫자 '4'와 '2'를 실천적으로 검증해보도록 할까?

다음과 같은 형태의, 1kg인 두 금덩이가 있다. 각각의 금덩이에서 5%(±1%의 오차는 가능)를 예쁘게 잘라내는 것이 가능할까? 정확하게 잘라낸다면 당신은 5% 분량을 하사받을 수 있다고 한다.

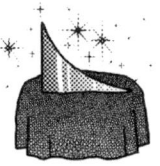 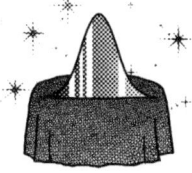

와~ 그래도 정확하게 잴 수 있는 물건이 없으면 무리가 아닐까요…?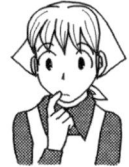

금덩이의 모양을 자세히 보자. 정규분포이고, 자유도 1의 카이제곱분포의 모양이다. 따라서 금덩이의 모양을 종이에 본떠서, 그래프로 만들어 눈금을 그려 넣는다. 우선 카이제곱분포와 같은 모양의 금덩이를 그려보자. 그래프의 모양으로 종이를 잘라 종이의 무게를 재어보니, 1g이었다. 1, 2, 3, 4, 5 각각의 눈금대로 종이를 자르고 눈금 오른쪽의 무게를 재어보았다. 결과는 다음과 같았다.

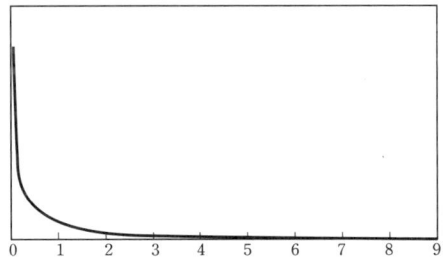

| 눈금 | 오른쪽 부분의 무게 |
|---|---|
| 1 | 0.3173 |
| 2 | 0.1573 |
| 3 | 0.0833 |
| 4 | 0.0455 |
| 5 | 0.0253 |

이제 알겠나? 그럼 어느 포인트에서 자르면 5%만 잘라낼 수 있을까?

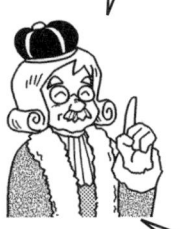 음, 4인 부분에서 잘라내면 0.0455g, 즉 종이의 무게 1g에 대한 4.55%를 잘라낼 수 있어요. 5%±1%이니까 이러면 OK예요!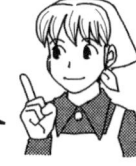

그거야! 즉, 금덩이도 '**4**'의 위치에서 자르면 5%를 잘라낼 수 있다는 말이지. 이상이 **비밀의 숫자 4**의 검증이었네.

제5장 평균값의 검정 169

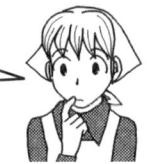

그럼 그 옆의 정규분포 모양을 한 금덩이도 도전해 볼래요!
이것도 똑같이 종이에 대고 본뜬 다음에 눈금을 그려 넣고,
종의의 무게도 1g….

이 경우는 중심에서 좌우, 즉 양쪽에서 잘라내는 방법을 사용해야 한다.

(1, -1), (2, -2), (3, -3), (4, -4)의 눈금으로 각각 자르고, 잘라낸 양쪽 부분, 남은 중심부분의 무게를 각각 측정한다.

결과는 아래와 같다.

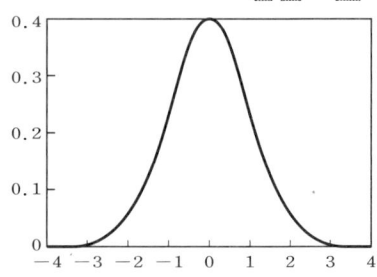

| 잘라 낸 눈금 | 잘라버린 양 쪽 부분의 무게 | 남은 중심부분의 무게 |
| --- | --- | --- |
| 1, -1 | 0.3173 | 0.6827 |
| 2, -2 | 0.0455 | 0.9545 |
| 3, -3 | 0.0027 | 0.9973 |
| 4, -4 | 0.0001 | 0.9999 |

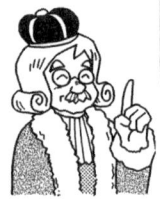

2와 -2에서 자른 경우의 양쪽 부분의 무게가 4.5%,
'2'에서 자르면 5%±1%가 잘라지겠군요.
앗, 이것도 비밀의 숫자 아닌가요?

잘도 알아챘구만! 결국, 정규분포에서의 5%는
비밀의 숫자 '2'라는 것이 입증된 게지.

이번에는 양쪽으로 생각해보았지만, 한쪽의 경우에는
    2………0.0455÷2이므로 0.0275(2.7%)가 된다.
    3………0.0027÷2이므로 0.00135가 된다.
통계에서는 이처럼 '어떤 값에서 오른쪽, 양쪽, 왼쪽이 전체의 어느 정도의 비율인지'가 대단히 중요하다.

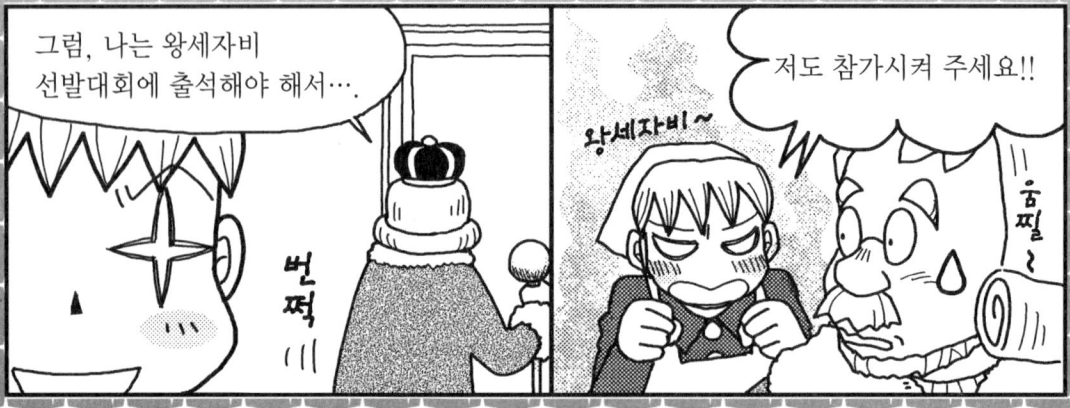

# 연습문제

다음 표는 두 스포츠클럽 DOG, CAT 회원들의 허리 사이즈 데이터입니다.

| 관찰값 | 스포츠클럽 DOG | 스포츠클럽 CAT |
|---|---|---|
| 1 | 61.0 | 57.1 |
| 2 | 65.5 | 54.9 |
| 3 | 56.5 | 59.5 |
| 4 | 62.1 | 63.5 |
| 5 | 57.5 | 63.4 |
| 6 | 67.0 | 59.9 |
| 7 | 56.6 | 53.9 |
| 8 | 61.2 | 59.6 |
| 9 | 61.4 | 61.1 |
| 10 | 56.5 | 59.9 |
| 11 | 62.9 | 60.6 |
| 12 | 59.4 | 59.4 |
| 13 | 61.1 | 56.7 |
| 14 | 57.2 | 52.0 |
| 15 | 58.0 | 62.6 |
| 16 | 61.8 | 59.4 |
| 17 | 60.4 | 59.1 |
| 18 | 59.9 | 56.9 |
| 19 | 56.4 | 56.2 |
| 20 | 59.6 | 59.2 |

〈문제 1〉

50cm에서 68cm까지 2cm 간격으로 집계표를 만드시오(Excel의 FREQUENCY함수를 이용할 것).

〈문제 2〉

구한 집계표를 이용해서 그래프를 그리시오.

해답·해설은 267쪽에 있습니다.

〈문제 3〉

　Excel의 AVERAGE함수, STDEV함수, VAR함수를 이용해서 구한 평균, 분산, 표준편차가 아래의 표와 같았다. 이 데이터를 이용해서 분산비를 구하시오.

|  | 스포츠클럽 DOG | 스포츠클럽 CAT |
|---|---|---|
| 평균 | 60.10 | 58.75 |
| 분산 | 8.87 | 9.15 |
| 표준편차 | 2.98 | 3.02 |
| 분산비 | | |

〈문제 4〉

　문제 3에서 구한 분산비에 대하여 스포츠클럽 DOG와 CAT는 등분산인가?

〈문제 5〉

　T.TEST함수를 이용해서, 271쪽의 스포츠클럽의 DOG와 CAT의 데이터에 대하여 독립표본 t검정을 실행하시오.

↳ 해답·해설은 267쪽에 있습니다.

# 제 6 장
# 불규칙과 상관에 대한 고찰

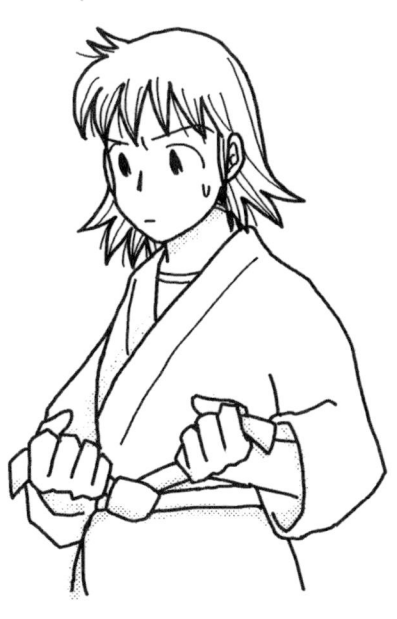

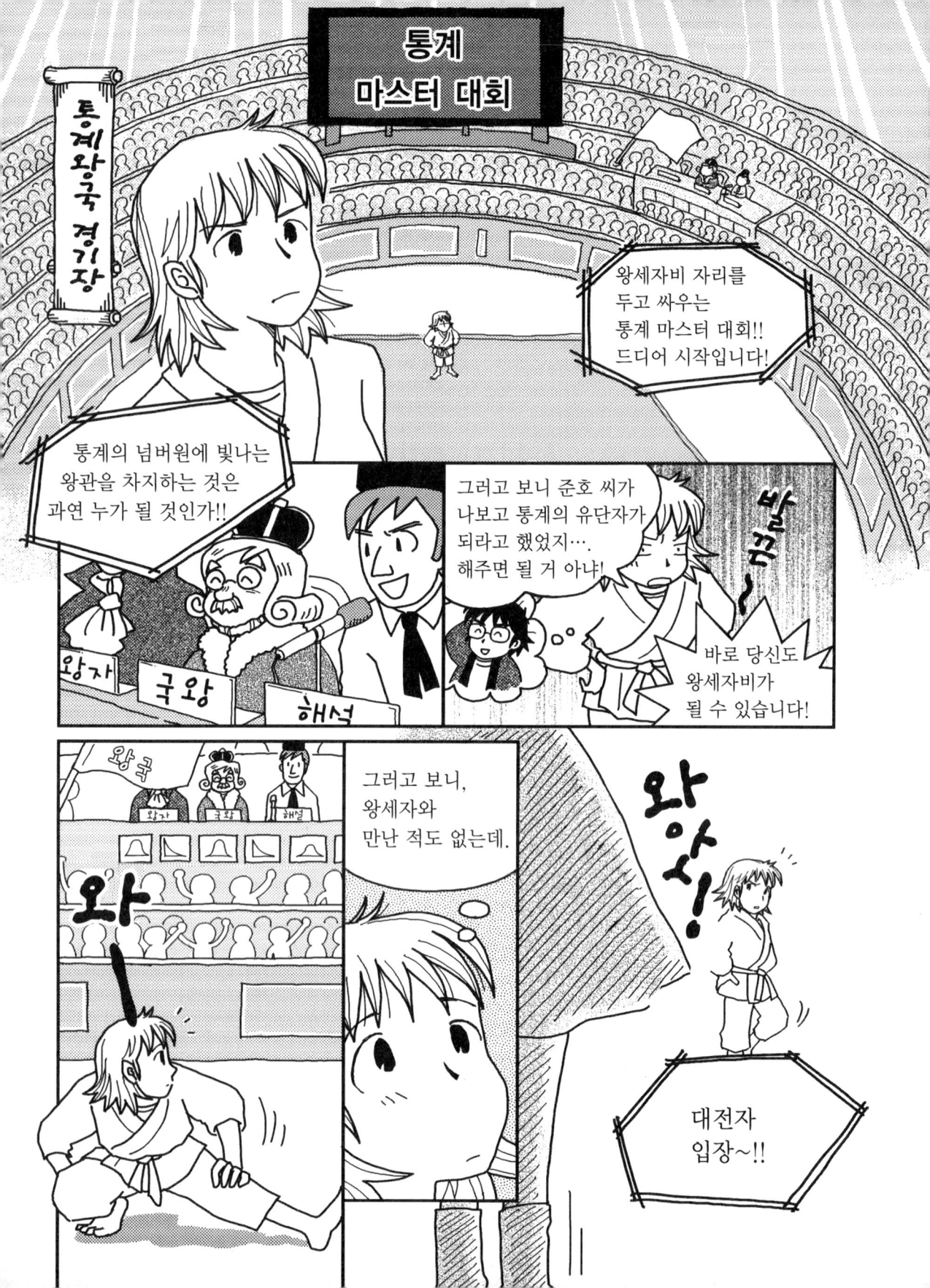

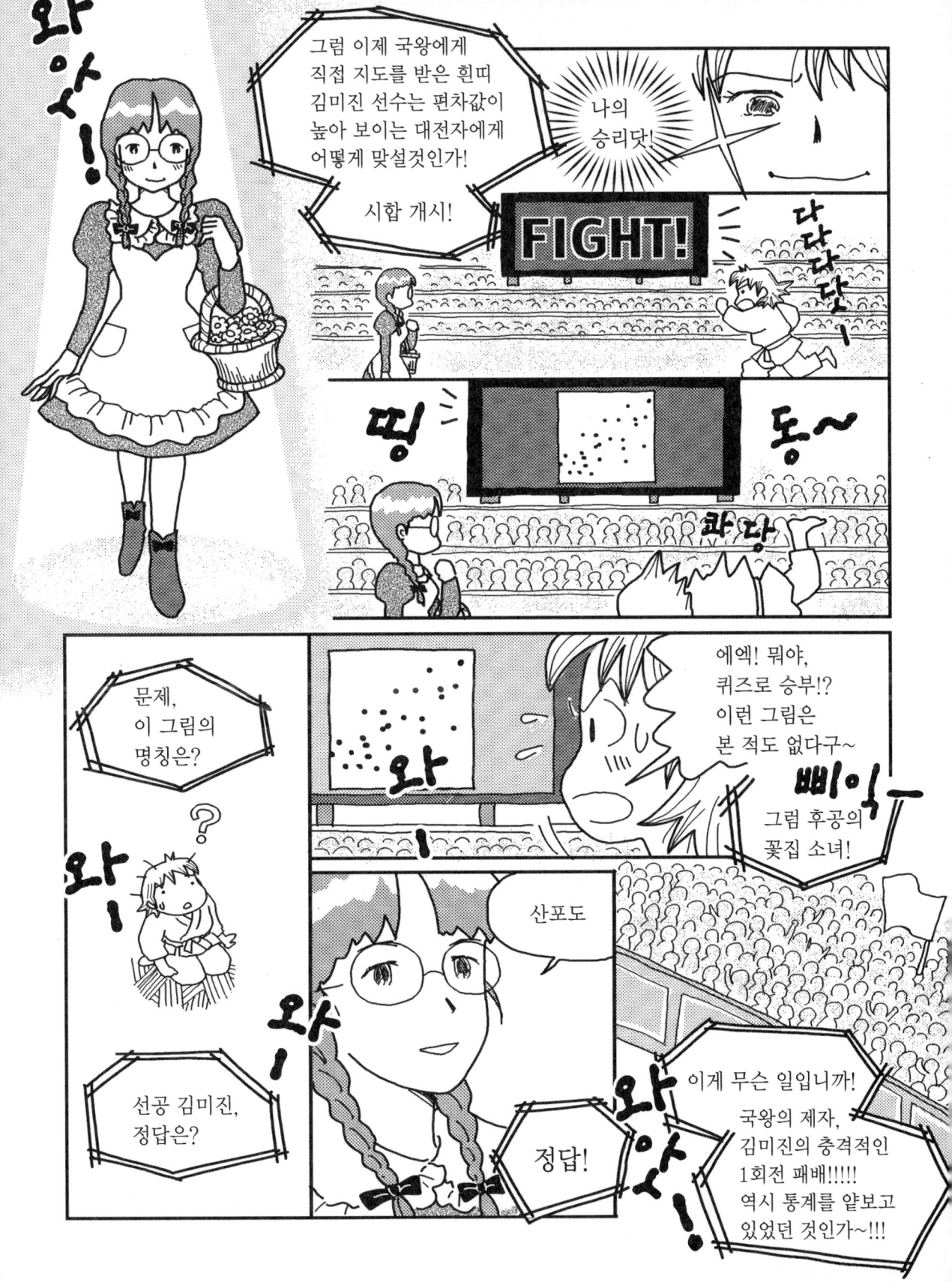

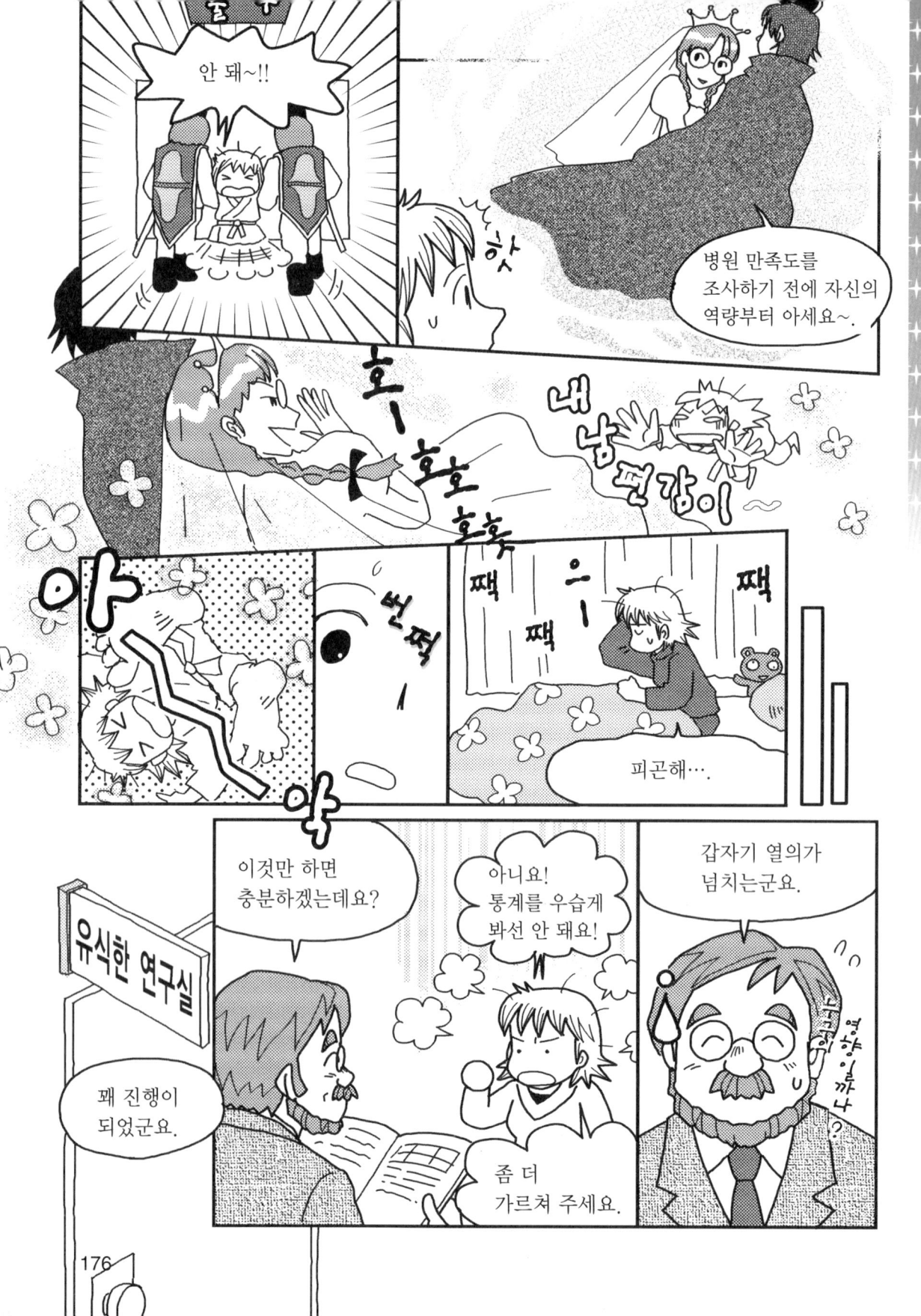

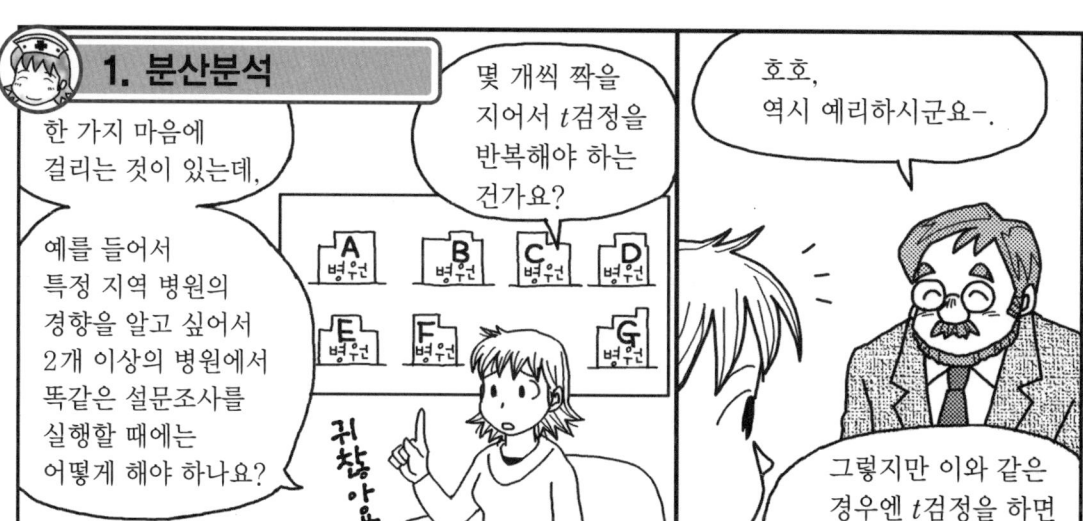
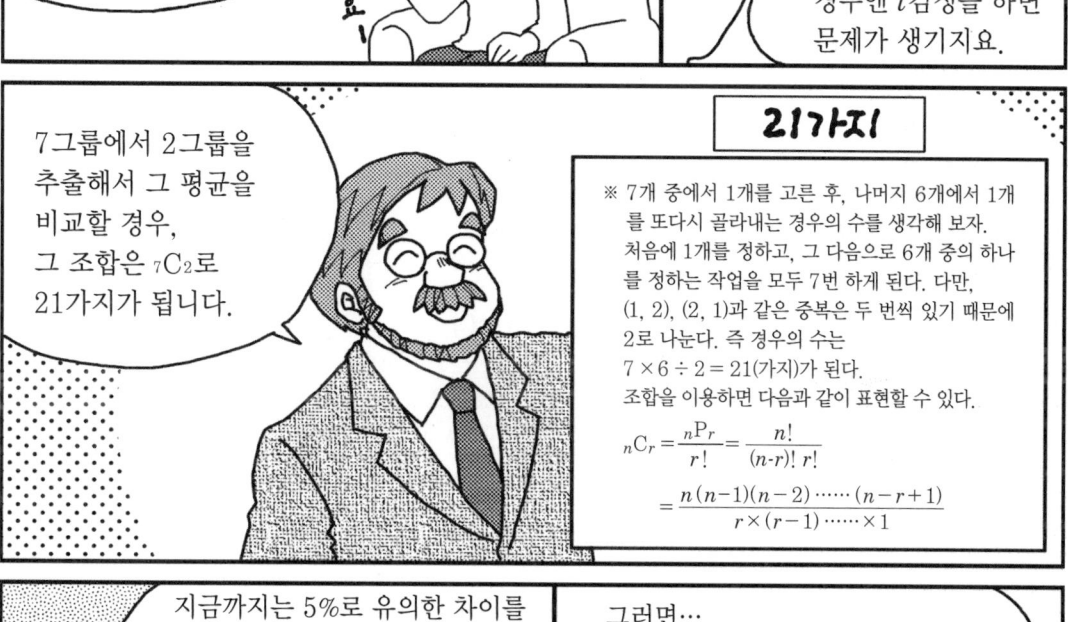
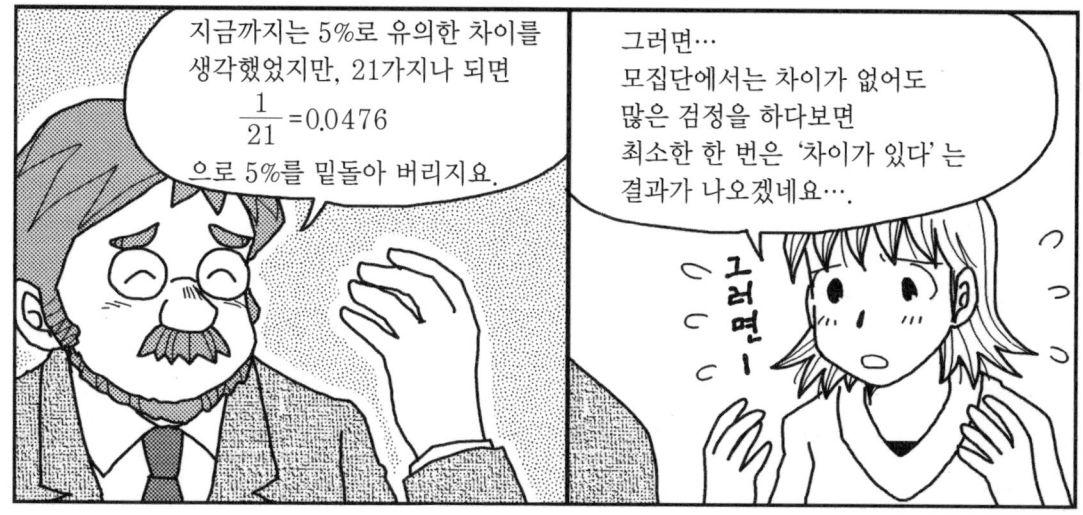

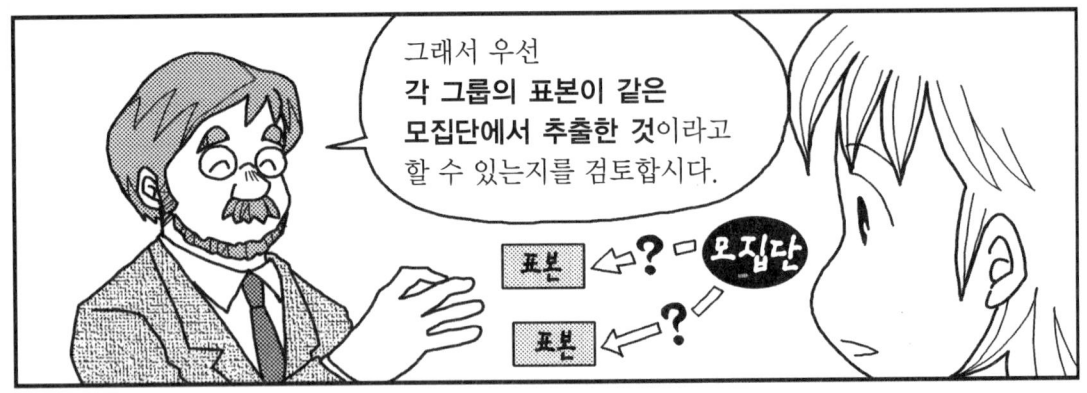
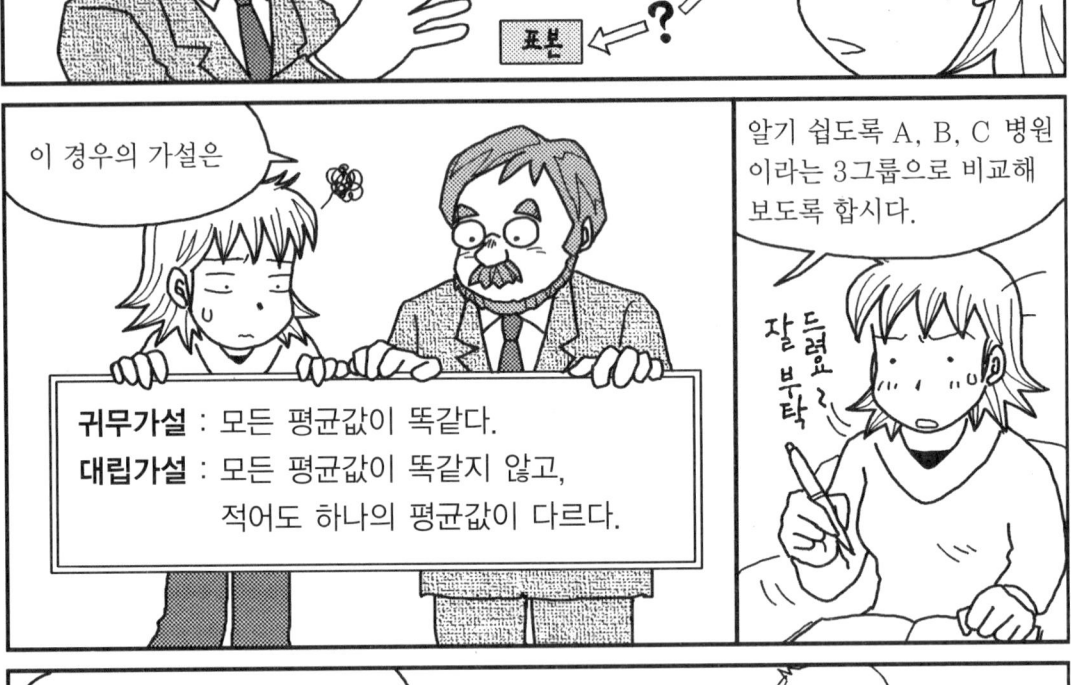
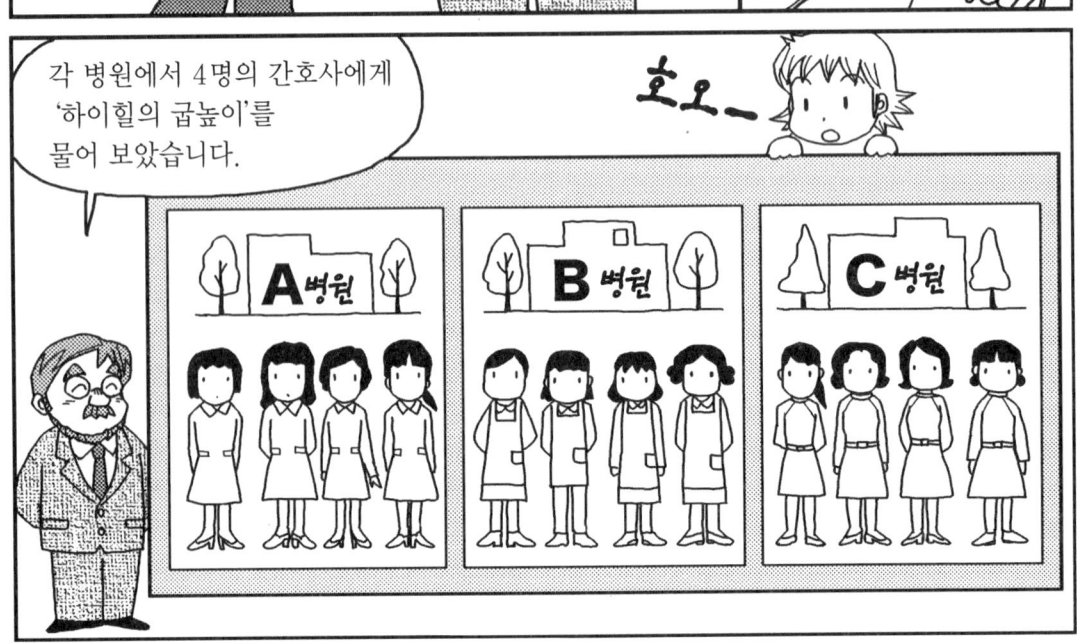

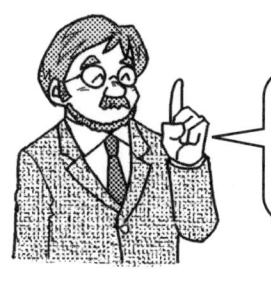

우선은 전체의 평균 '6'을 구해서, 그것을 **불규칙하지 않은 부분**과, 평균과의 차이인 **불규칙한 부분**으로 나눕니다.
각 병원의 평균도 구합니다.

|  | A병원 | B병원 | C병원 |
|---|---|---|---|
|  | 9 | 4 | 6 |
|  | 7 | 6 | 4 |
|  | 9 | 4 | 4 |
|  | 7 | 6 | 6 |
| 각 병원의 평균 ➡ | 8 | 5 | 5 |

|  | A병원 | B병원 | C병원 |
|---|---|---|---|
|  | 6 | 6 | 6 |
|  | 6 | 6 | 6 |
|  | 6 | 6 | 6 |
|  | 6 | 6 | 6 |

불규칙하지 않은 부분
(전체의 평균)

＋

|  | A병원 | B병원 | C병원 |
|---|---|---|---|
|  | 3 | -2 | 0 |
|  | 1 | 0 | -2 |
|  | 3 | -2 | -2 |
|  | 1 | 0 | 0 |

불규칙한 부분
(평균과의 차)

다음으로 '불규칙한 부분'을 다시 각 병원별로 '조건에 의한 불규칙'과 '오차에 의한 불규칙'으로 나눈다.

A병원은 평균이 8로, 전체의 평균은 6이므로, '조건에 의한 불규칙'은 2가 된다.

'오차에 의한 불규칙'은 '불규칙한 부분'에서 '조건에 의한 불규칙'을 빼서 구한다.

| 3 | -2 | 0 |
|---|---|---|
| 1 | 0 | -2 |
| 3 | -2 | -2 |
| 1 | 0 | 0 |

불규칙한 부분

＝

| 2 | -1 | -1 |
|---|---|---|
| 2 | -1 | -1 |
| 2 | -1 | -1 |
| 2 | -1 | -1 |

조건에 의한 불규칙

＋

| 1 | -1 | 1 |
|---|---|---|
| -1 | 1 | -1 |
| 1 | -1 | -1 |
| -1 | 1 | 1 |

오차에 의한 불규칙

제6장 불규칙과 상관에 대한 고찰

구해진 '조건에 의한 불규칙'과 '오차에 의한 불규칙'의 크기를 평가하자. 그것을 위해, 우선 각 값을 제곱한 합계인 제곱합을 구한다.

'조건에 의한 불규칙' = 그룹 간 변동,

'오차에 의한 불규칙' = 그룹 내 변동이다.

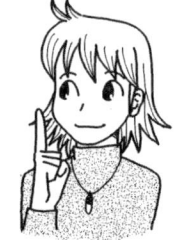

실제로 계산하면
'**조건에 의한 불규칙**'의 제곱합(그룹 간 변동)이 24이고,
'**오차에 의한 불규칙**'의 제곱합(그룹 내 변동)이 12네요.

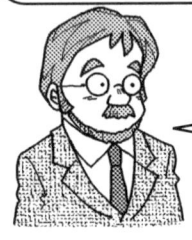

그것을 자유도로 나눈 값을 '**평균제곱값**'이라고 부릅니다.

자유도라는 것은 $t$검정에서는 '데이터의 수-1'이고,
카이제곱검정에서는 '(행의 수-1)×(열의 수-1)'입니다.

사실 자유도는 '주목하고 있는 데이터의 수 – 제한 조항'이라고 생각하면 된다. 그러면 평균제곱값의 경우에는 '조건에 의한 불규칙'과 '오차에 의한 불규칙'으로 자유도를 구하는 법이 달라지게 된다.

'조건에 의한 불규칙'은 '조건의 수(A, B, C 세 병원)-1'이므로 3-1=2, 즉 2개가 결정되면 나머지도 자동으로 결정된다.

'오차에 의한 불규칙'은 '모든 데이터의 수 – 제한조항의 수(이 경우에는 병원의 수)'로 12-3=9이다.

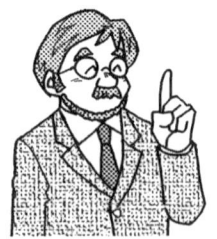

결과를 정리하면…

**조건에 의한 불규칙**

| | |
|---|---|
| 그룹 간 변동을 나타내는 제곱합 | 24 |
| 요소들의 수 | 3 |
| 사용한 제한조항의 수 | 1 |
| 자유도 | 3-1=2 |
| 그룹 간 평균제곱값 | $\frac{24}{2}=12$ |

**오차에 의한 불규칙**

| | |
|---|---|
| 그룹 내 변동을 나타내는 제곱합 | 12 |
| 요소들의 수 | 12 |
| 사용한 제한조항의 수 | 3 |
| 자유도 | 12-3=9 |
| 그룹 내 평균제곱값 | $\frac{12}{9}=1.33$ |

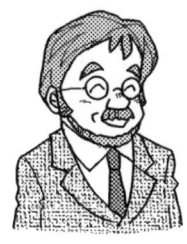

만약 진짜로 조건에 의해 평균값에 차이가 생긴다면 우연히 발생한 '**오차에 의한 불규칙**' 보다 '**조건에 의한 불규칙**' 쪽이 커질 수밖에 없어요.

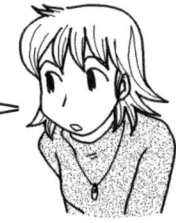

귀무가설(모든 평균값이 똑같다)을 기각하기에는 우연이 아닌 진짜로 불규칙이 있는 것이라고 말할 수밖에 없겠 군요.

그곳에서 양쪽의 평균제곱값의 비를 구한다. 이것은 F분포가 된다(155쪽 참조). '그룹 내' 가 분모, '그룹 간'이 분자가 되고, 자유도가 2와 9이며 분산비가 $\frac{12}{1.33}=9$인 $p$값은 0.00713이 된다(264쪽의 F.DIST.RT함수 참조).

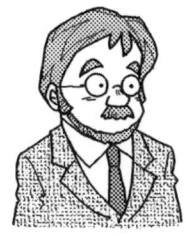

유의수준은 사전에 정한 0.05, 0.01이란 값과 비교합니다. 이 경우는 $p=0.00713$이니까 유의수준 0.01로 귀무가설을 기각하는군요.

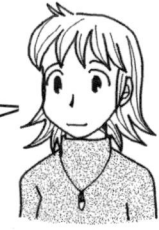

그럼 모든 평균값이 같은 게 아니라 적어도 하나의 평균값이 다르다고 말할 수 있겠네요!

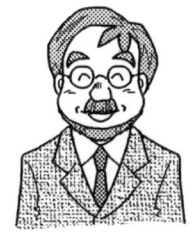

이런 조작들을 일반적으로는 **분산분석표**라는 형식으로 나타내지요. '그룹 간'·'그룹 내' 대신에 '급간'·'급내', 또한 '평균제곱값'을 '분산'이라고 표현하는 경우도 있답니다.

**분산분석표**

| 요인 | 제곱합 | 자유도 | 평균제곱값 | $F$값 | $p$값 |
|---|---|---|---|---|---|
| 그룹 간 | 24 | 2 | 12 | 9 | 0.00713 |
| 그룹 내 | 12 | 9 | 1.33 | | |
| 전체 | 36 | | | | |

제6장 불규칙과 상관에 대한 고찰

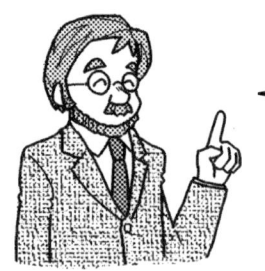

이 예에서는 '병원'이란 **하나의 요인 비교**였지만, 분산분석에는 **두 가지 요인에 의한 비교**, 또는 **동일인물의 반복을 고려한 비교** 등의 변형들도 있답니다.

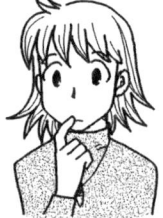

평균값이 똑같지 않다는 것은 알겠는데, 어디어디가 다른 것인지 잘 모르겠어요.

사실 그 점을 알기 위한 비교방법인 **다중비교**가 존재한다. 이것은 매우 난해한 검정법이라고 할 수 있다. 다중비교를 가장 간단하게 다루는 방법으로 **본페로니 방법**이 있다.

전에도 언급했듯이 그룹이 증가하면 아무리 우연이라도 5% 이하가 되는 것들이 존재하게 되기 때문에 **유의수준을 그룹의 조합수로 나눈 값**으로 감소시키는 방법이다.

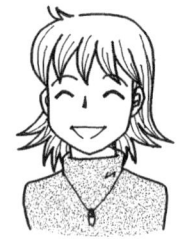

그룹의 개수가 많아져서 5% 이하가 되는 것이 많아지면 그에 맞춰서 유의수준을 낮춘다….
단순한 방법이네요!

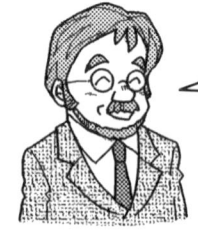

그렇지만, 거꾸로 그룹의 개수가 늘어나면 각 검정의 유의수준이 급격하게 낮아져서, 유의한 차이를 내기 어렵게 된다는 결점도 있습니다. 참고로 그룹의 개수 $n$과 거기서 두 개의 그룹을 추출한 조합의 수 및 본페로니 방법에 의한 유의수준의 값을 아래에 적어놓았습니다.

| 그룹의 개수 $n$ | 2 | 3 | 4 | 5 | 6 | 7 | 8 |
|---|---|---|---|---|---|---|---|
| 조합 | 1 | 3 | 6 | 10 | 15 | 21 | 28 |
| 유의수준 | 0.55 | 0.01667 | 0.00833 | 0.005 | 0.00333 | 0.00238 | 0.00179 |

'$t$ 검정을 몇 개씩 짝지어 실행하면 안 된다.'는 점에 주의해야 한다.

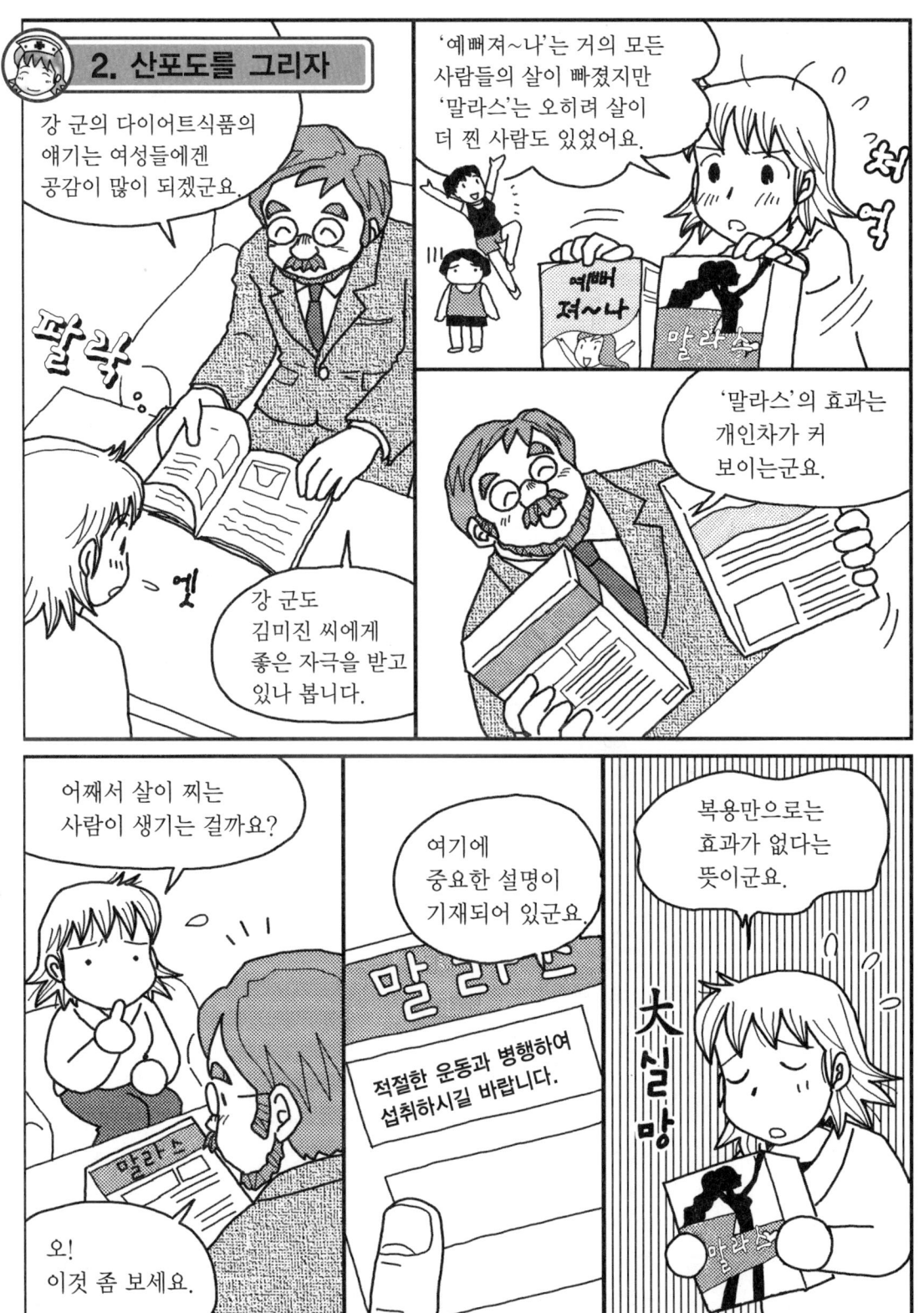

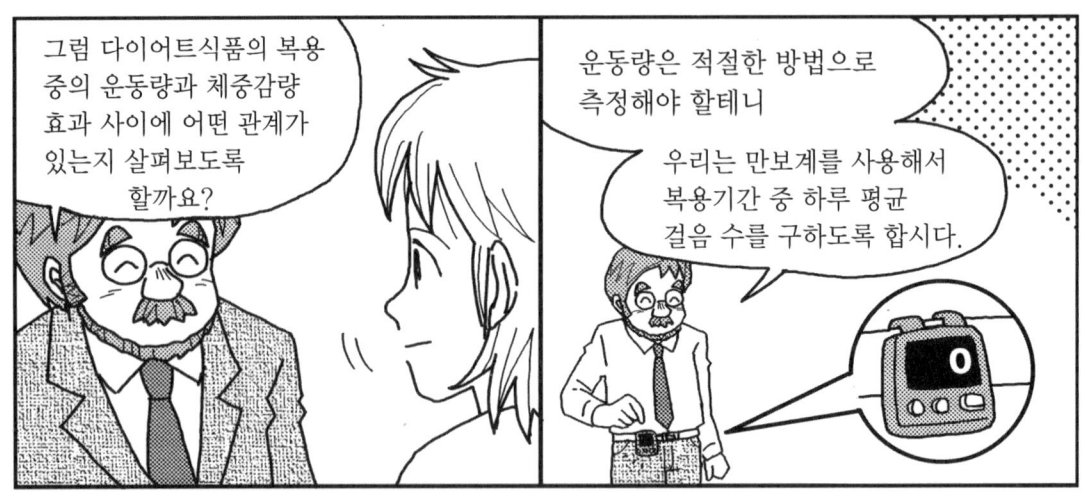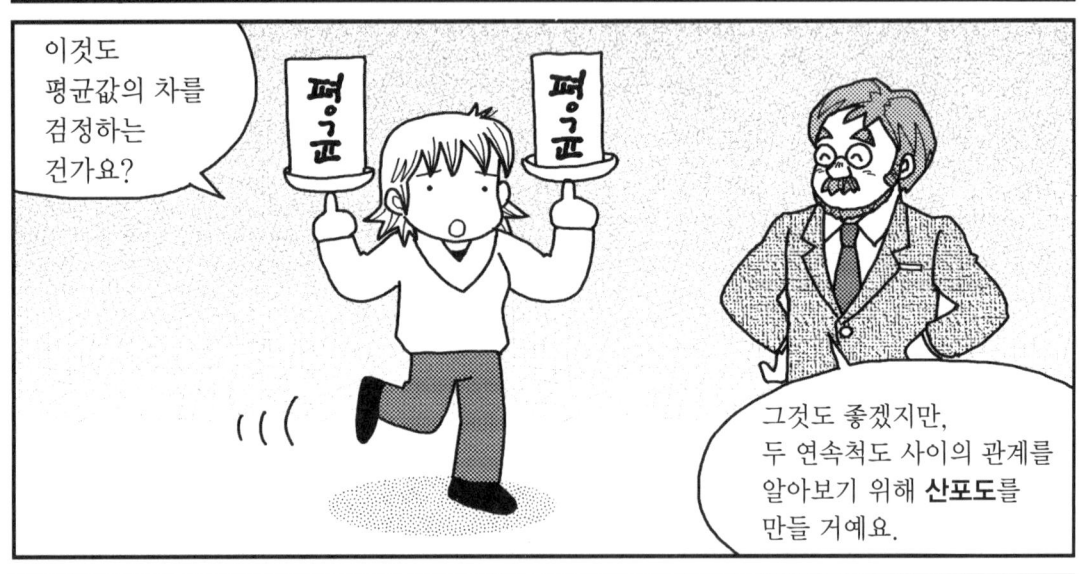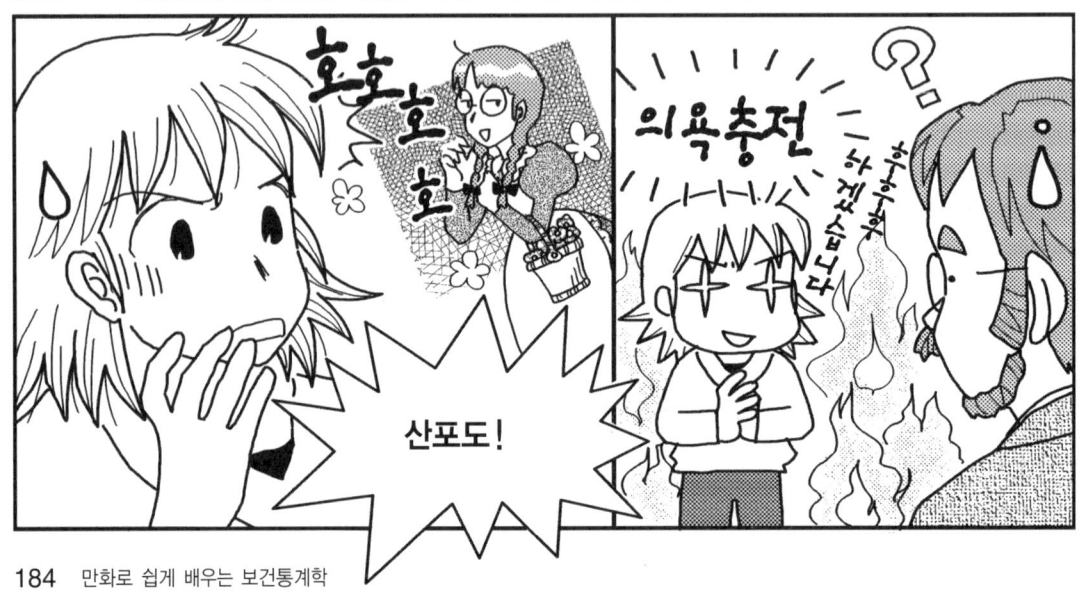

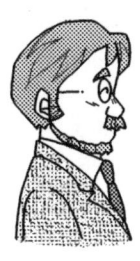

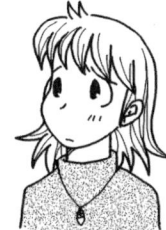

| ID | 운동량 | 체중 변화 |
| --- | --- | --- |
| 1 | 4898.464 | −1.922 |
| 2 | 4814.713 | −1.968 |
| 3 | 5970.599 | −1.854 |
| 4 | 2871.910 | −0.067 |
| 5 | 5628.595 | −4.686 |
| 6 | 6303.101 | −4.104 |

이것이 바로 운동량과 체중 데이터예요.

이대로라면 그냥 수치가 나열되어 있을 뿐이잖아요….

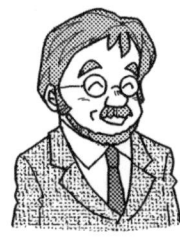

원인이라고 여겨지는 변수, 이 경우에는 운동량(하루 평균 걸음 수)을 가로축으로 놓고, 결과라고 볼 수 있는 변수, 체중 변화를 세로축으로 놓읍시다. 첫 번째 사람의 점은 가로축의 값이 4898, 세로축의 값이 −1.922인 곳에 찍고, 나머지 사람들의 점도 똑같은 방법으로 찍어서 모두 30개의 점을 찍습니다.

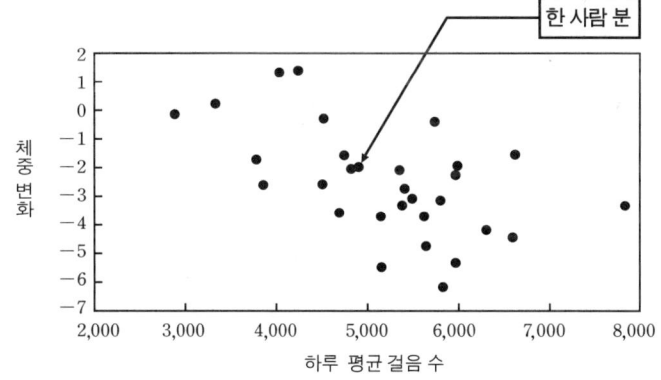

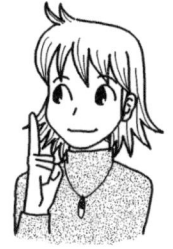

오옷! 운동량이 많으면 체중이 줄고 있는 것을 어렴풋이 알겠어요.

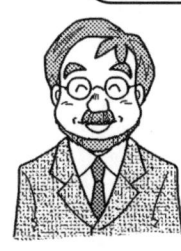

그것이 산포도의 가장 큰 장점입니다.

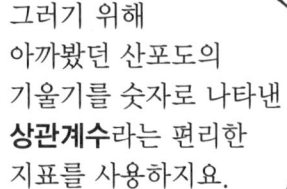

## 3. 상관계수와 검정

그래도 왠지 오른쪽 밑으로 기울어지는 것은 알겠는데, 이것으로 '분명히 그런 관계가 있다'라고 단언할 수 있는 건가요?

그러기 위해 아까봤던 산포도의 기울기를 숫자로 나타낸 **상관계수**라는 편리한 지표를 사용하지요.

간단하게 말하자면 **가로축·세로축 모두 표준화를 마친 전체 데이터에 대해 가로축과 세로축을 곱한 값의 평균**

'가로축×세로축'의 평균

보다 정확하게는 **피어슨의 적률상관계수**라고 하지요. 적률이란 곱의 평균을 말해요.

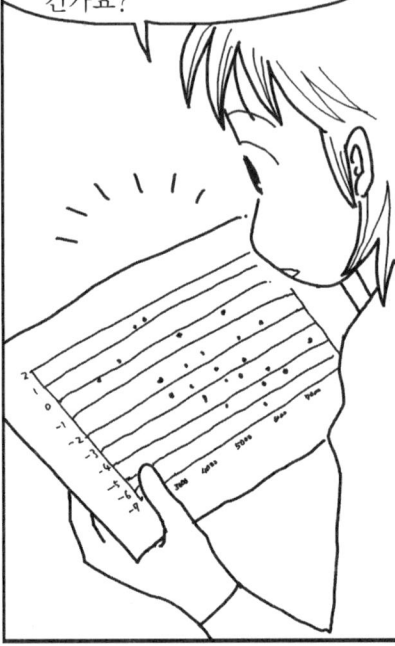

그것을 그림으로 나타내면… 이 그림의 4개의 사각형의 넓이는 각각 가로축과 세로축의 곱이 되겠지요.

실선 부분이 우세하면 플러스 → $r > 0$이고,

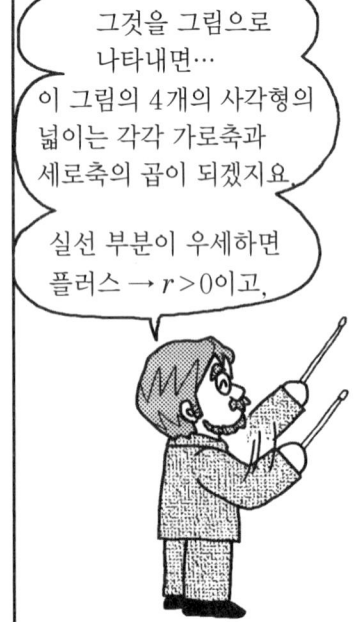

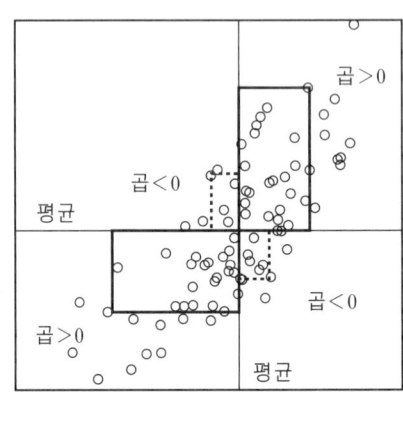

점선 부분이 우세하면 마이너스 → $r < 0$!

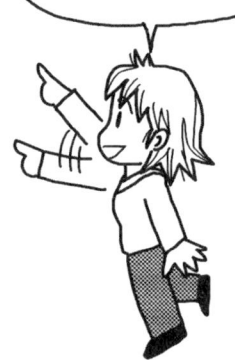

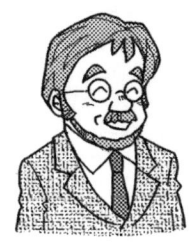

두 관계를 나타내는 상관계수의 계산식은 이렇습니다. $x$와 $y$의 표준득점의 식을 쓴 후에 곱의 평균을 냅니다. $x^\circ$는 $x$의 평균입니다.

$$\text{상관계수}(r_{xy}) = \frac{\sum\left(\dfrac{x-\overline{x}}{s_x} \cdot \dfrac{y-\overline{y}}{s_y}\right)}{n}$$

$$= \frac{\sum\{(x-\overline{x})(y-\overline{y})\}}{\sqrt{\sum(x-\overline{x})^2 \cdot \sum(y-\overline{y})^2}}$$

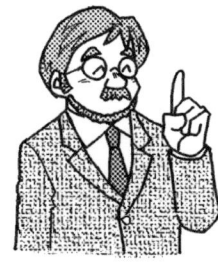

'말라스'의 효과와 운동량의 관계 데이터에서 상관계수는 $-0.5577$이 됩니다.

그 값이 무엇을 뜻하죠?

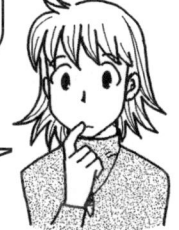

상관계수는 반드시 $-1$에서 $1$ 사이의 값을 갖는다. $r=1$이란 것은 기울기 $=1$인 직선 위에 모든 점들이 놓여 있는 상태, $r=-1$이란 것은 기울기 $=-1$인 직선 위에 모든 점들이 놓여 있는 상태를 말한다.

다음 그림을 보고 상관계수에 대해 이해해 보자.

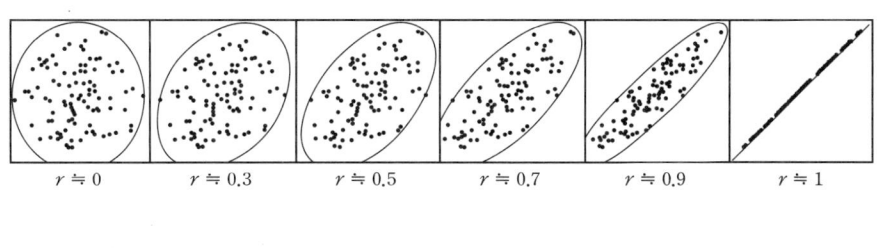

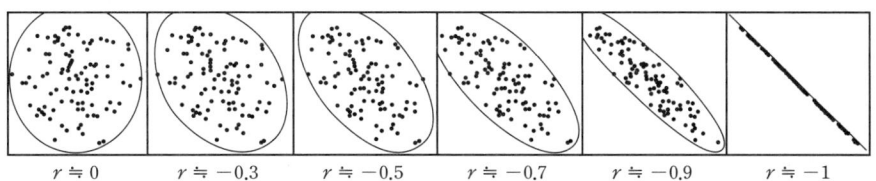

제6장 불규칙과 상관에 대한 고찰

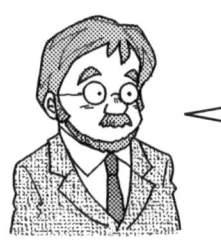
기술통계에서는 '운동량과 체중 변화의 상관관계는 −0.5577이란 음의 상관관계가 있었다. 이것은 운동량이 많을수록 체중이 감소하기 쉽다는 경향을 보이는 것이다.'라는 표현을 써도 괜찮습니다. 그러나 추측통계에서는 모집단에서도 분명하게 이러한 관계가 있다고 말할 수만은 없답니다.

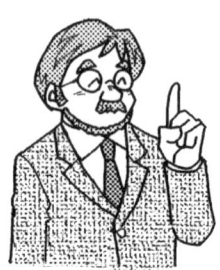
그러면 검정을 해야 하나요?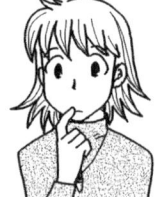

맞아요. 실은 **상관계수에 대해서도 $t$ 검정을 할 수 있지요**. 우선은 가설을 세워봅시다.

귀무가설 : 모집단에 대해서는 상관계수 = 0 (상관이 없다).
대립가설 : 모집단에 대해서는 상관계수 ≒ 0 (상관이 있다).
(카이제곱검정으로 '상관이 없다'를 귀무가설로 삼는 것과 같은 이치이다.)

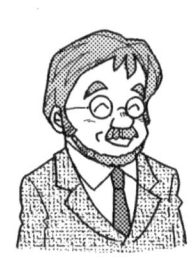
그리고 $t$값을 자유도 $n-2$의 $t$분포에 따른다는 가정하에, $t$ 검정을 실행합니다(146쪽 참조).

$$t = \frac{|r|\sqrt{n-2}}{\sqrt{1-r^2}}$$

상관계수 $r=-0.5577$, 데이터의 개수 $n=30$이니까….

$$t = \frac{0.5577 \times \sqrt{(30-2)}}{\sqrt{(1-0.5577^2)}} = 3.555084$$

$t$값이 3.55이니까, 유의수준 5%에서의 비밀의 숫자 2로 귀무가설을 기각할 수 있어요!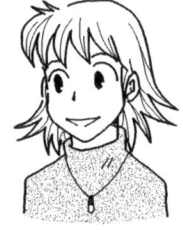

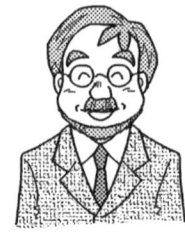
즉, 모집단에서도 운동량과 감량효과 사이에 상관이 있다고 말할 수 있겠죠.

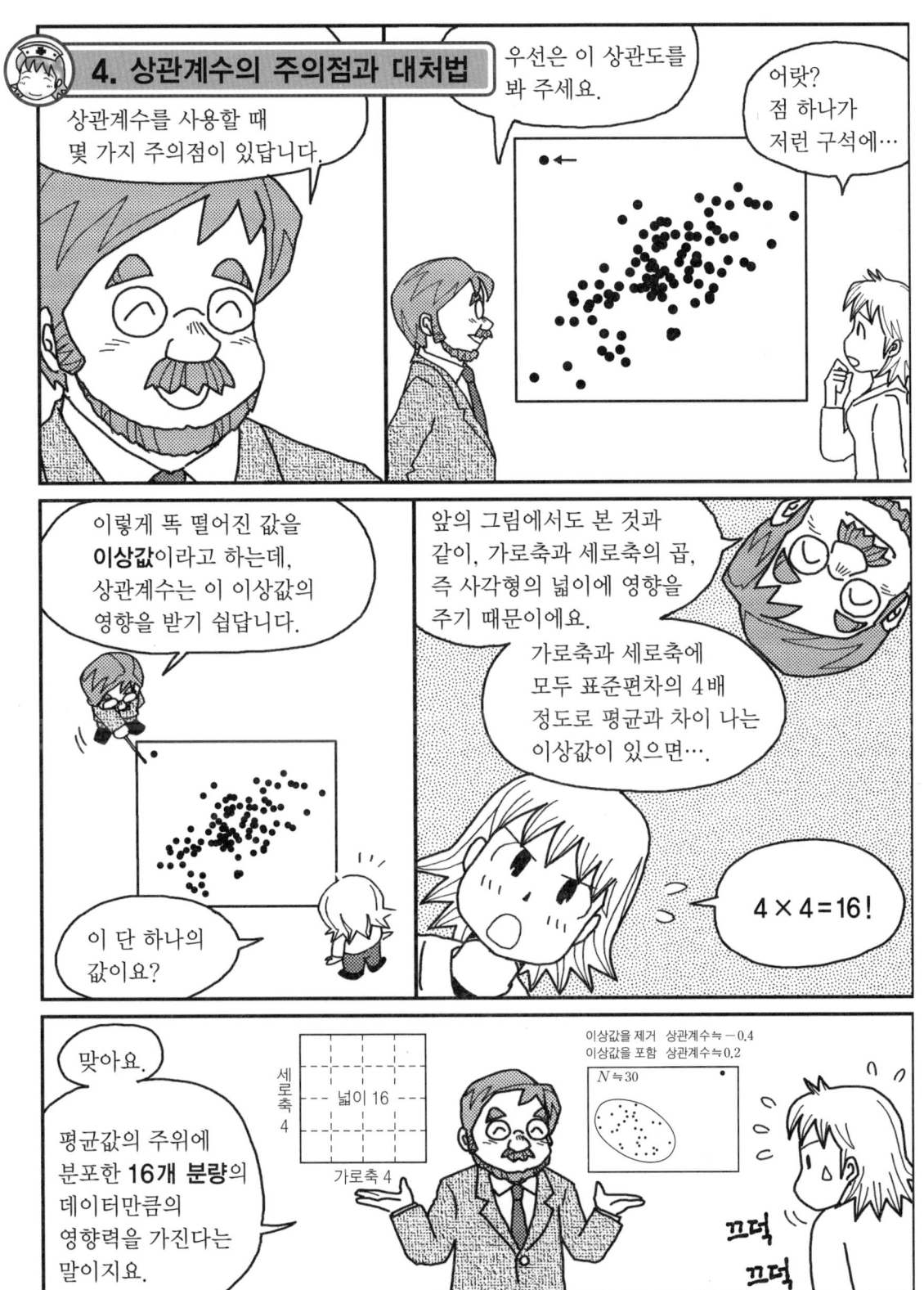

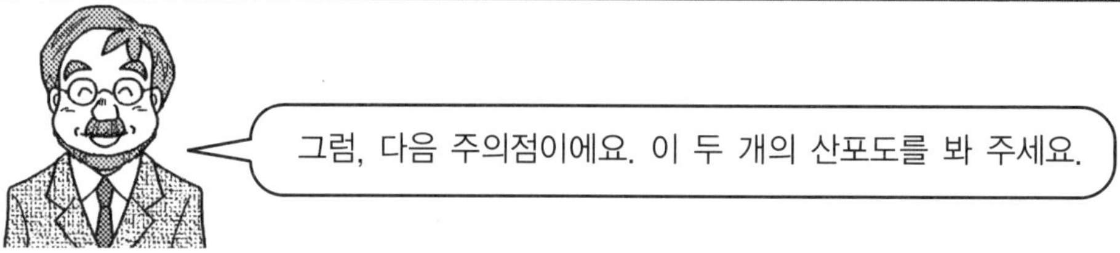

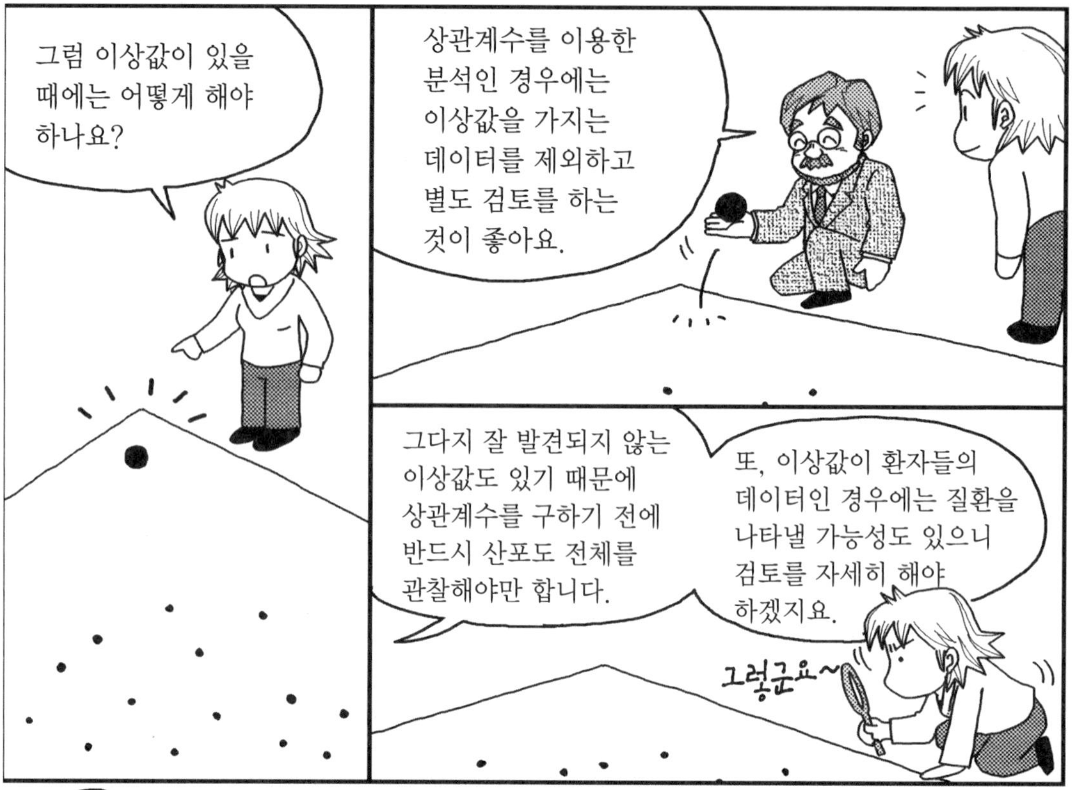

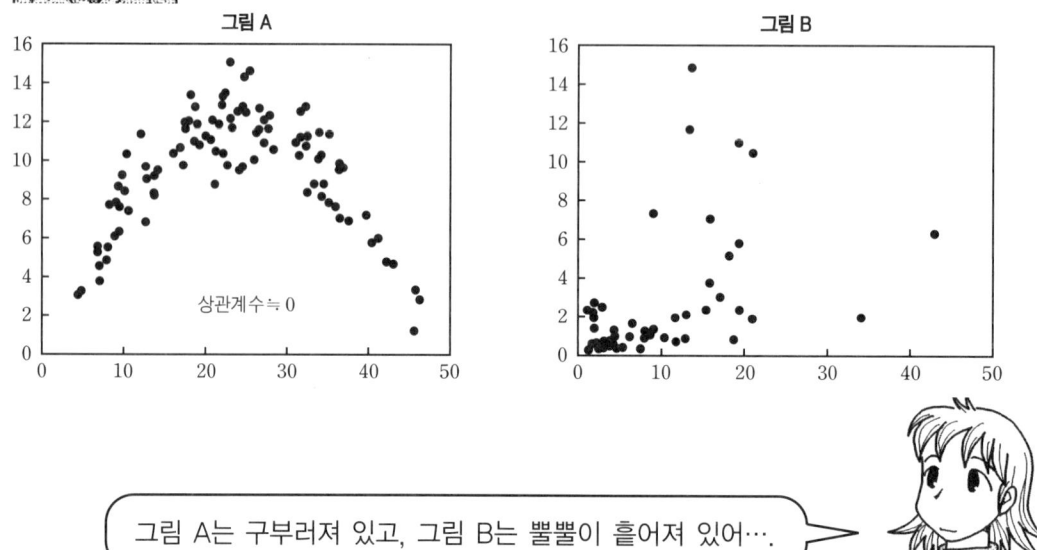

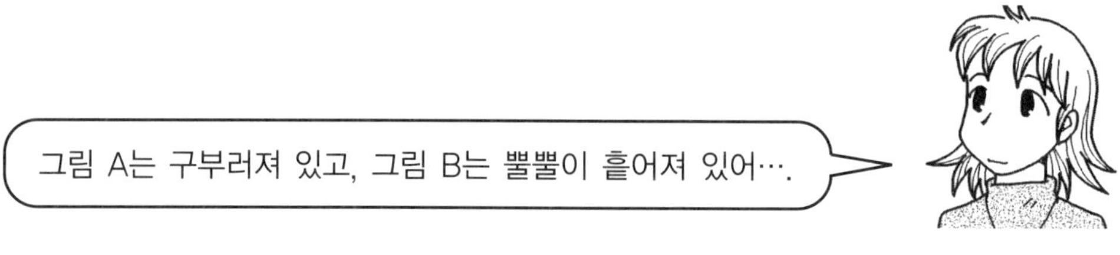

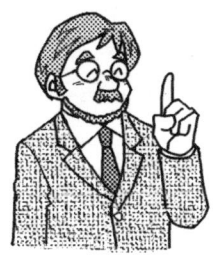
실은, 상관계수는 어디까지나 **'직선적인 관계'의 정도를 평가**하는 것입니다.

이처럼 곡선이라고 할 수 있는 관계(그림 A)나 곡선이라고까지는 할 수 없지만 분포 형태가 직선이 아닌 관계(그림 B)는 상관계수를 구해도 의미가 없어요.

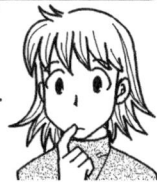
그럼 어떻게 해야 하나요?

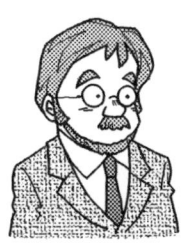
그림 B와 같은 경우는, 그래프의 축을 '로그(log)축'으로 바꾸면 직선 분포를 보이므로 상관계수를 구할 수 있는 분포형태가 됩니다.
로그축이란, 축의 눈금을 0, 10, 20, 30,… 이 아니라 1, 10, 100,… 같이 그린 축을 말합니다.
로그축 상의 위치(눈금을 얼마로 정했는지)를 나타내는 값을 **로그값**, 기존 데이터의 로그값을 구하는 것을 **로그변환**이라고 합니다.
그림 B의 경우, 로그변환 후의 상관계수 = 0.584입니다.

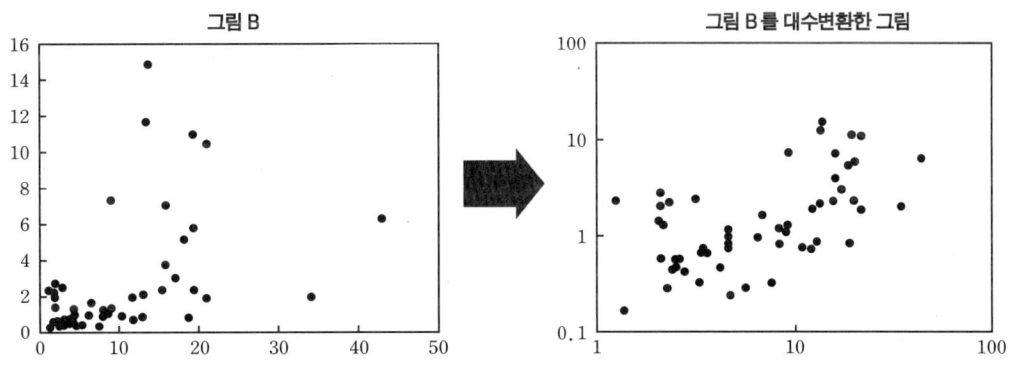

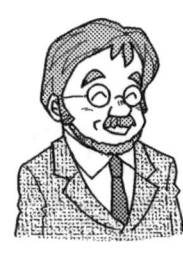
일반적으로 변수에 수학적 변환을 가하는 것을 **변수변환**이라고 합니다.
어떤 변수변환이 좋을지는 꼬집어 말할 수 없지만
지수, 로그, 역수, $n$제곱, $\frac{1}{n}$제곱 등의 변환이 있습니다.
물리적으로 의미가 있는 변환이 '좋은 변환'이겠지요.

※ 지수와 로그에 대한 자세한 내용은 다음 참고문헌을 참고하세요.
『의료기술자를 위한 수학 입문』 오시게 카즈히로, 나카지마 마사하루 공저, 옴사, 2005년

제6장 불규칙과 상관에 대한 고찰

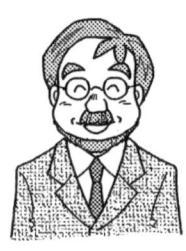

어떻게 변환을 해야 할지 자신이 없을 때에는 우선 순위 데이터로 변환시키는 것이 좋아요. 순위 데이터란 '데이터를 작은 순서부터 늘어놓은 순위'의 수치를 말합니다.

이 때 동일순위는 순번들의 합계의 평균을 낸 '평균순위'로 치환한다. 예를 들어…

- 3위 데이터가 두 개 있을 경우
  1위, 2위, 3위, 3위, 5위라고 표현하지 말고,
  (3+4)÷2=3.5 이므로, 1위, 2위, 3.5위, 3.5위, 5위라고 한다.

- 3위 데이터가 세 개 있을 경우
  1위, 2위, 3위, 3위, 3위, 6위라고 표현하지 말고,
  (3+4+5)÷3=4 이므로, 1위, 2위, 4위, 4위, 4위, 6위라고 한다.

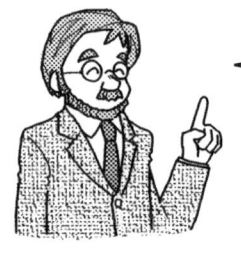

그림 B를 순위 데이터로 변환하면 이렇게 됩니다.

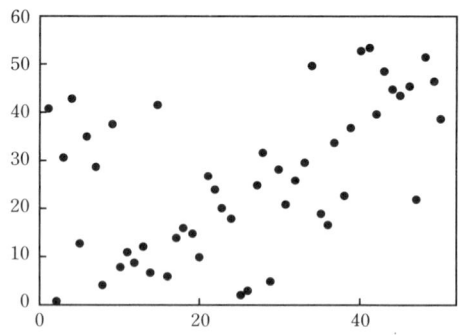

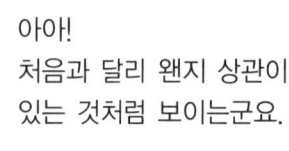

아아!
처음과 달리 왠지 상관이 있는 것처럼 보이는군요.

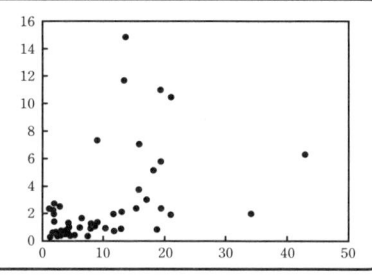

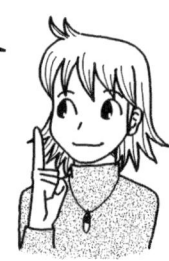

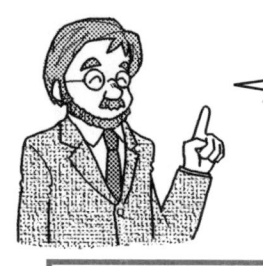

순위 데이터로 변환한 후의 상관계수를 스피어만의 순위상관계수라고 합니다. 이 산포도의 경우, 상관계수는 0.544. $t$검정을 하면 유의하다는 결과를 얻지요.

그림 B는 유명한 '탈리도마이드 사건'의 데이터이다. 당시 재판까지 간 큰 사회 문제였다.

약제회사가 '$r > 0$의 경향, 즉 문제가 되는 양의 상관관계를 인정할 수 없다. 상관도(산포도)에 의한 시각적인 상관이 인정되지 않는 이상, 상관계수를 구할 필요가 없다.'라고 증거로 제출한 그림이다. '다양한 속임수'를 포함하고 있는 이소민(탈리도마이드의 상품명)의 데이터는 단순하게 변수변환하는 것만으로 속임수가 통하지 않게 되었다.

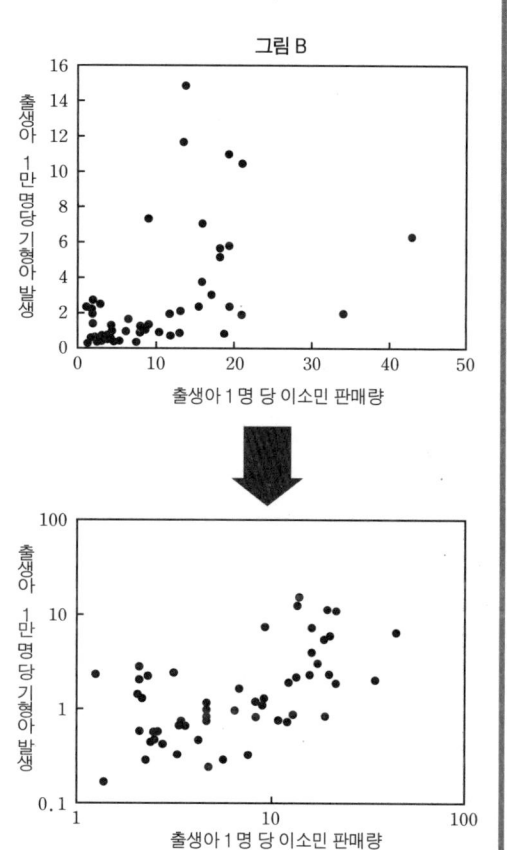

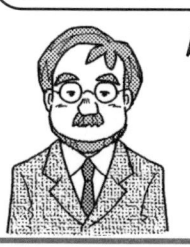

통계학의 힘이, 약품에 부작용이 없다고 주장하는 약제회사의 증거 자료인 산포도의 진실을 폭로해서, 약품과 기형아 출산의 상관관계를 증명해냈던 중요한 사례입니다.

또 한편, 곡선관계(그림 A)의 경우에는, 가로축의 변수를 '대', '중', '소'등의 서열척도로 만들어 평균값의 차를 검정(일원분산분석) 할 것을 추천한다(177쪽 참조).

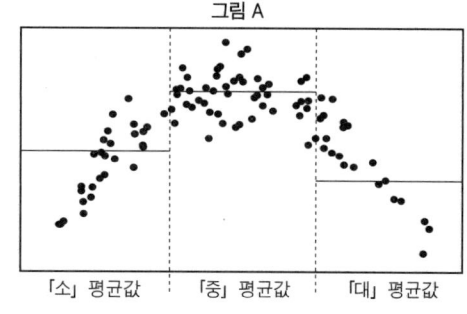

# 5. 상관을 나타내는 지표

실은 지금까지 얘기한 검정에는 상관계수 같은 **상관지표**가 있답니다.

그래요!?

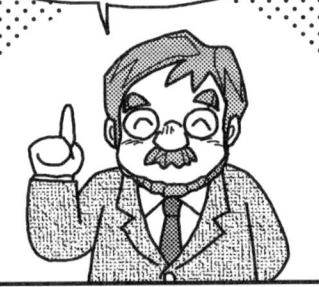

표로 정리를 해보죠.

| | 척도수준 | 봐야 할 도표 | 검정 | 관련 지표 |
|---|---|---|---|---|
| 4장 | 질적변수[1] × 질적변수[1] | 크로스 집계[2] 띠그래프 | 독립성의 검정 (카이제곱검정) | 크래머의 연관계수 |
| 5장 | 질적변수[1] × 연속척도 | 층별 히스토그램[3] | 평균값 차의 검정 ($t$검정, $F$검정) | 상관비 |
| 6장 | 연속척도 × 연속척도 | 산포도 | 모상관계수 = 0 검정 ($t$검정) | 상관계수 |

[1] 질적변수는 명목척도, 서열척도를 말함.
[2] 띠그래프에 대해서는 73쪽을 참조.
[3] 층별 히스토그램에 대해서는 154쪽을 참조.

크래머의 연관계수 : $rc = \sqrt{\dfrac{x^2}{n(k-1)}}$

($k$는 두 질적변수 중 작은 쪽의 수준 수)

상관비 $= \sqrt{\dfrac{\text{그룹 간 변동}}{\text{전체 변동}}}$

둘 다 0~1까지의 값을 갖는다.
'독립성의 검정'은 '모집단에 대한 크래머의 연관계수=0인 검정',
'평균값 차의 검정'은 '모집단에 대한 상관비=0인 검정'을 말한다고 할 수 있다.

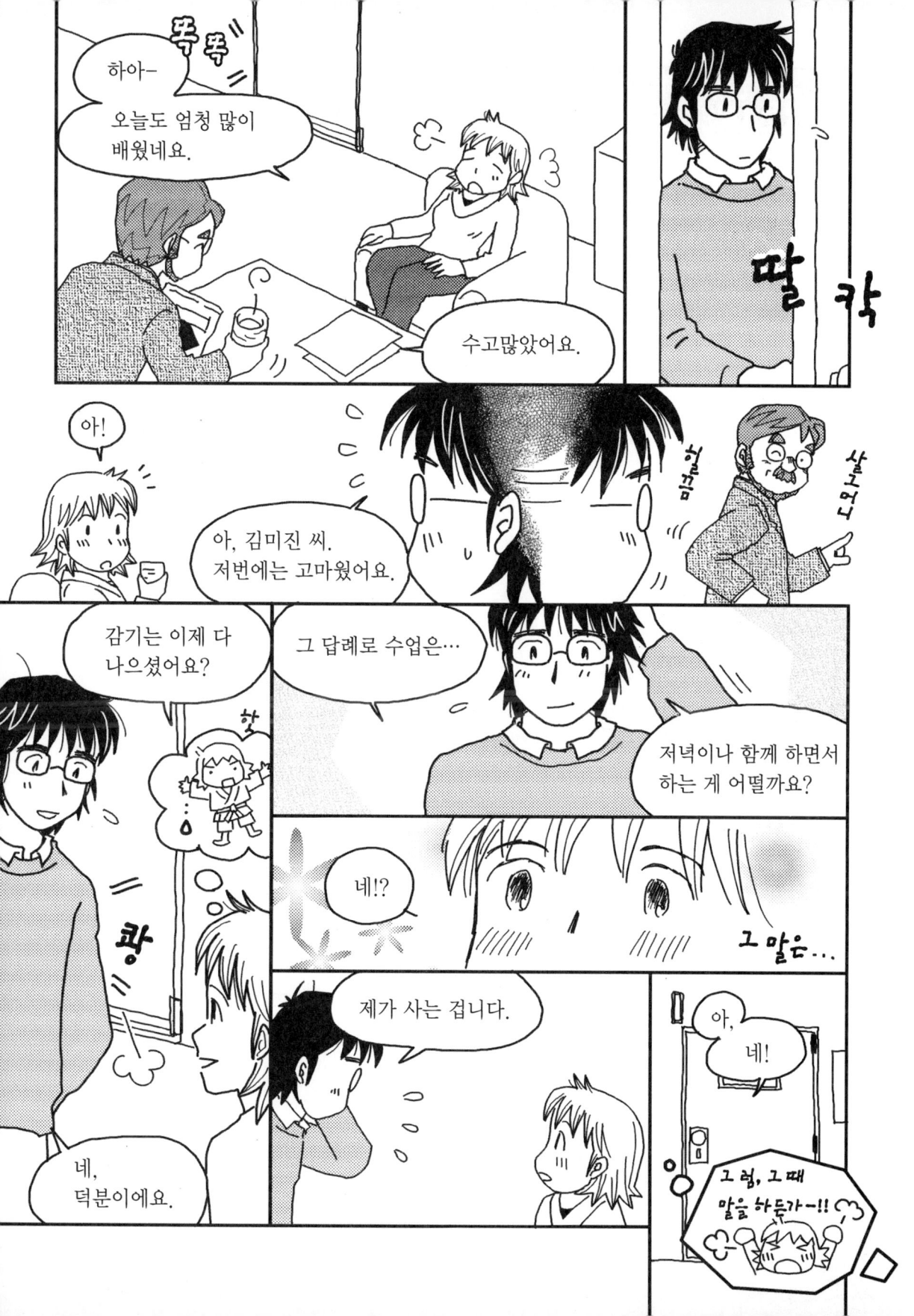

# 제6장 연습문제

## 1 상관계수를 구하시오.

오른쪽에 있는 표의 상관계수를 구하시오.

|   | X | Y |
|---|---|---|
| 1 | 57.0 | 66.4 |
| 2 | 55.4 | 52.6 |
| 3 | 56.9 | 62.2 |
| 4 | 58.2 | 52.0 |
| 5 | 55.9 | 63.7 |
| 평균 | | |

〈문제 1〉

X와 Y의 평균을 구하시오.

〈문제 2〉

아래의 표에 있는 각 값을 구해보시오. 이것은 상관계수를 구하는 식(제6장 187쪽 참조)의 분모, 분자의 각 요소들을 구하는 것입니다. 다 구했으면 색칠되어 있는 3종류의 합계까지 구하시오.

|   | X | Y | X-X의 평균 | Y-Y의 평균 | (X-X의 평균)$^2$ | (Y-Y의 평균)$^2$ | (X-X의 평균) × (Y-Y의 평균) |
|---|---|---|---|---|---|---|---|
| 1 | 57.0 | 66.4 | | | | | |
| 2 | 55.4 | 52.6 | | | | | |
| 3 | 56.9 | 62.2 | | | | | |
| 4 | 58.2 | 52.0 | | | | | |
| 5 | 55.9 | 63.7 | | | | | |
| 평균 | | | | 합계 | | | |

〈문제 3〉

제6장 187쪽의 식에 따라 상관계수를 구하시오.

## 2 이상값이 있는 경우의 상관계수를 구하시오.

오른쪽 표와 같이 1의 데이터에서 입력 실수로 인해 Y=6.3의 데이터가 추가되었다고 합니다.

이에 대한 문제 1~3의 상관계수를 구하시오.

|   | X | Y |
|---|---|---|
| 1 | 57.0 | 66.4 |
| 2 | 55.4 | 52.6 |
| 3 | 56.9 | 62.2 |
| 4 | 58.2 | 52.0 |
| 5 | 55.9 | 63.7 |
| 6 | 56.0 | 6.3 |
| 평균 | | |

|   | X | Y | X-X의 평균 | Y-Y의 평균 | (X-X의 평균)$^2$ | (Y-Y의 평균)$^2$ | (X-X의 평균) × (Y-Y의 평균) |
|---|---|---|---|---|---|---|---|
| 1 | 57.0 | 66.4 | | | | | |
| 2 | 55.4 | 52.6 | | | | | |
| 3 | 56.9 | 62.2 | | | | | |
| 4 | 58.2 | 52.0 | | | | | |
| 5 | 55.9 | 63.7 | | | | | |
| 6 | 56.0 | 6.3 | | | | | |
| 평균 | | | | 합계 | | | |

해답·해설은 268쪽에 있습니다.

# 제 7 장
# 통계의 유단자가 되려면

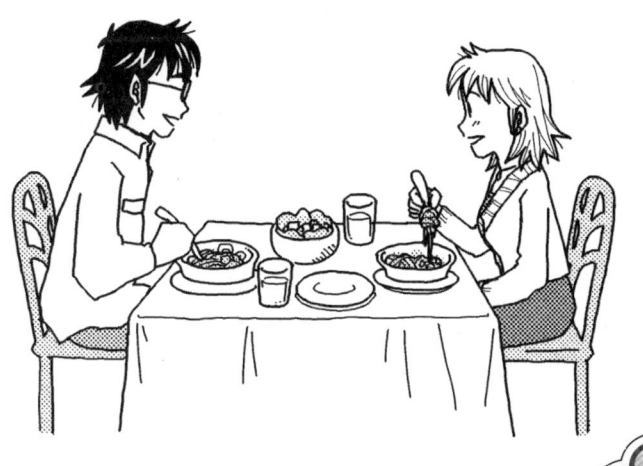

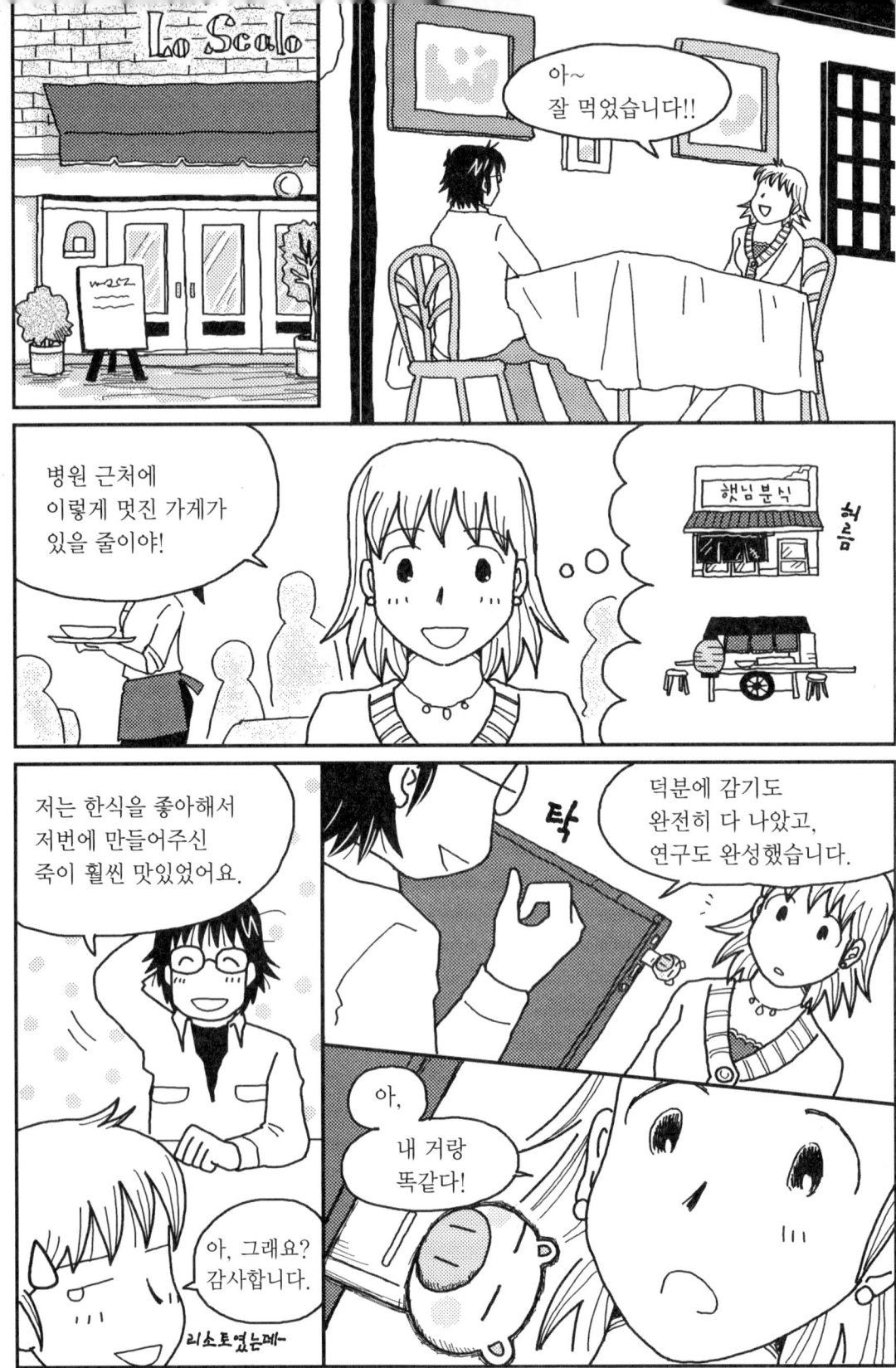

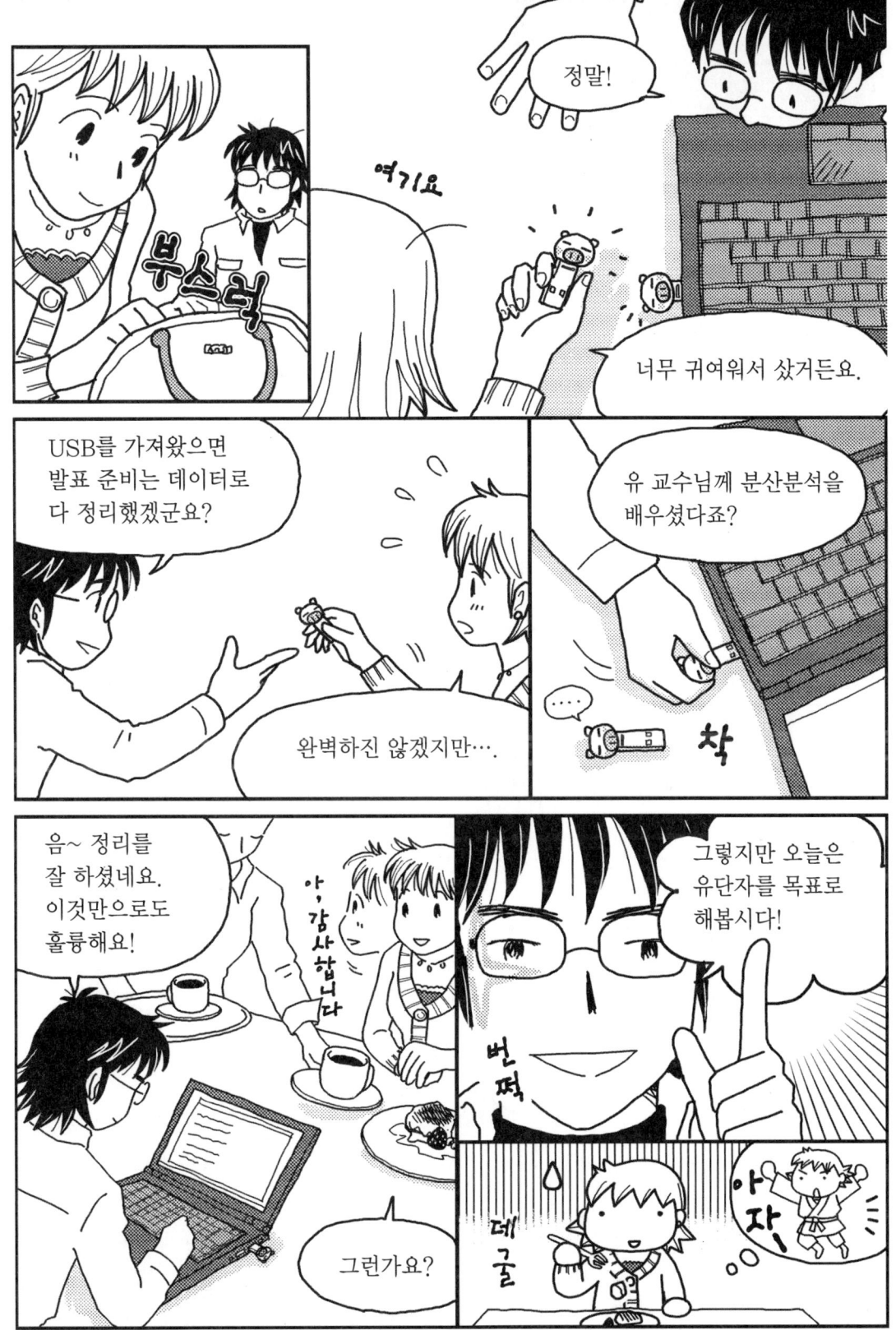

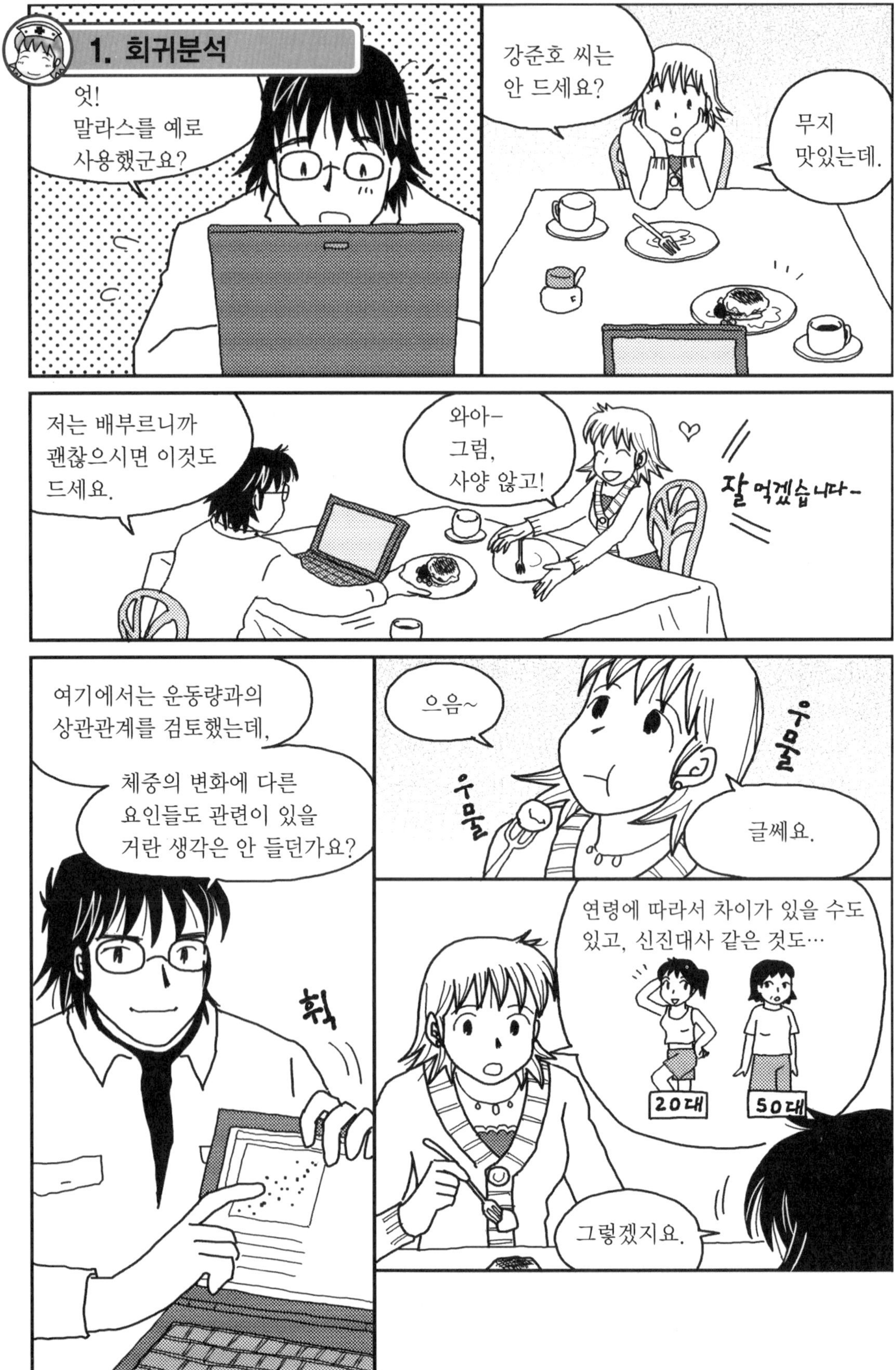

# 1. 회귀분석

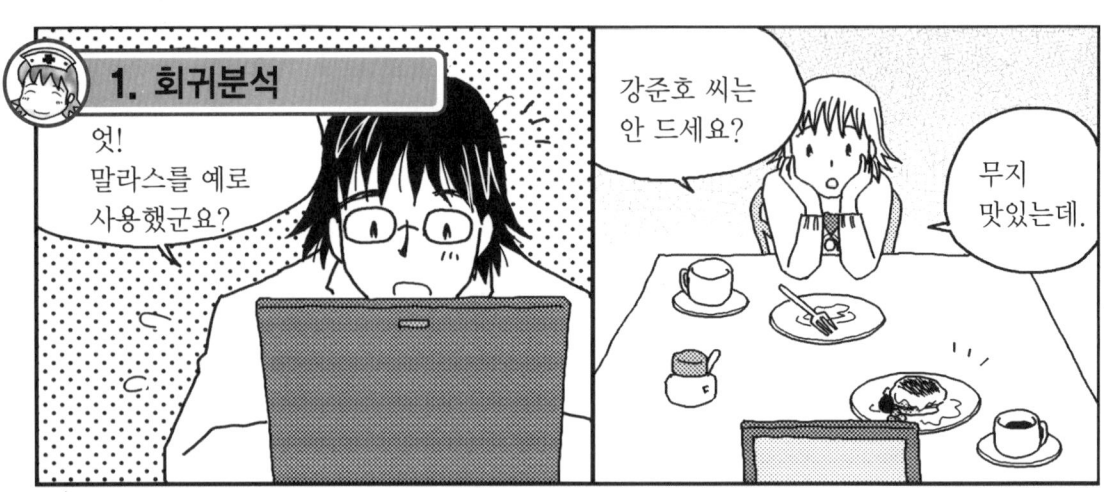

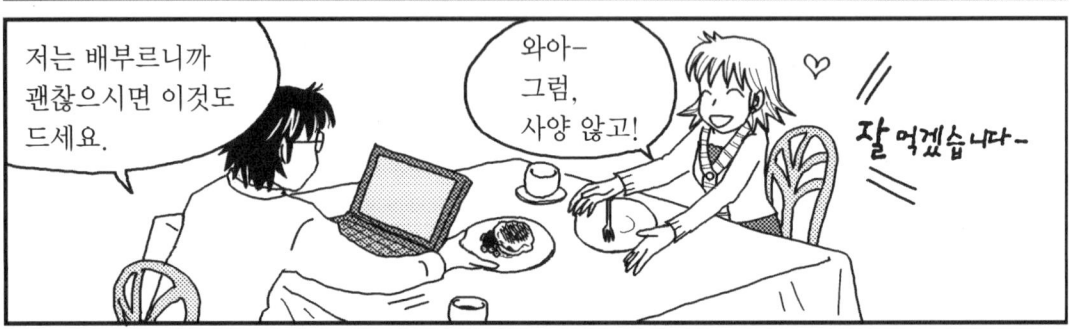

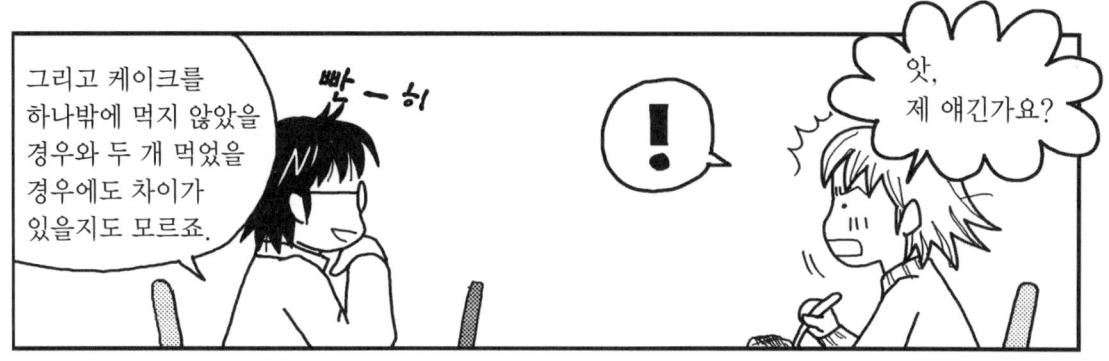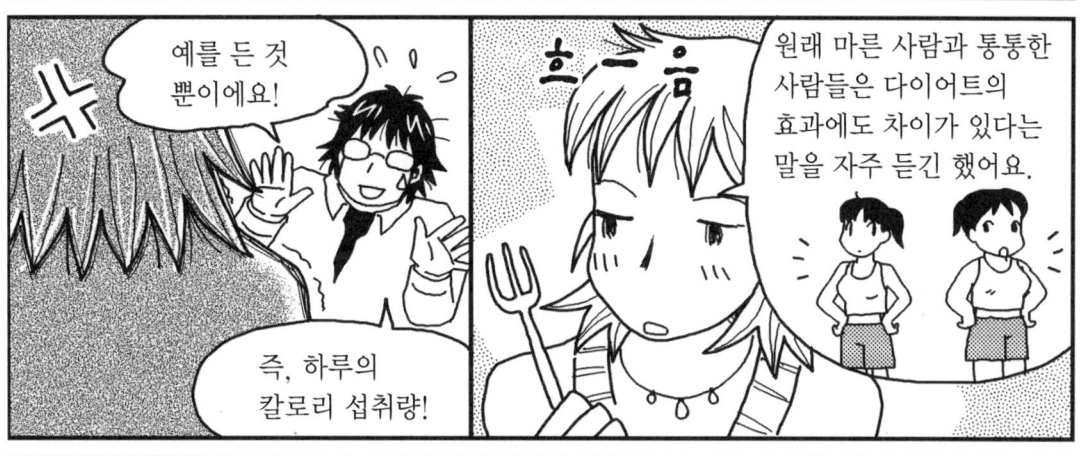

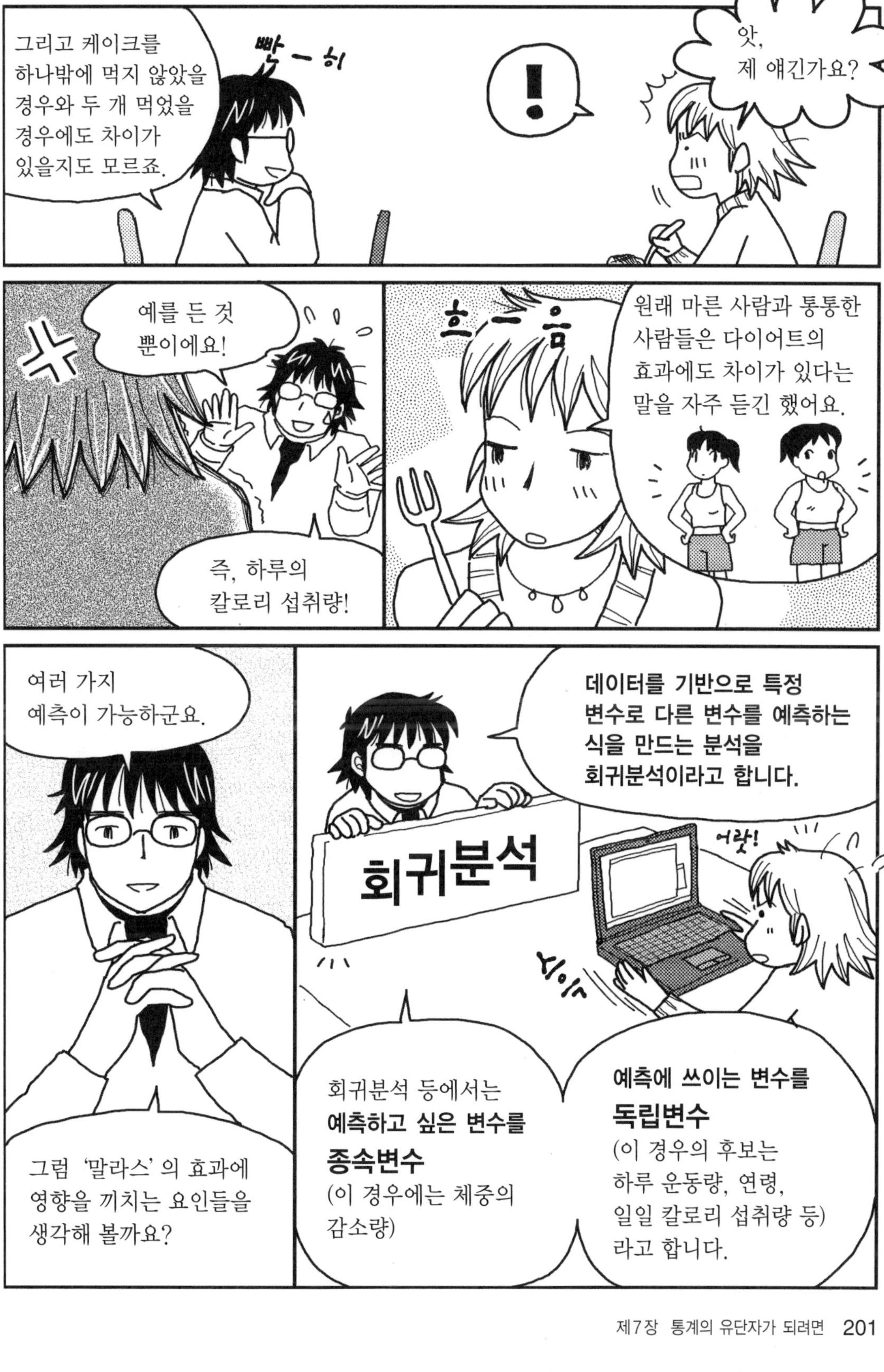

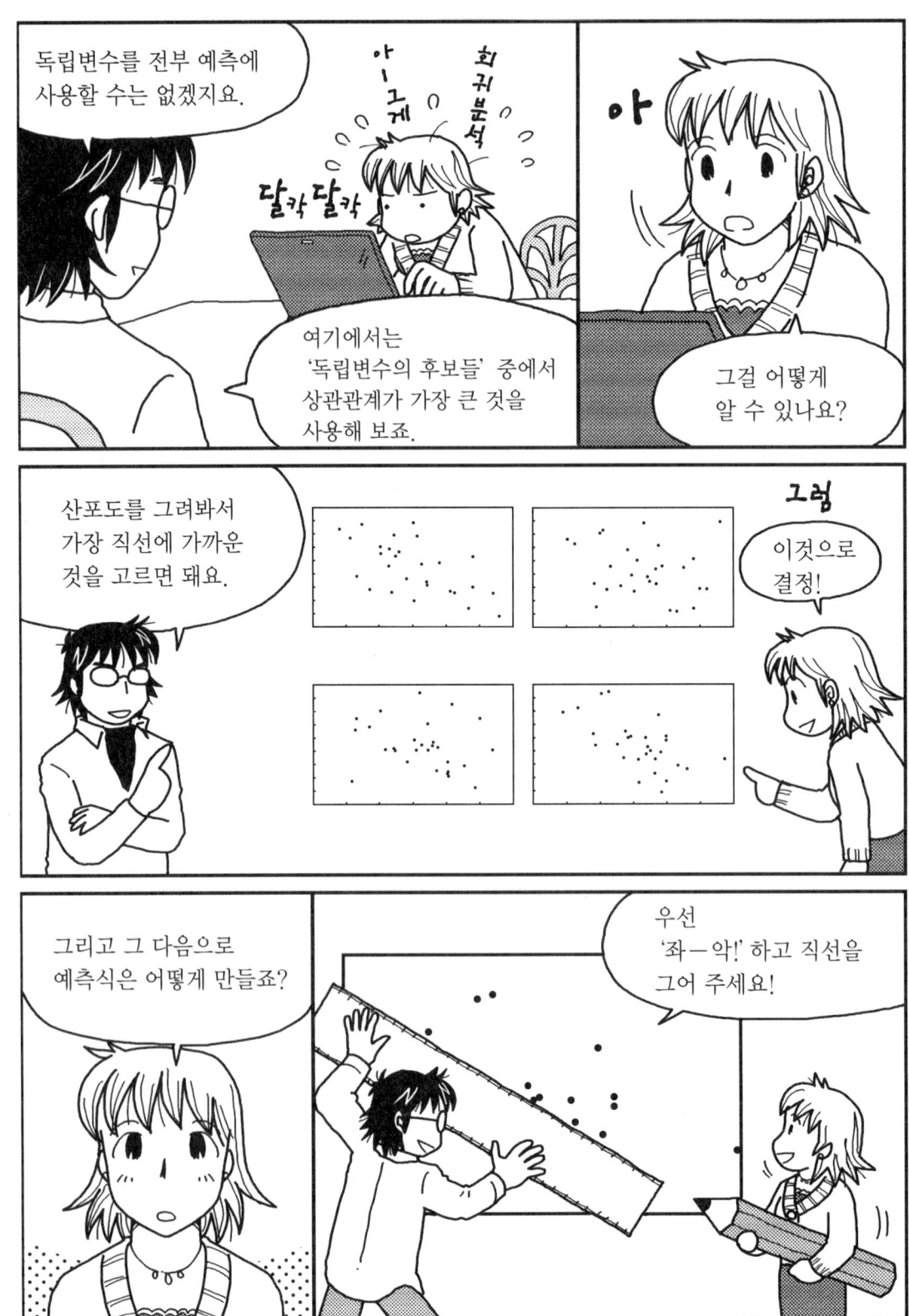

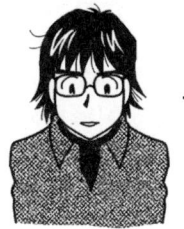

혹시 모르니까, 직선을 두 개 그어봅시다.

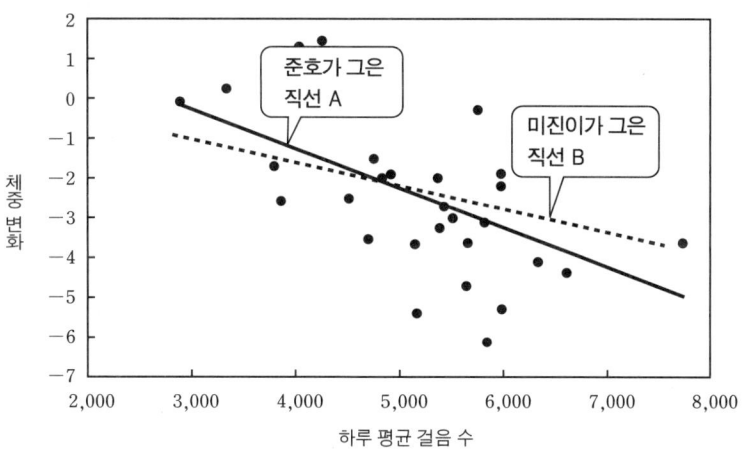

준호가 그은 직선 A
미진이가 그은 직선 B

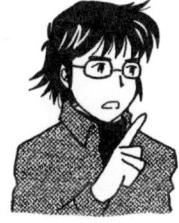

직선 $A : y = bx + c$와 직선 $B : y = b'x + c'$을 비교해서 더 좋은 예측식을 사용하는 거예요.

카이제곱검정이나 $t$검정 등을 일종의 차이의 지표라고 생각했었다.

그와 같이 여기에서는 **예측식과 실측값의 차(잔차)의 제곱의 합을 차이의 지표**로 삼는다. 이 값이 작은 쪽이 더 좋은 예측식이다.

계산식을 물어보기가 겁이 나는데, 그 전에 이 두 개의 식보다 더 좋은 예측식이 만들어지는 $b$나 $c$가 있으면 어떡하죠?

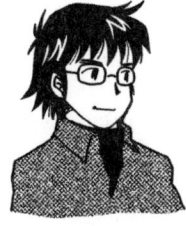

상관없습니다! 회귀분석 계산을 실행하면, **잔차의 제곱의 합이 가장 작게 될 때의 $b$, $c$가 구해지거든요**. 그 방법을 **최소제곱법**이라고 합니다. 그러나 이 계산은 여러모로 손이 많이 가서 통계 소프트웨어를 사용하는 것이 좋을 겁니다.

제7장 통계의 유단자가 되려면 203

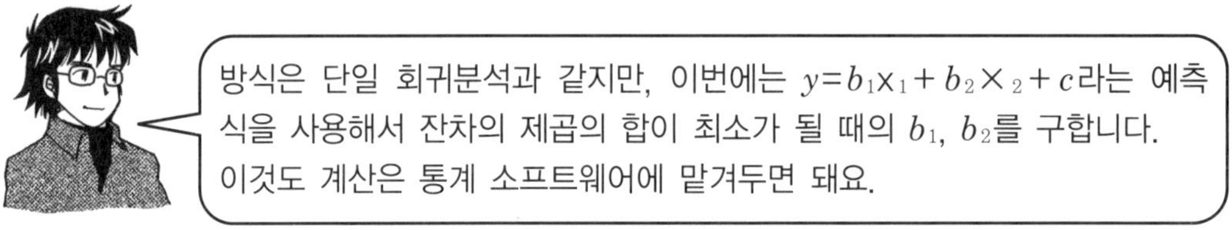

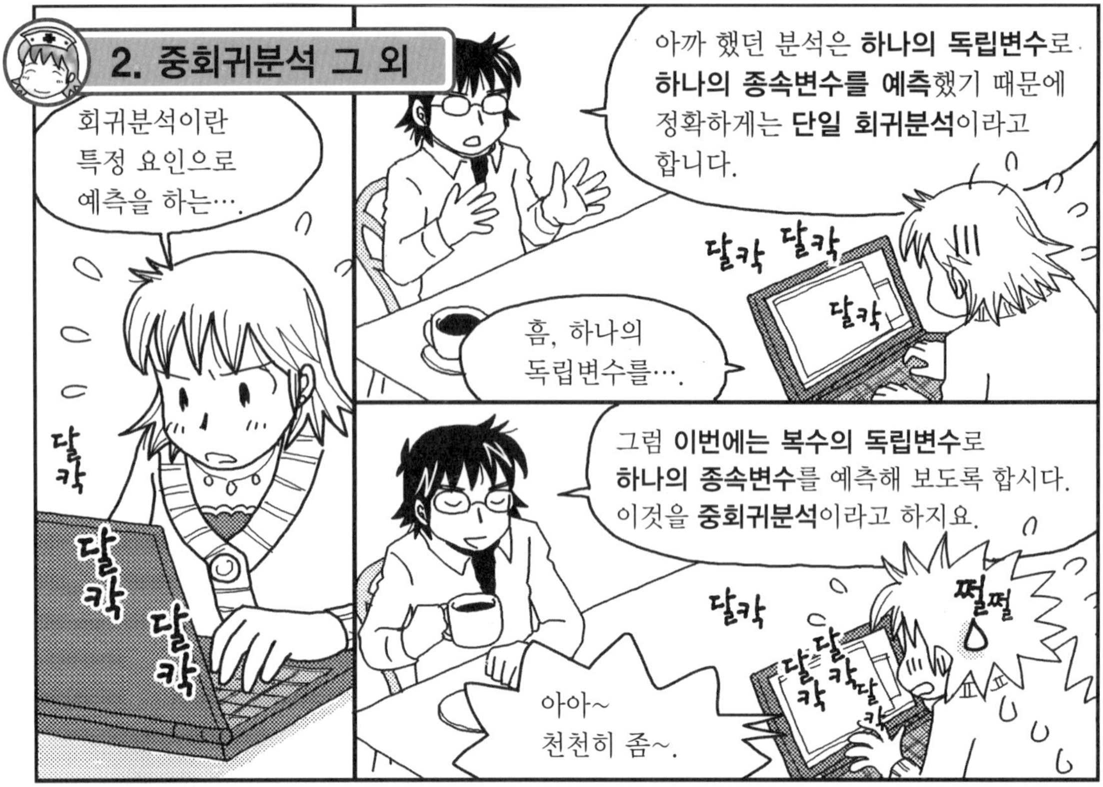

## 2. 중회귀분석 그 외

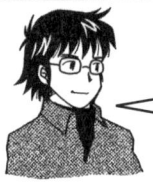

방식은 단일 회귀분석과 같지만, 이번에는 $y = b_1 x_1 + b_2 x_2 + c$라는 예측식을 사용해서 잔차의 제곱의 합이 최소가 될 때의 $b_1$, $b_2$를 구합니다. 이것도 계산은 통계 소프트웨어에 맡겨두면 돼요.

중회귀분석에서는 계수 $b_1$이나 $b_2$를 **편회귀계수**라고 한다. 또, 예측값과 실측값의 상관계수를 **중상관계수**라고 하며 예측력의 평가에 이용한다.

중회귀분석의 주의점을 살펴보도록 하자.
- 예측력이 거의 오르지 않을 수도 있다.
- 계수도 단일 회귀분석일 때와 거의 차이가 없다(0에 가깝다, 부호가 바뀐다 등등).
- $x_2$가 아닌 $x_3$를 사용하면 $y$와의 상관계수는 $x_2$쪽이 큰데 $x_3$쪽의 예측력이 오르는 경우가 생긴다.

기타 등등 중회귀분석에서는 이해하기 힘든 일들이 생기는 경우가 많다.

예를 들면 신장을 재는데, 대퇴골의 길이, 앉은 키, 얼굴 길이 등을 물어도 거의 유익한 정보는 얻을 수 없을 뿐만 아니라, 거꾸로 혼란만 가중시키는 결과가 발생한다. 이것은 독립변수 사이의 상관 때문에 생기는 일이다. 자세하게 지면을 할애하지는 못하지만, '**비슷한 독립변수는 사용하지 않는다.**' 라는 것만 알아두도록 하자.

※ 참고문헌『Excel로 배우는 공분산구조분석과 그래피컬 모델링-Excel 2013/2010/2007 대응판』코지마 다카야·야마모토 마사시 저, 옴사, 2013년

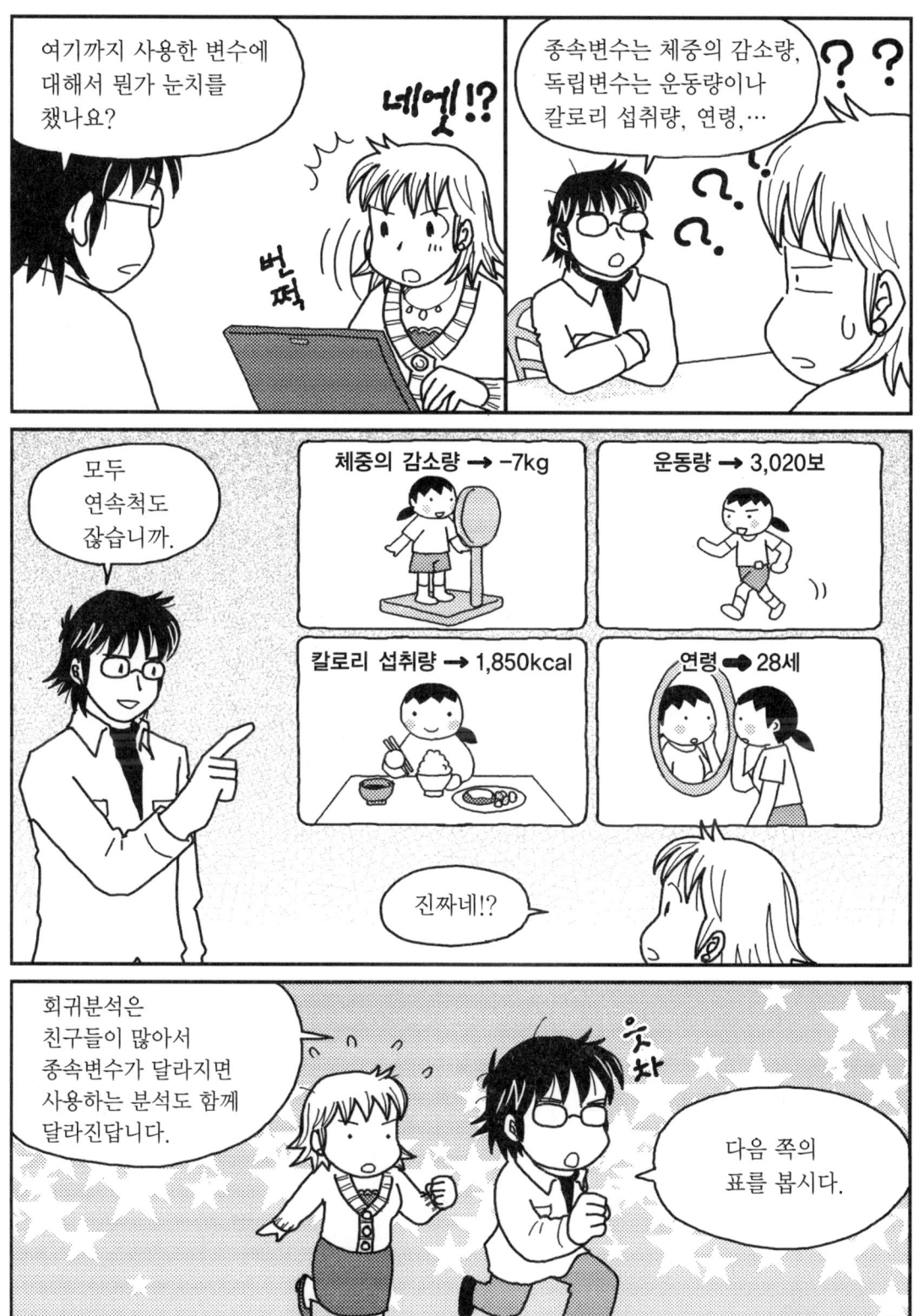

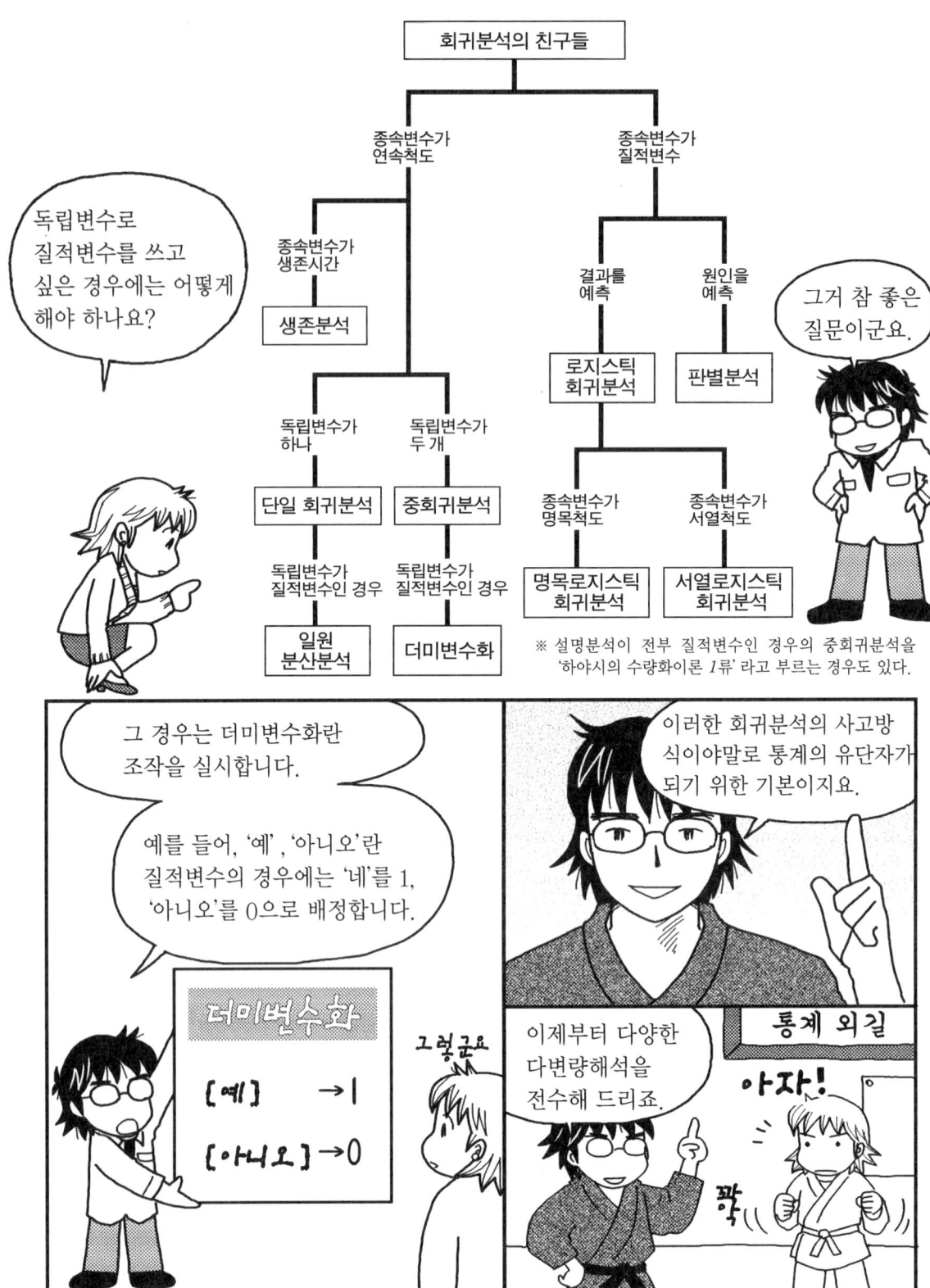

※ '더미변수'에 대한 자세한 내용은 다음 참고문헌을 참고하세요.
『Excel로 배우는 다량분석 입문 Excel 2013/2010 대응판』 칸 다미오 저, 옴사, 2013년

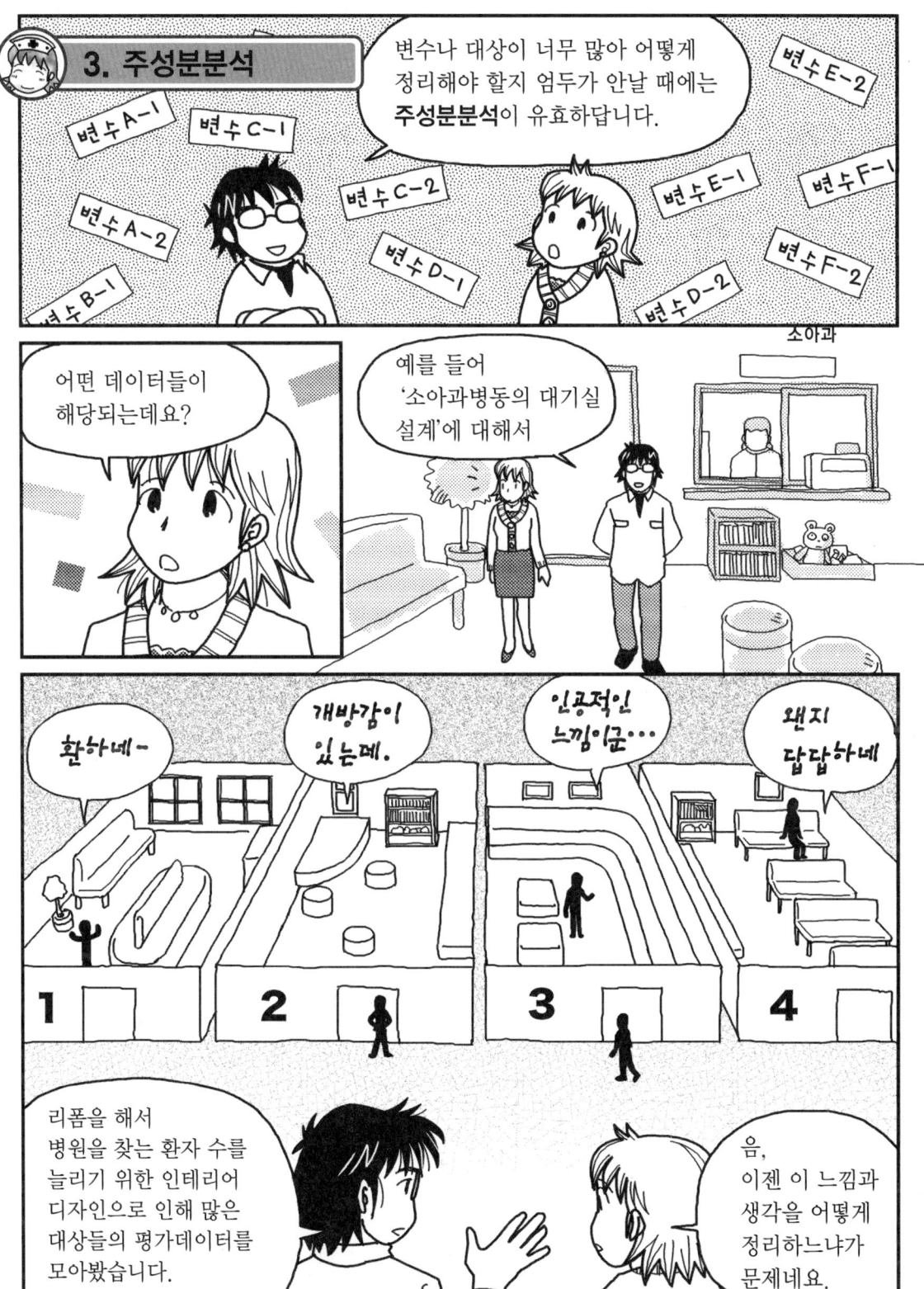

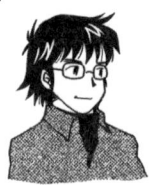

오른쪽의 그림이 SD 프로필(꺾은선 그래프로 각 대상의 평균값을 표시)입니다.
10개의 대상에 대해서 조사한 데이터를 바탕으로 하고 있어요. 각 대상에 대해서 10명 정도가 평가를 내렸기 때문에, 여기에서는 평균값을 취합니다.
뭐가 뭔지 잘 모르겠지요? 상관이 높은 변수들을 그룹핑해서 재정렬합니다.
우선, 상관계수행렬과 산포도행렬을 봐주세요.

### 재정렬 하기 전

| | 환하다 | 어둡다 |
|---|---|---|
| | 압박감이 있다 | 압박감이 없다 |
| | 안정하다 | 불안정하다 |
| | 외부와 가깝다 | 외부와 멀다 |
| | 넓다 | 좁다 |
| | 깨끗하다 | 지저분하다 |
| | 개방적인 | 폐쇄적인 |
| | 쓸쓸하다 | 시끌벅적하다 |
| | 쾌적한 | 불쾌한 |
| | 분위기가 따뜻하다 | 분위기가 차갑다 |
| | 인공적인 | 자연적인 |
| | 배색이 나쁘다 | 배색이 좋다 |
| | 어수선하다 | 차분하다 |
| | 높다 | 낮다 |
| | 분위기가 있다 | 분위기가 없다 |
| | 취향이다 | 취향이 아니다 |
| | 동적이다 | 정적이다 |
| | 피곤하다 | 편안하다 |

### 상관계수행렬

| | 압박감이 있다 – 없다 | 피곤하다 – 편안하다 | 개방적인 – 폐쇄적인 | 안정하다 – 불안정하다 | 쾌적하다 – 불쾌하다 | 분위기가 따뜻하다 – 차갑다 | 동적이다 – 정적이다 | 어수선하다 – 차분하다 | 쓸쓸하다 – 시끌벅적 | 인공적인 – 자연적인 |
|---|---|---|---|---|---|---|---|---|---|---|
| 압박감이 있다 – 없다 | **1.000** | **0.735** | **−0.936** | **−0.709** | **−0.809** | **−0.741** | −0.142 | −0.080 | 0.573 | 0.414 |
| 피곤하다 – 편안하다 | **0.735** | **1.000** | **−0.871** | **−0.967** | **−0.969** | −0.591 | 0.193 | 0.391 | 0.329 | 0.379 |
| 개방적인 – 폐쇄적인 | **−0.936** | **−0.871** | **1.000** | **0.839** | **0.941** | **0.704** | −0.013 | −0.169 | −0.505 | 0.378 |
| 안정하다 – 불안정하다 | **−0.709** | **−0.967** | **0.839** | **1.000** | **0.936** | 0.523 | −0.238 | −0.416 | −0.211 | 0.262 |
| 쾌적하다 – 불쾌하다 | **−0.809** | **−0.969** | **0.941** | **0.936** | **1.000** | 0.683 | −0.072 | −0.293 | −0.475 | 0.405 |
| 분위기가 따뜻하다 – 차갑다 | **−0.741** | −0.591 | **0.704** | 0.523 | 0.683 | **1.000** | 0.570 | 0.287 | **−0.787** | **−0.794** |
| 동적이다 – 정적이다 | −0.142 | 0.193 | −0.013 | −0.238 | −0.072 | 0.570 | **1.000** | **0.888** | **−0.717** | **−0.685** |
| 어수선하다 – 차분하다 | −0.080 | 0.391 | −0.169 | −0.416 | −0.293 | 0.287 | **0.888** | **1.000** | −0.574 | −0.479 |
| 쓸쓸하다 – 시끌벅적 | 0.573 | 0.329 | −0.505 | −0.211 | −0.475 | **−0.787** | **−0.717** | −0.574 | **1.000** | **0.688** |
| 인공적인 – 자연적인 | 0.414 | 0.379 | −0.378 | −0.262 | −0.405 | **−0.794** | **−0.685** | −0.479 | **0.688** | **1.000** |

※ 절댓값이 0.5 이상인 값에는 색을 칠하였고, 0.7 이상인 값은 두꺼운 글자로 처리하였다.

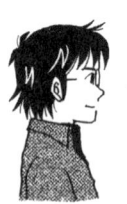

상관계수행렬은, 두꺼운 선으로 테두리선이 쳐진 부분이 높은 상관을 보이기 때문에 자리를 서로의 옆으로 옮겼습니다.

산포도행렬도 상관이 높은 부분을 두꺼운 선으로 테두리를 칩니다. 크게 두 그룹으로 나눠지는군요.
그렇지만 '분위기가 따뜻하다 – 차갑다' 는 두 그룹에 비슷한 상관을 보여서 어느 그룹에 넣을지가 애매하네요.

### 산포도행렬

※ 상관계수행렬은 10개 변수, 산포도행렬은 5개 변수를 지면의 사정이 되는대로 발췌했다.
※ 데이터의 출전은 269쪽을 참조하세요.

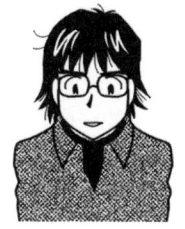
그럼 상관이 높은 그룹별로 앞의 SD 프로필을 재정렬 해보도록 합시다.

※ 재량껏 좌우의 축을 바꿨다.
※ 어느 그룹에 넣을지 애매한 변수는 표시하지 않았다.

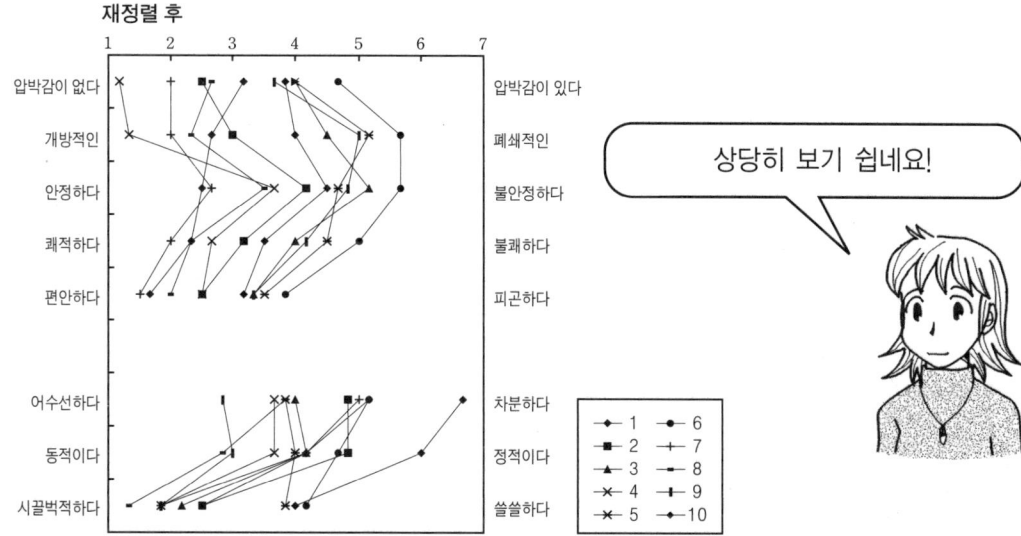

상당히 보기 쉽네요!

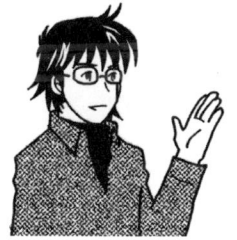
이것을 참고로, 다음은 두 그룹의 대표가 되는 변수(대표변수) 로 산포도를 그려봅시다.

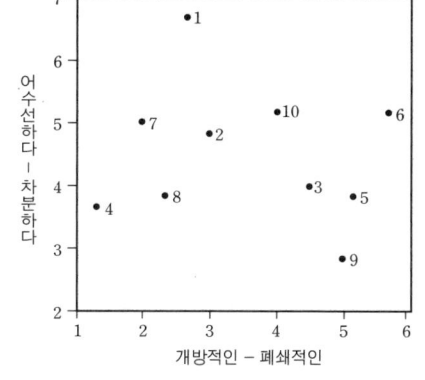

점 옆에 붙어있는 숫자는 뭔가요?

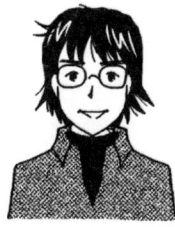
어떤 점이 어느 행렬인지를 나타내는지를 표시해둔 겁니다. 이와 같은 산포도를 **라벨 산포도**라고 합니다.

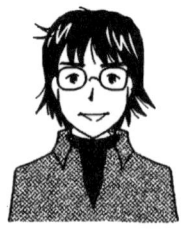
그러나 이 두 그룹 중 어느 쪽에 들어갈지 애매한 변수도 있기 때문에, 축을 하나 더 늘려서 3개의 변수로 삼차원 산포도를 만들어 봅시다. 잘 보이는 위치에서 회전을 멈추면 이런 모양이 됩니다.

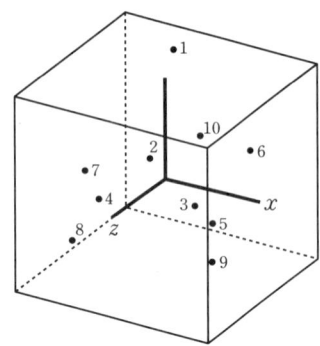

보기 쉬운 위치라니, 그건 어떤 방향인가요?

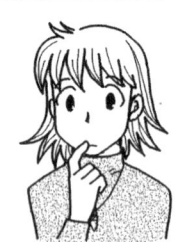

$x$ : 개방적인 – 폐쇄적인
$y$ : 어수선하다 – 차분하다
$z$ : 분위기가 따뜻하다 – 차갑다

삼차원 산포도를 만들려면 컴퓨터 상에서 화상을 빙글빙글 회전시켜주는 소프트웨어가 필요합니다. 삼차원이라고는 해도 컴퓨터 화면은 이차원이기 때문에, 안쪽에 있는 점과 앞쪽에 나와 있는 점의 구별이 어렵습니다 (오른쪽 그림 참조).

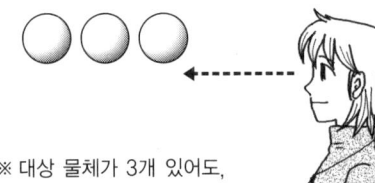

※ 대상 물체가 3개 있어도, 미진 씨가 볼 때는 하나로 보인다.

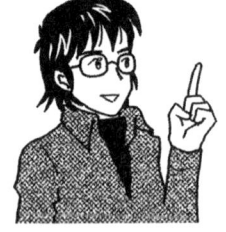

그렇기 때문에 컴퓨터 화면의 이차원 상으론 많이 흩어져 있고, 뒤쪽으로는 흩어짐이 적은 경우를 보기 쉬운 위치라고 부릅니다.

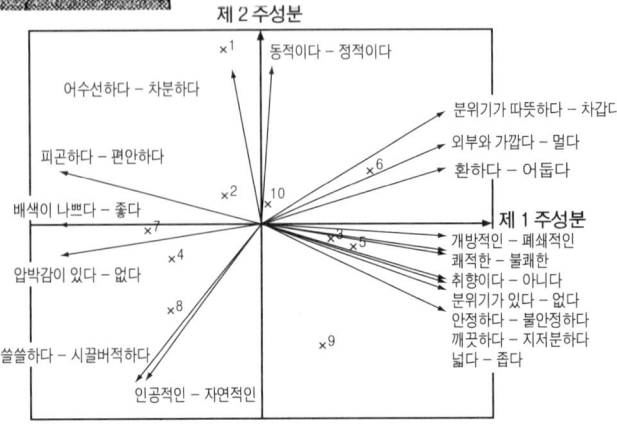

축이 많이 있어서, 가장 보기 쉬운 위치를 찾는 것이 힘들어 보일 수도 있지만, 최소 제곱법을 사용하면 가장 잘 보이는 위치에서 멈출 수 있다.

이처럼 원래는 다차원이었던 데이터를 적은 차원(보기 쉬운 위치에서의 이차원)으로 요약하는 것이 **주성분분석**이다.

## ● 주성분분석의 계산 원리

우선 데이터의 불규칙이 가장 큰 방향으로 축을 정한다. 이것이 제1주성분.

다음으로 제1주성분과 직교하는 방향 중에서 데이터의 불규칙이 가장 큰 방향으로 축을 정한다. 이것이 제2주성분. 이런 식으로 마지막까지(보통은 변수의 수만큼) 주성분축을 정해나간다. 제1주성분을 가로축, 제2주성분을 세로축으로 표시한 것이 210쪽의 그림이다.

이와 같은 그림을 **바이플롯**이라 하고, 개체와 변수를 같은 공간 내에 위치하게 만들어, 보통 2차원평면 위에 나타낸다.

## ● 용어 해설

**고유값** : 각 주성분 방향 데이터들의 불규칙(분산)
**기여율** : 고유값이 전체의 불규칙을 점하는 백분율
**누적기여율** : 제$k$주성분까지의 기여율 합계
**주성분스코어, 주성분득점** : 주성분축 위에 있는 개체의 좌표
**인자부하량** : 원래 변수의 방향을 나타내는 벡터 성분

## ● 주의점

항상 2차원 상으로 나타내도 좋다는 뜻은 아니다. '고유값', '기여율', '누적기여율'을 참고해야 한다. 고차원으로 갈수록 복잡하고 외관상 한눈으로 판단하기가 어려워진다. 그럴 때에는 '축 회전'이란 편리한 방법이 있다. 축회전을 하면 보기 쉬워지는 예를 다음에 실었다.

'극장·콘서트홀에 갈 때, 어떤 점을 중시하는가'를 각 항목 5단계(매우 중시한다~전혀 중시하지 않는다)로 응답하게 한 조사

| 회전전의 인자부하량 | 제 1 주성분 | 제 2 주성분 | 제 3 주성분 | 제 4 주성분 |
|---|---|---|---|---|
| 무대가 잘 보인다 | 0.559 | 0.552 | 0.011 | 0.218 |
| 음질이 나쁘다 | 0.539 | 0.605 | 0.234 | −0.012 |
| 연주나 대사가 잘 들린다 | 0.631 | 0.620 | 0.180 | 0.011 |
| 좌석이 편하다 | 0.728 | 0.156 | 0.063 | −0.016 |
| 객석의 조명이 적절하다 | 0.751 | −0.182 | 0.120 | −0.432 |
| 냉난방이 쾌적하다 | 0.816 | −0.137 | −0.146 | −0.400 |
| 공기가 깨끗하다·냄새가 나지 않는다 | 0.839 | −0.136 | −0.130 | −0.266 |
| 화장실의 개수 | 0.759 | −0.044 | −0.490 | 0.269 |
| 화장실이 깨끗하다·편리하다 | 0.801 | −0.080 | −0.409 | 0.252 |
| 현관 홀·내장 디자인이나 분위기가 좋다 | 0.659 | −0.495 | 0.357 | 0.273 |
| 건물의 전체적인 디자인·분위기 | 0.687 | −0.488 | 0.394 | 0.245 |

| 회전전의 인자부하량 | 제 1 주성분 | 제 2 주성분 | 제 3 주성분 | 제 4 주성분 |
|---|---|---|---|---|
| 무대가 잘 보인다 | 0.745 | 0.041 | 0.326 | 0.044 |
| 음질이 나쁘다 | 0.837 | 0.180 | 0.006 | 0.068 |
| 연주나 대사가 잘 들린다 | 0.863 | 0.219 | 0.138 | 0.050 |
| 좌석이 편하다 | 0.493 | 0.401 | 0.290 | 0.267 |
| 객석의 조명이 적절하다 | 0.200 | 0.803 | 0.094 | 0.322 |
| 냉난방이 쾌적하다 | 0.188 | 0.826 | 0.337 | 0.185 |
| 공기가 깨끗하다·냄새가 나지 않는다 | 0.220 | 0.733 | 0.396 | 0.260 |
| 화장실의 개수 | 0.207 | 0.274 | 0.859 | 0.188 |
| 화장실이 깨끗하다·편리하다 | 0.221 | 0.312 | 0.813 | 0.266 |
| 현관 홀·내장 디자인이나 분위기가 좋다 | 0.075 | 0.264 | 0.223 | 0.897 |
| 건물의 전체적인 디자인·분위기 | 0.086 | 0.277 | 0.179 | 0.900 |

※ 제4성분까지 추출해서 배리맥스(varimax)회전이란 방법을 사용한다. 그렇게 하면 훨씬 해석하기 쉬워진다. 요컨대, 전체적으로 변수와 축의 방향을 맞추듯이 축을 회전시키는 방법으로, 축마다 해석을 할 수 있다. 회전 후 축의 해석은 순서대로 '감상을 위한 환경', '공간으로서의 환경', '화장실 환경', '디자인·분위기'가 된다.

※ 데이터의 출전은 269쪽을 참조하세요.

# 4. 대응일치분석

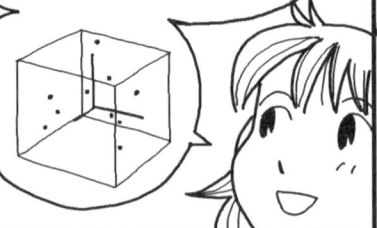

시각적으로 상관관계를 볼 수 있는 분석은 발표할 때 도움이 많이 될 것 같아요.

비슷한 것으로 대응일치분석이 있답니다.

한 대학에서 헌혈 미경험자 315명을 대상으로 설문조사를 실시했다고 합시다.

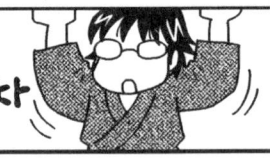

헌혈에 협력할 생각
1 : 전혀 없다
2 : 없다
3 : 있다
4 : 매우 있다
[1 : 전혀 없다]를 제외한 [2, 3, 4]의 사람들에게 성별, 헌혈을 안 하는 이유

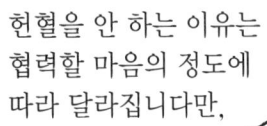

헌혈을 안 하는 이유는 협력할 마음의 정도에 따라 달라집니다만,

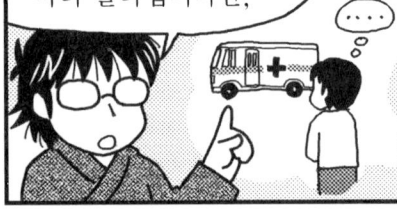

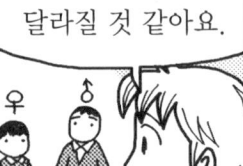

성별에 따라서도 달라질 것 같아요.

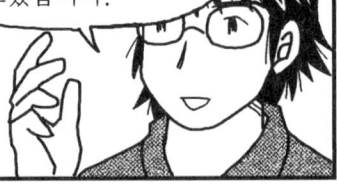

그래서 [성별×이유]와 [협력도×이유]란 두 가지 크로스 집계표를 만들어 보았습니다.

### 성별×헌혈을 안 하는 이유

|   | 감염이 걱정되어서 | 기회가 없어서 | 건강에 안 좋을까봐 | 장소를 몰라서 | 아플까봐 | 빈혈·약물 복용·질병 etc. | 불안해서 | 귀찮아서 |
|---|---|---|---|---|---|---|---|---|
| 남 | 13 | 54 | 13 | 18 | 33 | 19 | 33 | 42 |
| 여 | 12 | 69 | 23 | 21 | 69 | 50 | 49 | 14 |

### 헌혈에 협력할 생각×헌혈을 안 하는 이유

|   | 감염이 걱정되어서 | 기회가 없어서 | 건강에 안 좋을까봐 | 장소를 몰라서 | 아플까봐 | 빈혈·약물 복용·질병 etc. | 불안해서 | 귀찮아서 |
|---|---|---|---|---|---|---|---|---|
| 2 | 7 | 25 | 13 | 3 | 36 | 13 | 24 | 18 |
| 3 | 12 | 58 | 16 | 21 | 49 | 32 | 42 | 29 |
| 4 | 3 | 38 | 4 | 16 | 11 | 24 | 12 | 6 |

이래서는 이해가 잘 안 돼요.

|   | 감염이 걱정되어서 | 기회가 없어서 | 건강에 안 좋을까봐 | 장소를 몰라서 | 아플까봐 | 빈혈·약물 복용·질병 etc. | 불안해서 | 귀찮아서 |
|---|---|---|---|---|---|---|---|---|
| 여-2 | 3 | 11 | 7 | 0 | 21 | 11 | 12 | 4 |
| 여-3 | 5 | 29 | 11 | 12 | 33 | 24 | 27 | 7 |
| 여-4 | 2 | 29 | 3 | 9 | 9 | 15 | 8 | 2 |
| 남-2 | 4 | 14 | 6 | 3 | 15 | 2 | 12 | 14 |
| 남-3 | 7 | 29 | 5 | 9 | 16 | 8 | 15 | 22 |
| 남-4 | 1 | 9 | 1 | 5 | 2 | 9 | 4 | 4 |

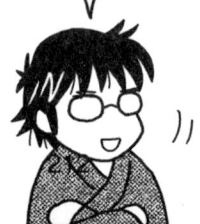

그럼 (성별×협력도)×이유로 만들어서 하나의 표에 담아볼까요?

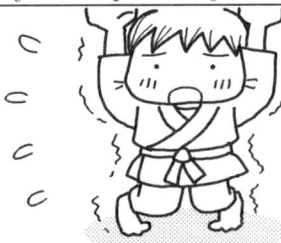

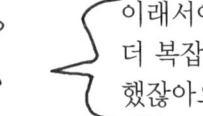

이래서야~ 더 복잡해지기만 했잖아요~!?

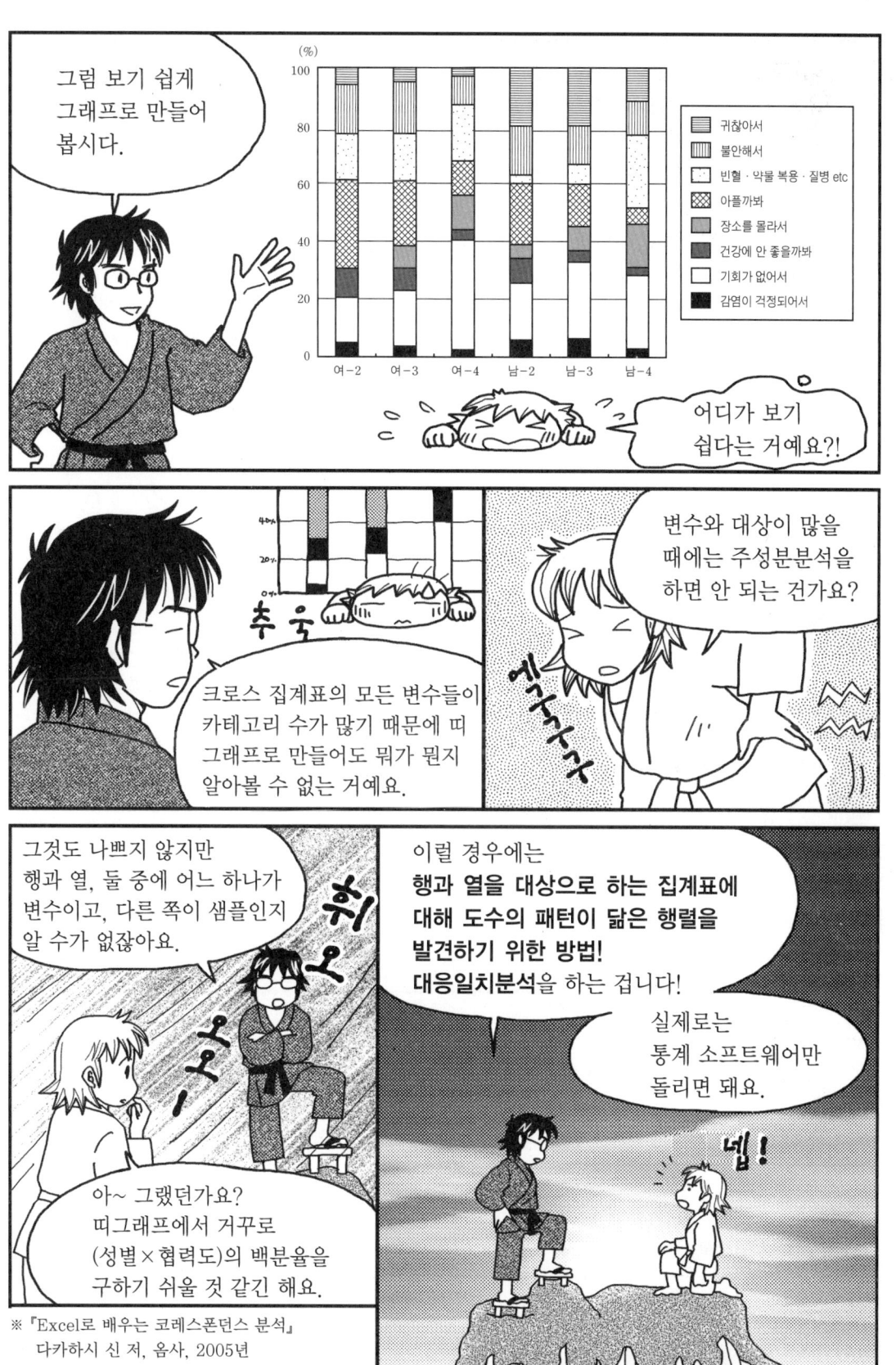

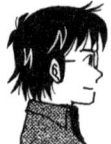
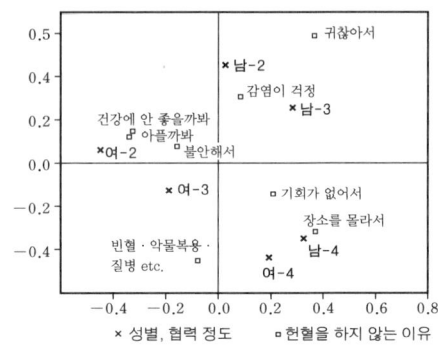

우선은 분석 결과를 살펴봅시다. 여기에서는 **원점에서 봤을 때 같은 방향에 있는 행과 열 사이의 관계가 강하다고 해석할 수 있어요**. 그러면 남-2·남-3은 '귀찮아서', 여-2는 '아플까봐' 남-4·여-4는 '장소를 몰라서', **남녀별로 헌혈에 참가하지 않는 이유가 다르다는 것을 알 수 있지요.**

원점 부근은 해석하지 않는다는 점에 주의해야 한다. 가까이 있어도 방향이 다르면 관계가 강하다고 인정할 수 없기 때문이다.

굉장히 알기 쉽네요. 주성분분석도 사용하지 않고 전부 이 분석을 사용하면 안 돼나요?

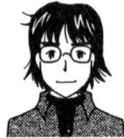

유감이지만 대응일치분석을 할 수 있는 **행렬은 셀 값이 음수가 아니고(양수이거나 0), 의미가 있는 비를 이룰 경우(가중치라고 해석할 수 있다)** 에만 사용할 수 있습니다. 크로스 집계표의 도수가 적합했지요.

그러나 대기실 평가로 주성분분석을 했었던 데이터는 다음과 같은 행렬이었습니다.

|  | 압박감이 있다 - 없다 | 개방적인 - 폐쇄적인 | 쾌적한 - 불쾌한 | 인공적인 - 자연스러운 | … |
|---|---|---|---|---|---|
| 대상 1 | 3.50 | 2.10 | 4.50 | 1.83 |  |
| 대상 3 | 3.00 | 4.50 | 3.41 | 3.00 |  |
| ⋮ | ⋮ | ⋮ | ⋮ | ⋮ |  |
| 대상 10 | 3.17 | 4.00 | 3.50 | 2.33 |  |

(셀 안에는 7단계 평가의 평균점이 들어가 있다)

평가점을 찍는 방법은 '인공적인-자연스러운'으로 예를 들어보겠다.

| 매우 인공적 | 인공적 | 약간 인공적 | 둘 다 아니다 | 약간 자연스러운 | 자연스러운 | 매우 자연스러운 |
|---|---|---|---|---|---|---|
| 1점 | 2점 | 3점 | 4점 | 5점 | 6점 | 7점 |

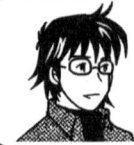

이 경우 '둘 다 아니다'는 '약간 인공적'의 두 배의 가중치가 있다는 말을 했었나요?
게다가 '매우 인공적'을 7점으로 하면 결과는 달라집니다.

데이터의 성질에 따라 주성분분석과 대응일치분석을 적절하게 구별해서 사용할 필요가 있겠네요.

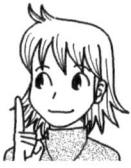

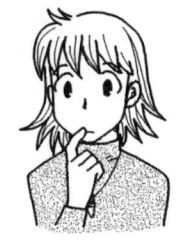
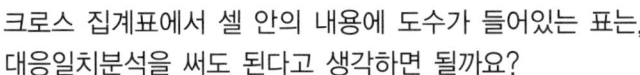

> 크로스 집계표에서 셀 안의 내용에 도수가 들어있는 표는, 대응일치분석을 써도 된다고 생각하면 될까요?

> 이런 만족도 관련 크로스 집계표라면 OK입니다.

|  | 매우 불만 | 불만 | 어느 쪽도 아니다 | 만족 | 매우 만족 |
|---|---|---|---|---|---|
| 소아과에 대한 만족도 | 8 | 13 | 7 | 5 | 2 |
| 내과에 대한 만족도 | 1 | 4 | 15 | 7 | 8 |
| ⋮ | ⋮ | ⋮ | ⋮ | ⋮ | ⋮ |
| 외과에 대한 만족도 | 4 | 4 | 8 | 9 | 10 |

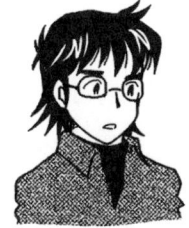

> 그러나 '대기실에 대한 평가'처럼 양극척도로 평가를 시키는 경우에는 다음과 같은 집계표를 만들어도….

|  | 매우<br>(왼쪽 단어) | 보통<br>(왼쪽 단어) | 약간<br>(왼쪽 단어) | 둘 다<br>아니다 | 약간<br>(오른쪽 단어) | 보통<br>(오른쪽 단어) | 매우<br>(오른쪽 단어) |
|---|---|---|---|---|---|---|---|
| 압박감이 있다 – 없다 | 0 | 9 | 25 | 5 | 12 | 6 | 3 |
| 개방적인 – 폐쇄적인 | 8 | 13 | 10 | 4 | 18 | 5 | 2 |
| ⋮ | ⋮ | ⋮ | ⋮ | ⋮ | ⋮ | ⋮ | ⋮ |
| 인공적인 – 자연스러운 | 4 | 16 | 24 | 6 | 7 | 3 | 0 |

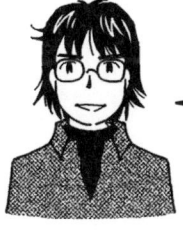

> 역시 척도로 쓰이는 단어를 좌우 바꿔 넣으면 결과가 달라져 버립니다.
> 이런 표는 안 되겠죠.
> 다음 표처럼 양극척도가 아닌 단극척도라면 괜찮을 거라고 생각됩니다만.

|  | 절대 그렇게<br>생각하지 않는다 | 그렇게<br>생각하지 않는다 | 둘 다<br>아니다 | 그렇게<br>생각한다 | 매우 그렇게<br>생각한다 |
|---|---|---|---|---|---|
| 압박감이 있다 | 12 | 13 | 3 | 2 | 0 |
| 개방적인 | 1 | 4 | 6 | 8 | 11 |
| ⋮ | ⋮ | ⋮ | ⋮ | ⋮ | ⋮ |
| 인공적인 | 10 | 7 | 5 | 5 | 3 |

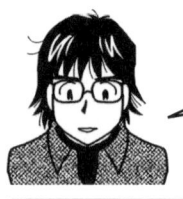

양극척도라도 각 항목별로 만든 다음과 같은 집계표는 대응일치분석을 사용할 수 있습니다.

|  | 매우<br>인공적인 | 인공적인 | 약간<br>인공적인 | 둘 다<br>아니다 | 약간<br>자연스러운 | 자연스러운 | 매우<br>자연스러운 |
|---|---|---|---|---|---|---|---|
| 대상 1 | 2 | 3 | 1 | 0 | 0 | 1 | 0 |
| 대상 2 | 0 | 0 | 1 | 4 | 1 | 0 | 0 |
| ⋮ | ⋮ | ⋮ | ⋮ | ⋮ | ⋮ | ⋮ | ⋮ |
| 대상 10 | 0 | 0 | 4 | 2 | 0 | 0 | 0 |

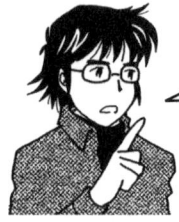

하지만 만족도 같은 경우에는 만족도가 높은 것부터 100%인 축척 그래프(띠그래프)를 그리면 어디에 불만이 집중되어 있는지 대체적으로 파악할 수 있습니다. 집계표를 보는 것만으로 알 수 없는 경우에는 대응일치분석이 위력을 발휘하죠.

또한 도수가 적은 카테고리는 이상값이 되기 쉽기 때문에, 다른 카테고리에 병합하거나, 분석에서 제외하도록 한다. 도수 0인 행·열이 있으면 에러가 나오므로 미리 제외시켜 둔다.

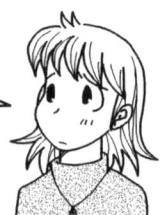

그렇군요… 그러면 '어떤 대상이 어떻게 평가되고 있는지' 라는 대응관계를 보고 싶을 때에는 대응일치분석을 하기 어렵다는 말이군요….

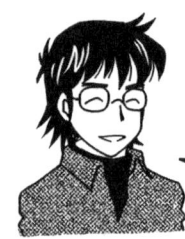

꼭 그런 것만은 아닙니다. 예를 들어 만족도 데이터를 '만족측'과 '불만측'으로 나눠서 다음과 같이 집계해봅시다.

|  | ○○가 불만 | **가 불만 | △△가 불만 | … | … |
|---|---|---|---|---|---|
| 대상 1 | 12 | 3 | 4 |  |  |
| 대상 2 | 7 | 16 | 2 |  |  |
| ⋮ | ⋮ | ⋮ | ⋮ |  |  |
| 대상 10 | 9 | 5 | 13 |  |  |

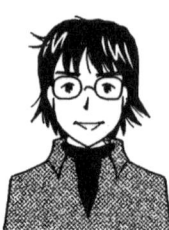

이 크로스 집계표를 대응일치분석을 하면 불만 패턴이 비슷한 대상을 분류할 수 있지 않을까요? '만족측'도 마찬가지입니다.

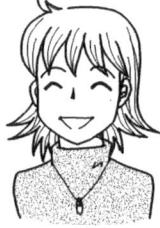

그것 참 재미있겠네요!!

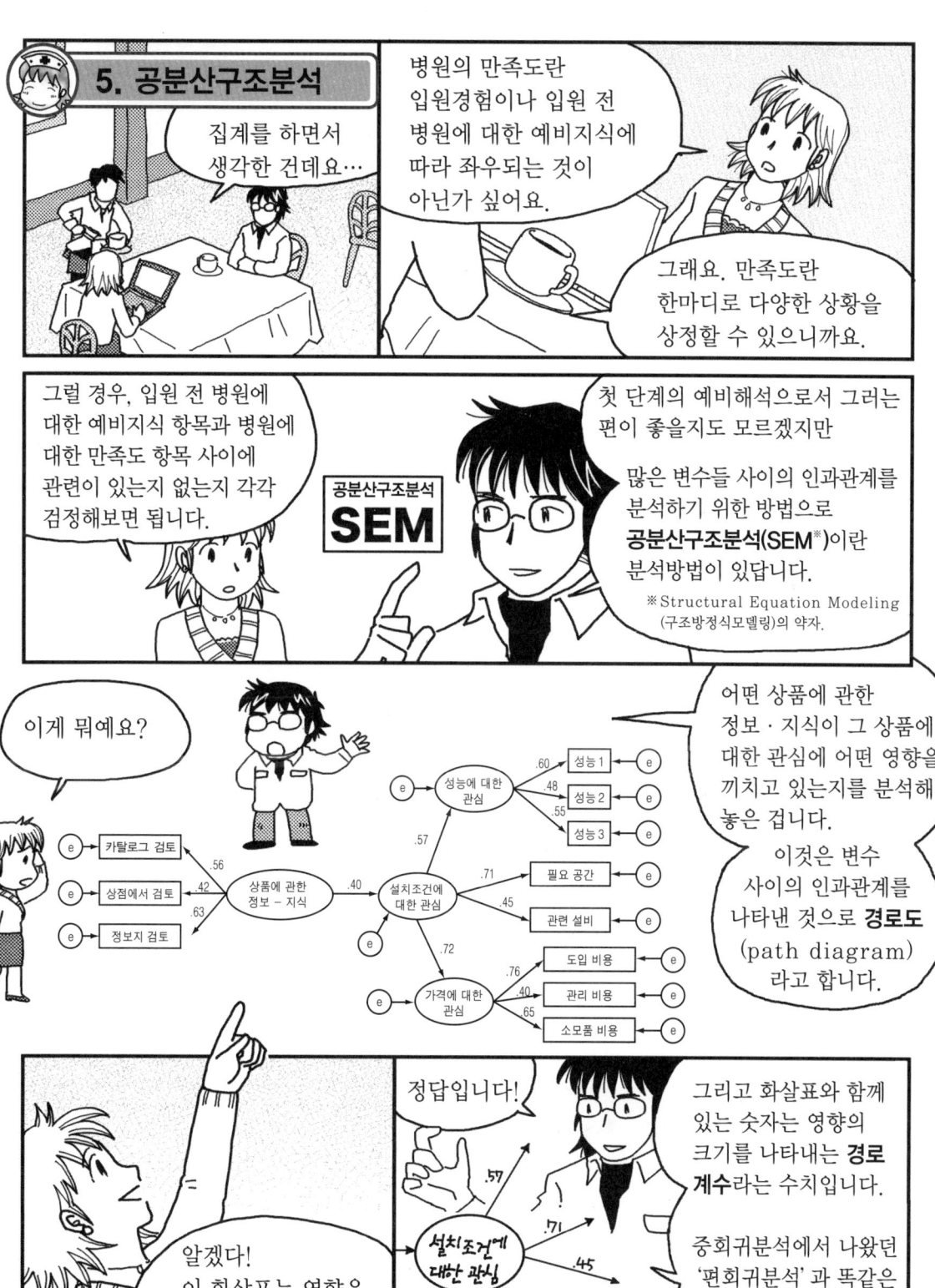

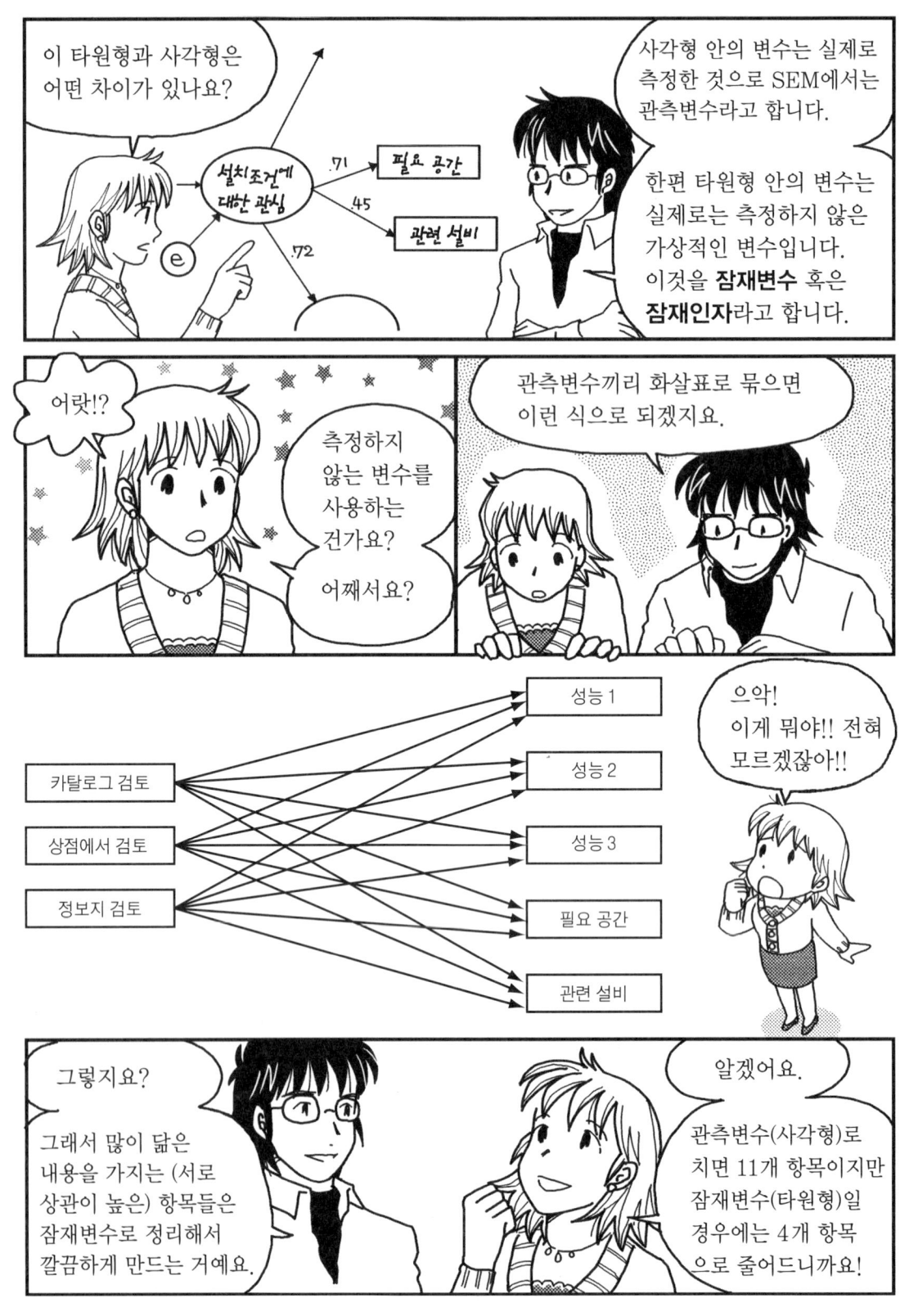

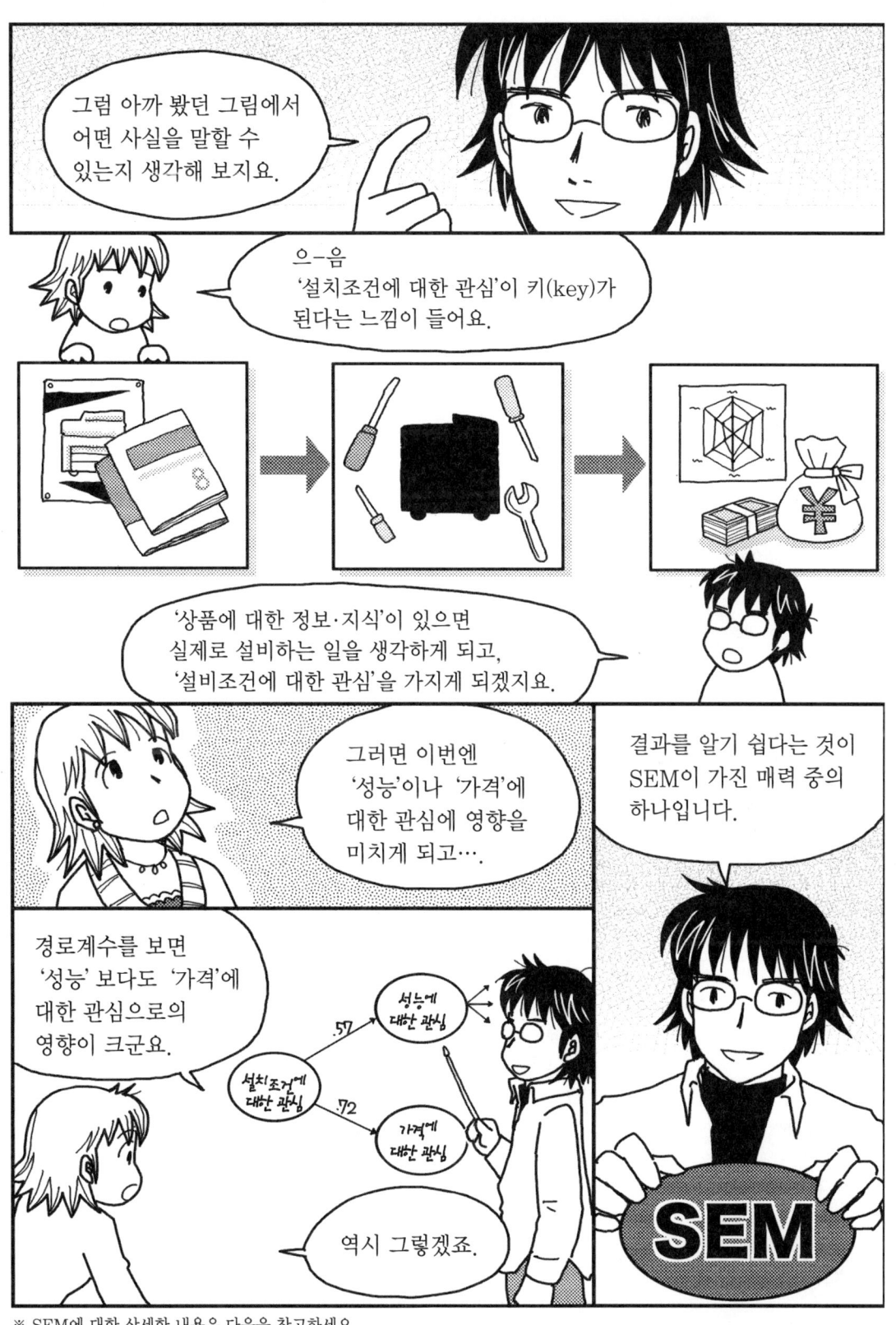

※ SEM에 대한 상세한 내용은 다음을 참고하세요.
『입문 공분산구조분석의 실제』 아사노 히로히코, 스즈키 토쿠히사, 코지마 다카야 저, 고단샤, 2005년
『Excel로 배우는 공분산구조분석과 그래피컬 모델링』 코지마 다카야, 야마모토 마사시 공저, 옴사, 2003년

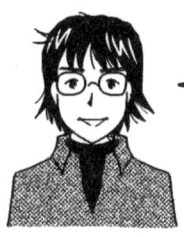 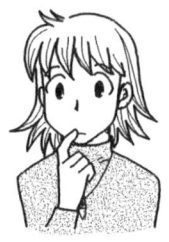

경로도는 컴퓨터에 데이터를 넣으면 간단하게 나오는 것이 아니라, 분석자가 자신의 가설을 직접 그리는 것입니다.

가설이 틀리면 어떻게 되는 건가요?

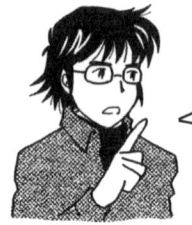

**적합도**라고 하는 모델의 적합한 정도를 평가하는 지표가 있어서, 대개의 경우 이것이 나빠지거나 이치에 맞지 않는 결과가 되어버립니다. 간략하게 말하면 SEM이 거부를 하는 것이죠. 이러한 가설부정능력은 강력합니다. 단, 거부당하지 않았다고 가설이 옳다는 의미는 아니므로 주의해야 합니다.

옳은 가설이라도 해가 구해지지 않는 경우도 있다. 이 상황을 **식별불능**이라고 부른다. 분석자는 옳을(타당할) 뿐만 아니라, 해가 정확히 구해지는 경로도를 그려야 한다.

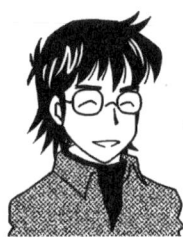

그럼 병원의 만족도에 영향을 주는 요인을 들어서 경로도를 만들어 봅시다.

| 만족도에 영향을 주는 요인<br>(병원의 평판)<br>(입원 전에 받았던 인상) |  ➡ | 병원의 만족도<br>(간호사의 태도)<br>(대기 시간) |

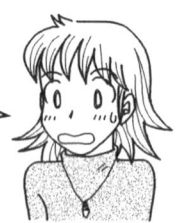

앗! 갑자기 경로도를 그릴 수 있을 리가 없잖아요!

병원의 만족도에 영향을 끼치는 것을 생각해보고, 관측변수로는 병원의 평판이나 입원 전에 실제로 받았던 인상, 입소문 등을 생각할 수 있겠고, 잠재변수를 몇 개 둘 것인지 어느 변수들을 어떻게 정리할 것인지 등 모르는 것이 천지예요.

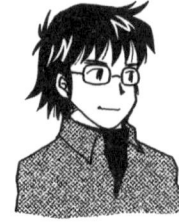

흠흠, 그렇겠지요? 그럼 다음 쪽에서 천천히 설명하지요.

## 6. 인자분석

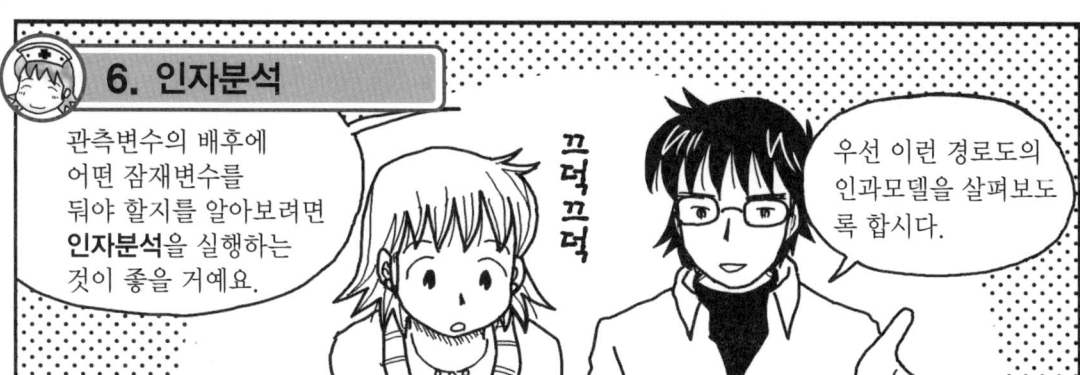

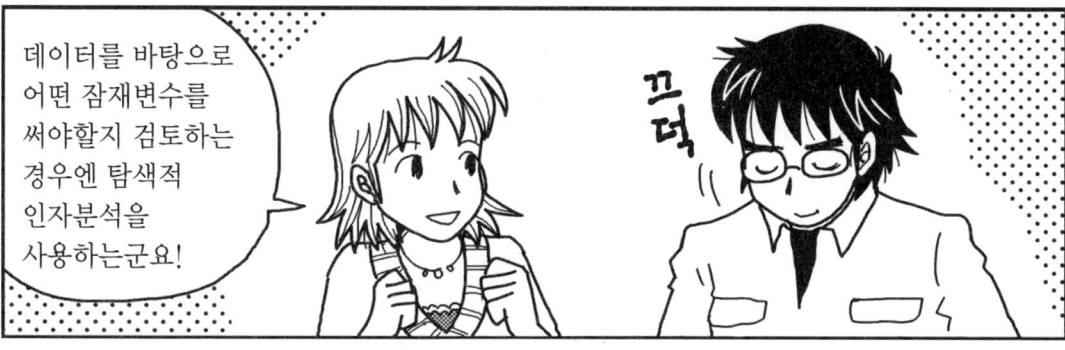

(잔차는 생략)

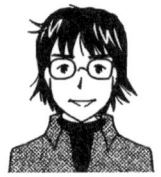

그럼, 일련의 흐름을 설명하겠습니다. 간호학교에서 배운 각 과목의 성적 중에서 뭔가 공통되는 것이 있는지를 알아봅시다.

우선, 하나의 인자로 각 과목의 점수를 설명한다.
경로계수는 모두 양수였기 때문에 해석하면 '총 학력'이 된다.

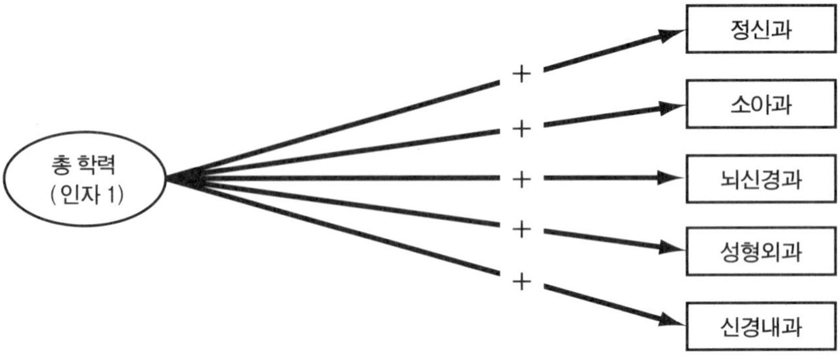

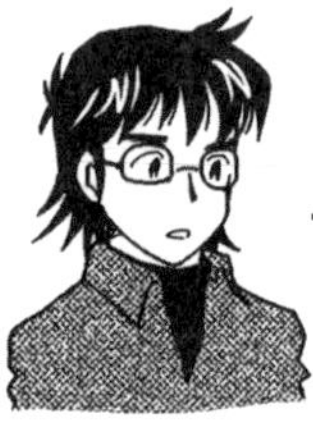

총 학력만으로 전부를 설명할 수는 없어서 총 학력과는 무관한 또 하나의 인자를 도입합니다.

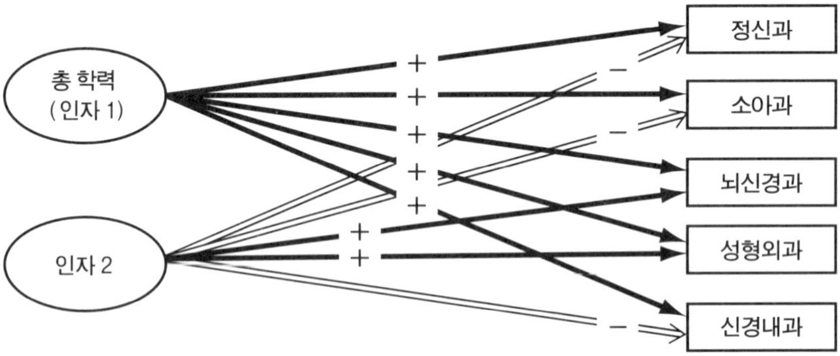

인자 2에서의 경로계수는 외과적인 과목은 (+), 내과적인 과목은 (−)이므로, '내과계열을 잘하는가, 외과계열을 잘하는가를 나누는 인자'라고 해석할 수 있다.

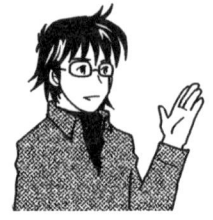

이런 식으로, 경우에 따라 순차적으로 인자들을 늘려나갑니다.

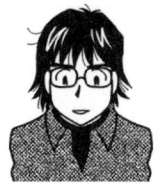

게다가 주성분분석에서 배웠던 '축회전'을 실행하면 이렇게 됩니다.
화살표의 두께는 경로계수의 대소와 대응합니다.

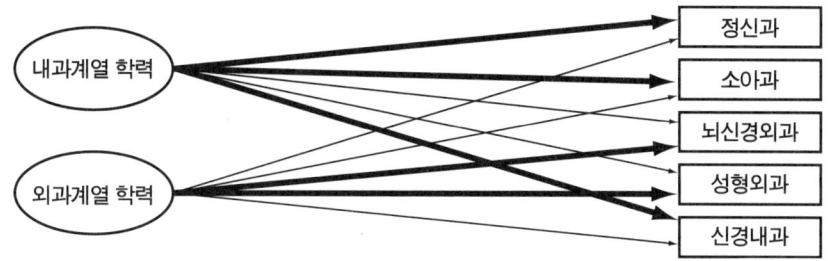

과연, 내과계열 학력과 외과계열 학력이라는 두 잠재인자로 설명할 수 있겠군요.

● **용어설명**
**고유값** : 한 인자가 설명하는 관측변수의 분산의 합계
**기여율** : 한 인자의 고유값이 전체를 점하는 백분율
**누적기여율** : 몇몇 인자들의 기여율 합계
**인자부하량** : 인자에서 관측변수로의 경로계수

● **보충**
고유값, 기여율 등을 참고로 인자의 개수를 정하고, 해석하기 쉽게 축을 회전시킨다.

탐색적 인자분석은 여기까지입니다.
덧붙여 인자부하량이 작은 경로를 삭제한 모델을 이용해 SEM으로 넘겨서 다음 단계까지 상정하는 것을 '검색적 인자분석'이라고 합니다.

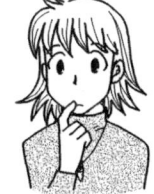

반드시 SEM으로 넘어가는 단계까지 실행해야 하나요?

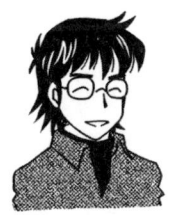

그렇지만은 않아요. 탐색적 인자분석만으로도 충분하게 가치가 있는 분석결과라고 할 수 있습니다. 다만 잠재인자들 사이의 경로를 설정하거나 다른 변수와의 인과관계를 포함시키고 싶은 경우에는 SEM으로 넘어갈 필요가 있겠지요.

인자분석이나 SEM에는 많은 변형들이 있으므로, 자세한 내용은 참고문헌을 참고하자.

※ 참고문헌 『입문 공분산구조분석의 실제』 아사노 히로히코, 스즈키 토쿠히사, 코지마 다카야 저, 고단샤, 2005년

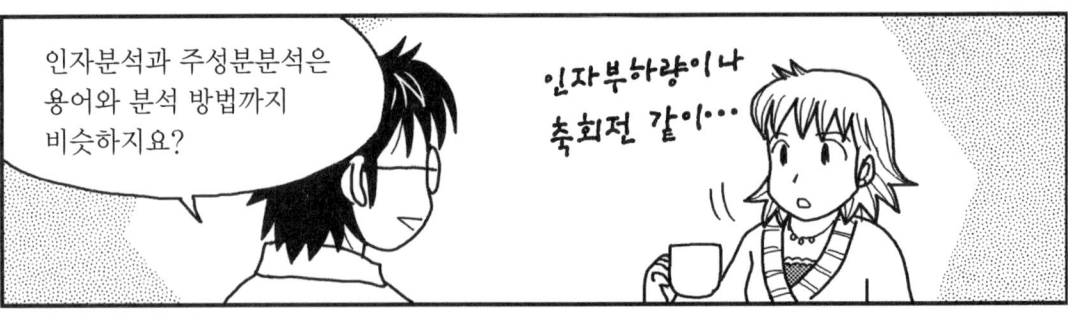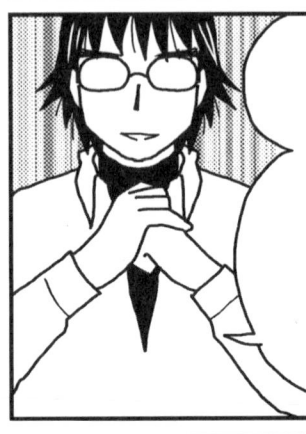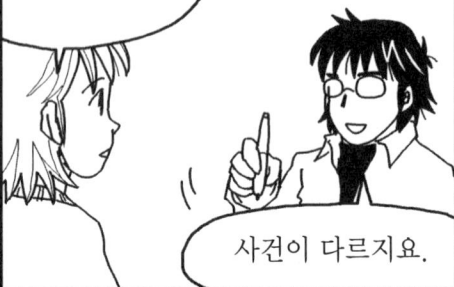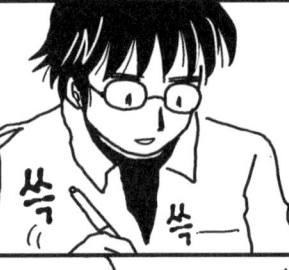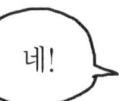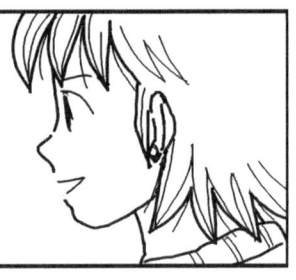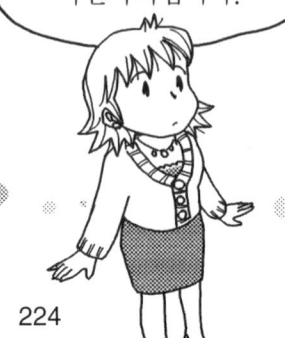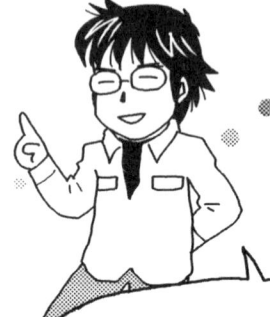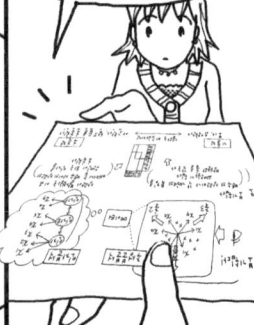

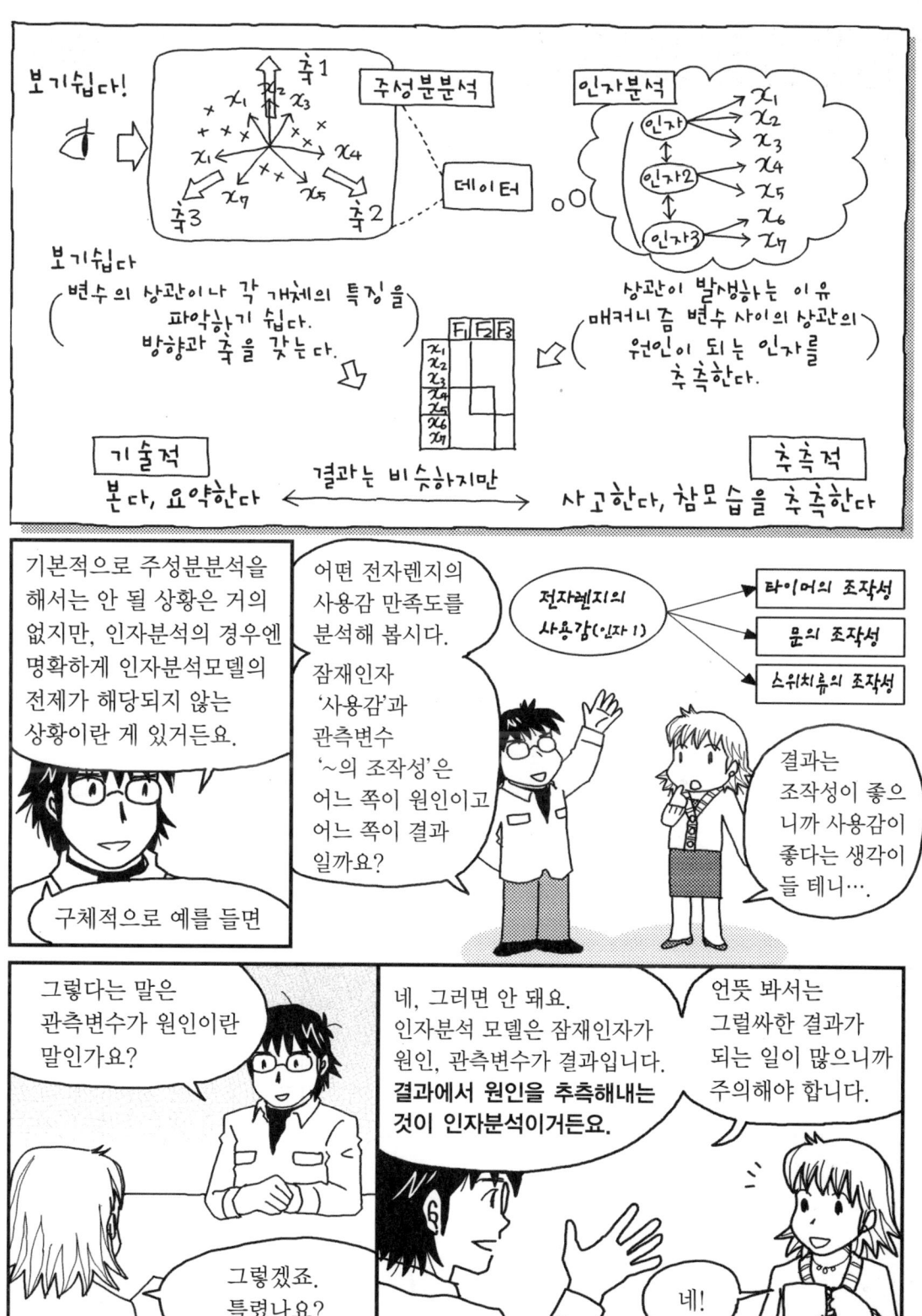

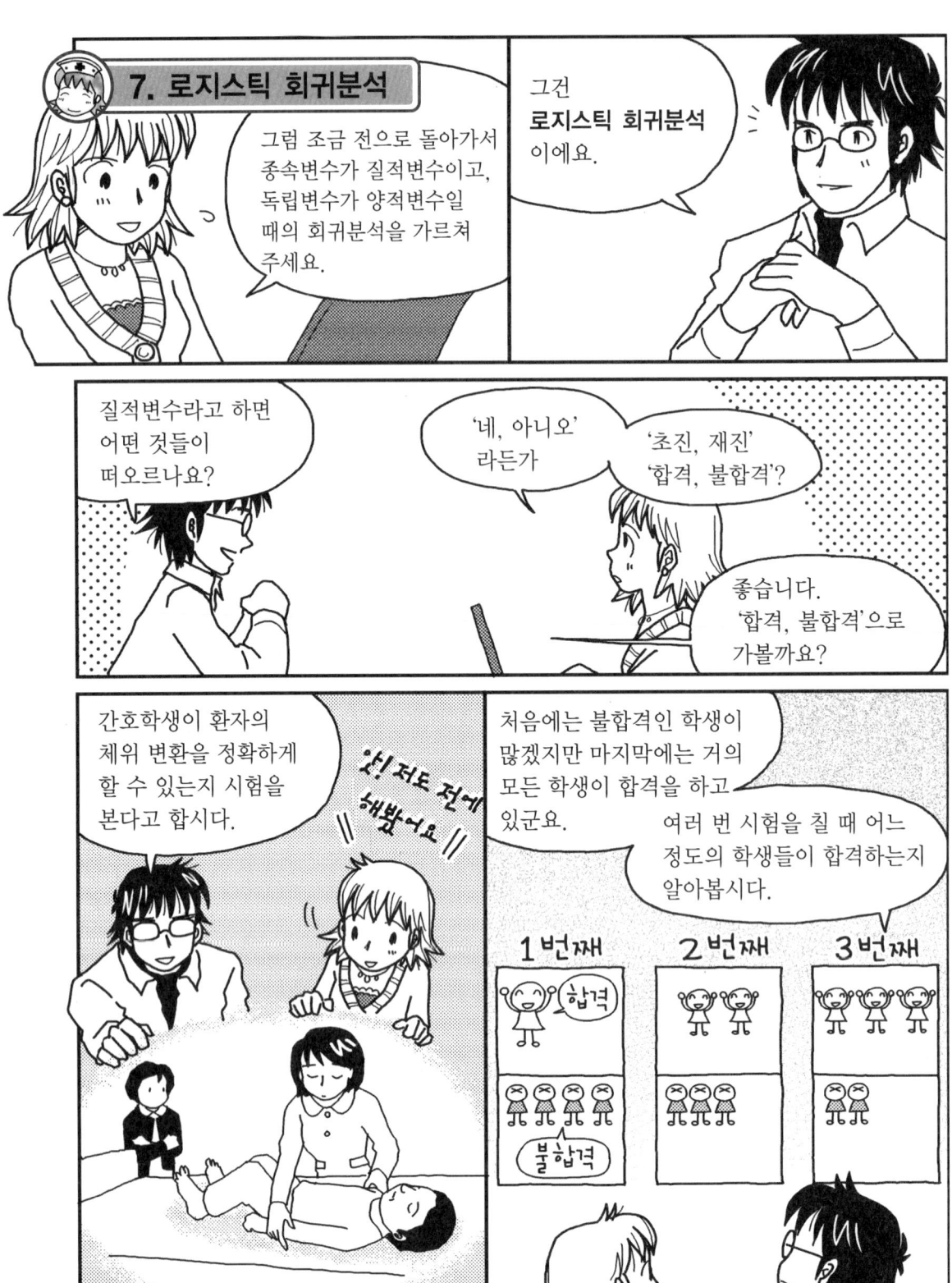

로지스틱 회귀모델은 합격할 확률을 $p$, 불합격할 확률을 $1-p$, 시험 보는 횟수를 $t$로 놓고, $\ln\frac{p}{1-p} = a + \beta t$로 표현한다.

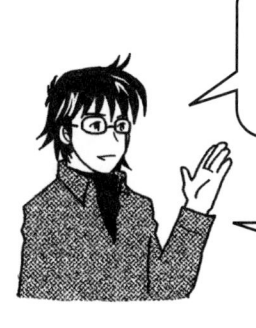

$t$는 독립변수, $\beta$는 회귀계수, $a$는 상수입니다.

ln(로그)은 자연로그라고 하는 것입니다. (밑을 e로 놓은 것이며 Excel에서는 exp라고 표현한다. 밑을 10으로 놓은 것($\log_{10}$=log)은 상용로그라고 한다.)
이대로라면 계산하기 어렵기 때문에 지수와 로그의 관계를 잘 활용해서 $p$에 대해 정리하면 (2)의 식이 됩니다.
로그가 처음인 사람은 (1)을 정리하면 (2)가 된다는 정도로 이해해도 상관없습니다.

$$\ln\frac{p}{1-p} = a + \beta t \quad \cdots\cdots (1)$$

$$p = \frac{1}{1 + e^{-(a+\beta t)}} \quad \cdots\cdots (2)$$

(2)식은 그래프의 형태가 a, $\beta$의 값에 따라 달라지지만, S자를 옆으로 눕힌 듯한 형태가 된다. 실제로 계산을 할 때에는 통계 소프트웨어를 사용하도록 한다. 체위 변환의 예에서 실습 횟수와 합격·불합격 여부를 알면 다음과 같은 분위기도 느낄 수 있을 것이다.

'체위 변환 시험'의 실습횟수에 대한 합격률($p$)과 불합격률($1-p$)을 구한다.

$\frac{p}{1-p}$에 자연로그(ln)를 취한다.

| 실습 횟수 | 합격률 $p$ | 불합격률 $1-p$ | $\ln\frac{p}{1-p}$ |
|---|---|---|---|
| 1 | 0.17 | 0.83 | $-1.6$ |
| 2 | 0.23 | 0.77 | $-1.2$ |
| 3 | 0.31 | 0.69 | $-0.8$ |
| 4 | 0.40 | 0.60 | $-0.4$ |
| 5 | 0.50 | 0.50 | 0 |
| 6 | 0.60 | 0.40 | 0.4 |
| 7 | 0.69 | 0.31 | 0.8 |
| 8 | 0.77 | 0.23 | 1.2 |
| 9 | 0.83 | 0.17 | 1.6 |
| 10 | 0.88 | 0.12 | 2 |

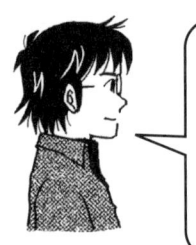
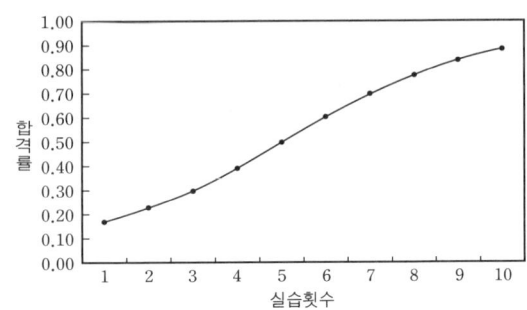

실습횟수와 합격률의 관계를 산포도 그래프로 그리면 직선이 아닌 S가 옆으로 누운 형태가 되는 것을 알 수 있습니다.

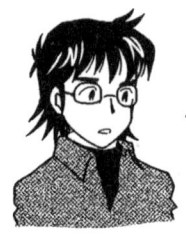

실습횟수와 $\ln \dfrac{p}{1-p}$ 의 관계를 산포도로 그리면 다음과 같은 직선 관계가 됩니다.

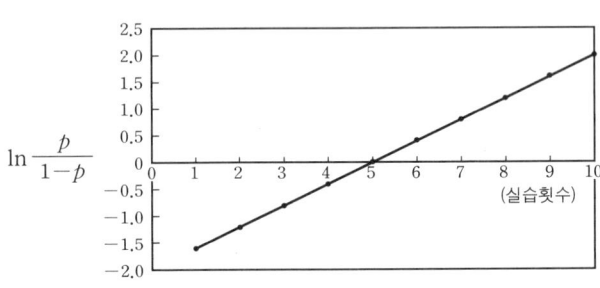

이 표는 실습횟수에서 $\ln \dfrac{p}{1-p}$ 를 구하는 회귀분석을 나타낸다.

표를 보면 실습횟수가 1씩 증가할 때마다 $\ln \dfrac{p}{1-p}$ 는 0.4씩 증가해 (2)식의 $\beta$(계수)는 0.4가 된다. 그래프의 직선을 연장해서 $t$(실습횟수)가 0일 때의 $Y$절편은 $-2$라는 것을 알 수 있다. 따라서 $p = \dfrac{1}{1+e^{-(-2+0.4t)}}$ 가 된다.

이것은 실습횟수와 합격률이 구해졌을 경우이다. 개개의 사람들이 몇 번씩 합격·불합격 등의 값을 갖고 있는 경우에는 계산이 복잡해지므로 통계 소프트웨어를 사용하자.

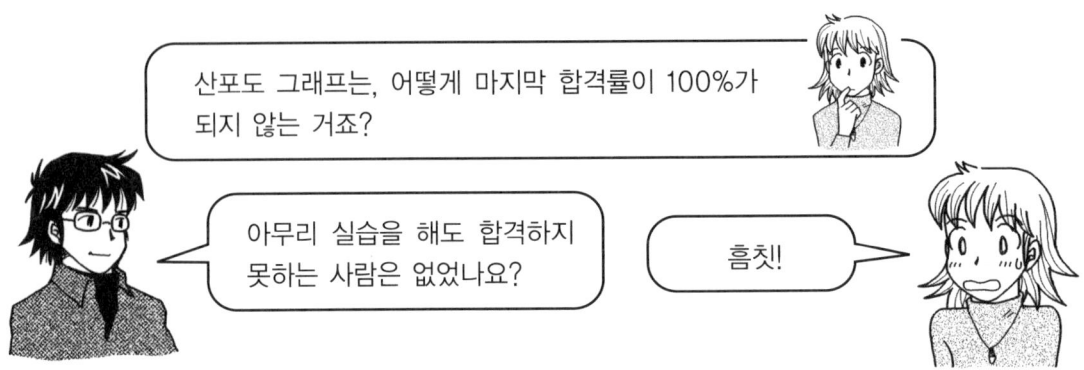

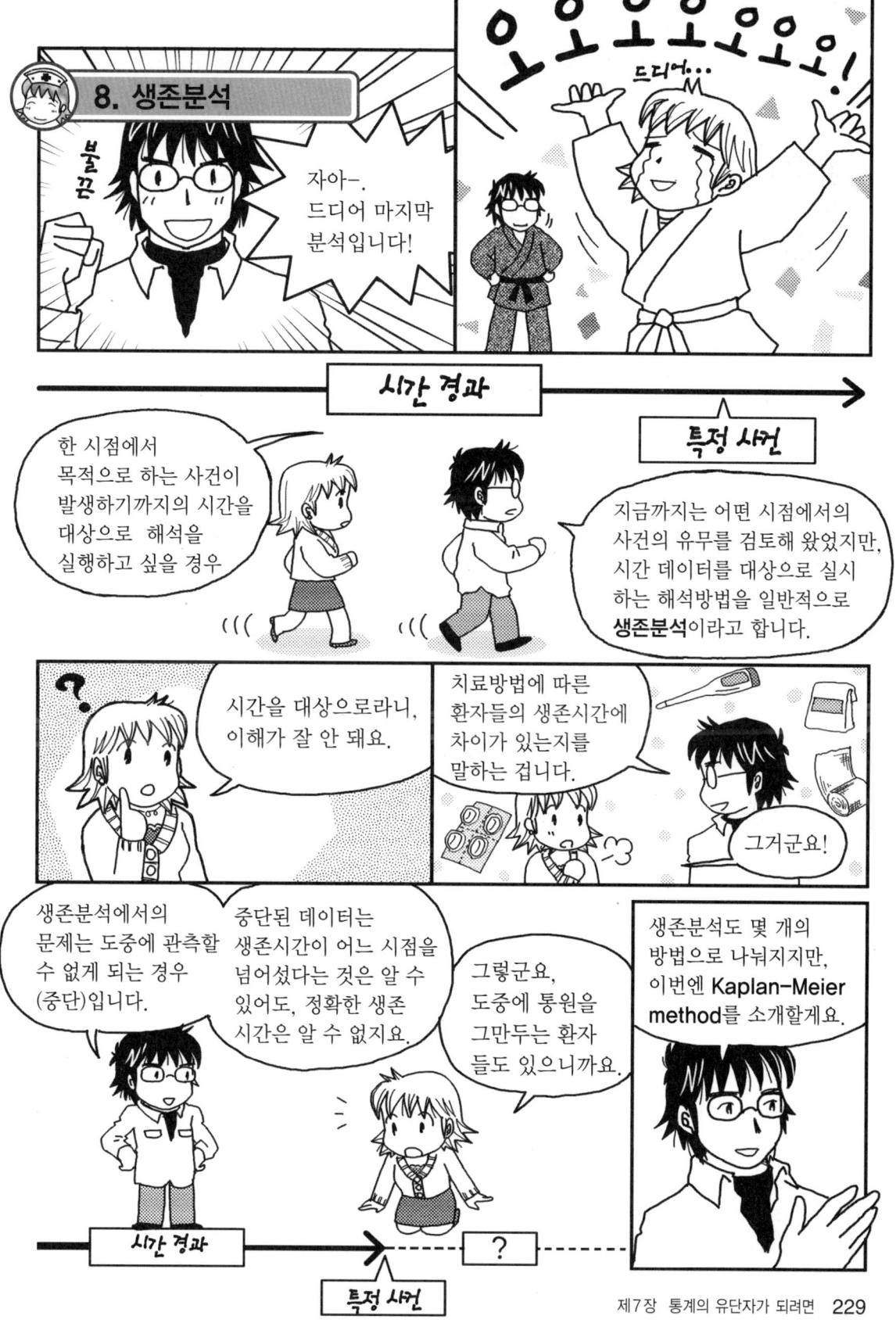

분석의 처음에 실행해야 하는 일은 생존시간 그래프(생존함수)의 작성이다.
아래와 같은 데이터가 있다고 하자.

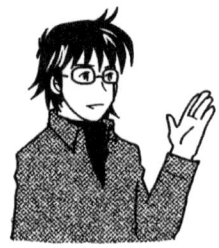

관측을 시작한 처음 시점을 0으로 놓고, 사망 혹은 치료를 중단하기까지의 경과시간을 기록합니다. 경과시간 0인 생존자 수를 전체 인원수로 놓습니다.

| ID | 경과시간 | 상태 |
|----|----------|------|
| 1  | 1        | 사망 |
| 2  | 2        | 사망 |
| 3  | 2        | $n$  |
| 4  | 3        | 사망 |
| 5  | 4        | $n$  |
| 6  | 5        | 사망 |
| 7  | 5        | $n$  |
| 8  | 6        | 사망 |
| 9  | 6        | 사망 |
| 10 | 6        | $n$  |
| 11 | 6        | $n$  |
| 12 | 7        | 사망 |
| 13 | 7        | $n$  |

생존함수를 구하는 순서는 각 시점에서의 사망자 수를 $d_i$, 중단 수를 $c_i$, 생존 수를 $n_i$, 사망률을 $q_i$, 생존률을 $p_i$, 누적생존률을 $s_i$로 둔다.

각 시점에서의 생존자 수를 직전 시점의 생존자 수 − (사망자 수 + 중단 수)로 구한다.

$$n_i = n_{(i-1)} - (d_i + c_i)$$

그 시점의 사망률을 사망자 수 ÷ 생존자 수로 구한다.

$$q_i = \frac{d_i}{n_i}$$

그 시점의 생존률을 1에서 사망률을 빼서 구한다.

$$p_i = 1 - q_i$$

위 작업을 반복해 일련의 생존률·사망률을 구하면 누적생존률이 구해진다.

처음 시점의 누적생존률 = 1로 놓는다.

각 시점에서의 누적생존률 = 직전 시점의 누적생존률×그 시점의 생존률로 구한다.

$$s_i = s_{(i-1)} \times p_i$$

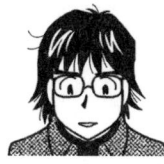

앞 페이지에 있었던 데이터를 순서대로 계산하면 이렇게 됩니다.

| 경과 시간 | 사망자 수 $d_i$ | 중단 수 $c_i$ | 생존자 수 $n_i$ | 사망률 $q_i$ | 생존률 $p_i$ | 누적생존률 $s_i$ |
|---|---|---|---|---|---|---|
| 0 | 0 | 0 | 13 | 0 | 1 | 1 |
| 1 | 1 | 0 | 13 | 0.076923 | 0.923077 | 0.923077 |
| 2 | 1 | 1 | 12 | 0.083333 | 0.916667 | 0.846154 |
| 3 | 1 | 0 | 10 | 0.1 | 0.9 | 0.761538 |
| 4 | 0 | 1 | 9 | 0 | 1 | 0.761538 |
| 5 | 1 | 1 | 8 | 0.125 | 0.875 | 0.666346 |
| 6 | 2 | 2 | 6 | 0.333333 | 0.666667 | 0.444231 |
| 7 | 1 | 1 | 2 | 0.5 | 0.5 | 0.222115 |

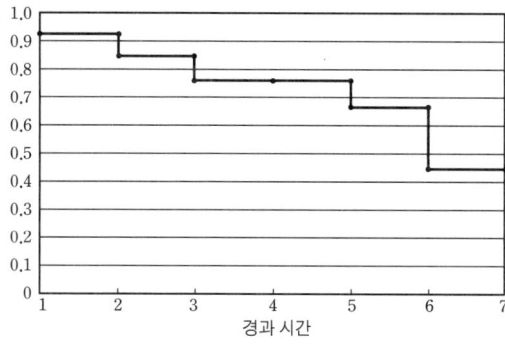

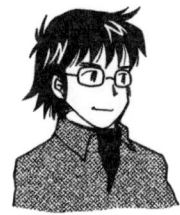

그래프를 자세히 보면 경과시간=4인 시점에서 한 건의 중단이 발생하기 때문에 생존자 수는 한 명 감소하지만 누적생존률에는 변화가 없습니다.

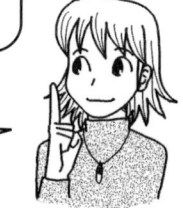

정말이네요. 누적생존율은 중단 유무의 영향을 받지 않는군요.

생존분석은 일반적으로 몇 가지 종류의 조건에 따라 생존함수가 어떻게 변화하는지를 나타내고, 그것을 비교를 하는 것이다. 생존시간의 검정은 **로그랭크 검정**(log rank test) 혹은 **윌콕슨 검정**을 실시한다. 여기에서는 명칭만 알아두자. 생존시간분석은 다른 교재 등을 참고하길 바란다.

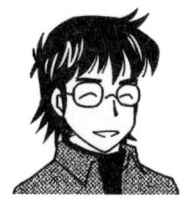

생존분석은 약물투여나 치료와 생존기간 사이의 해석에 가장 많이 쓰이지만, 외래환자들의 통원기간 해석이나 취직된 간호사들의 이직 문제 등 여러 가지 분야에 응용할 수 있습니다.

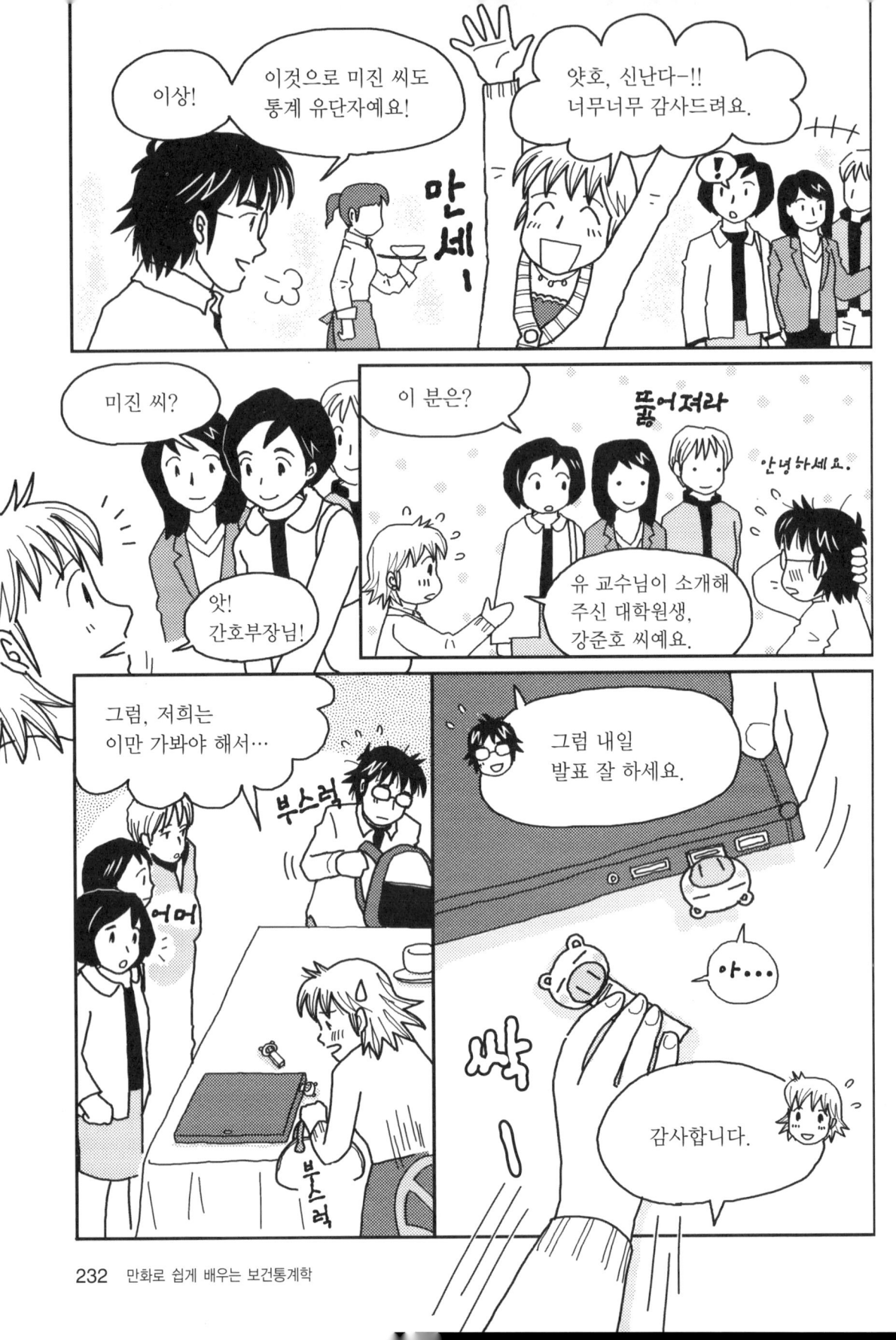

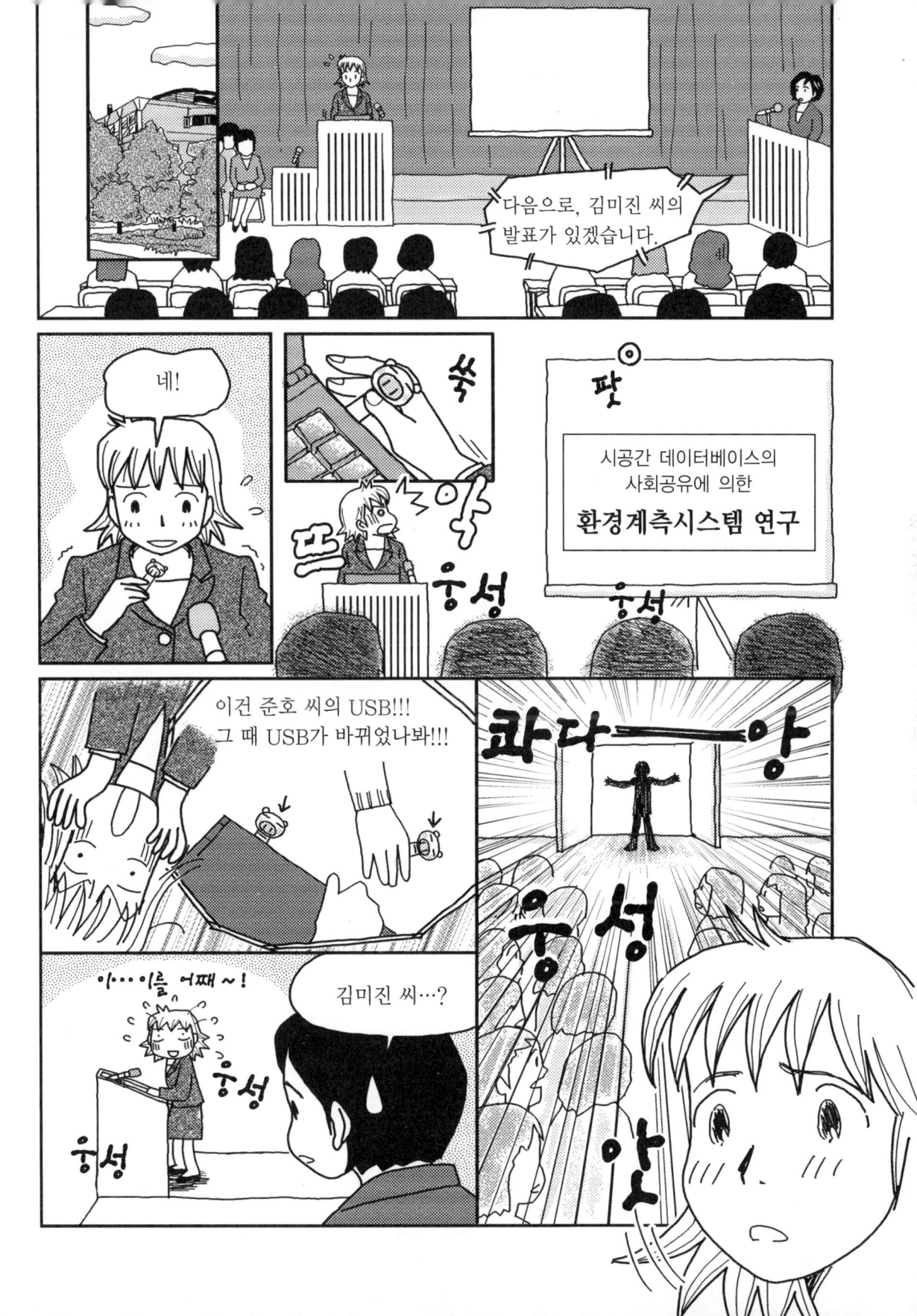

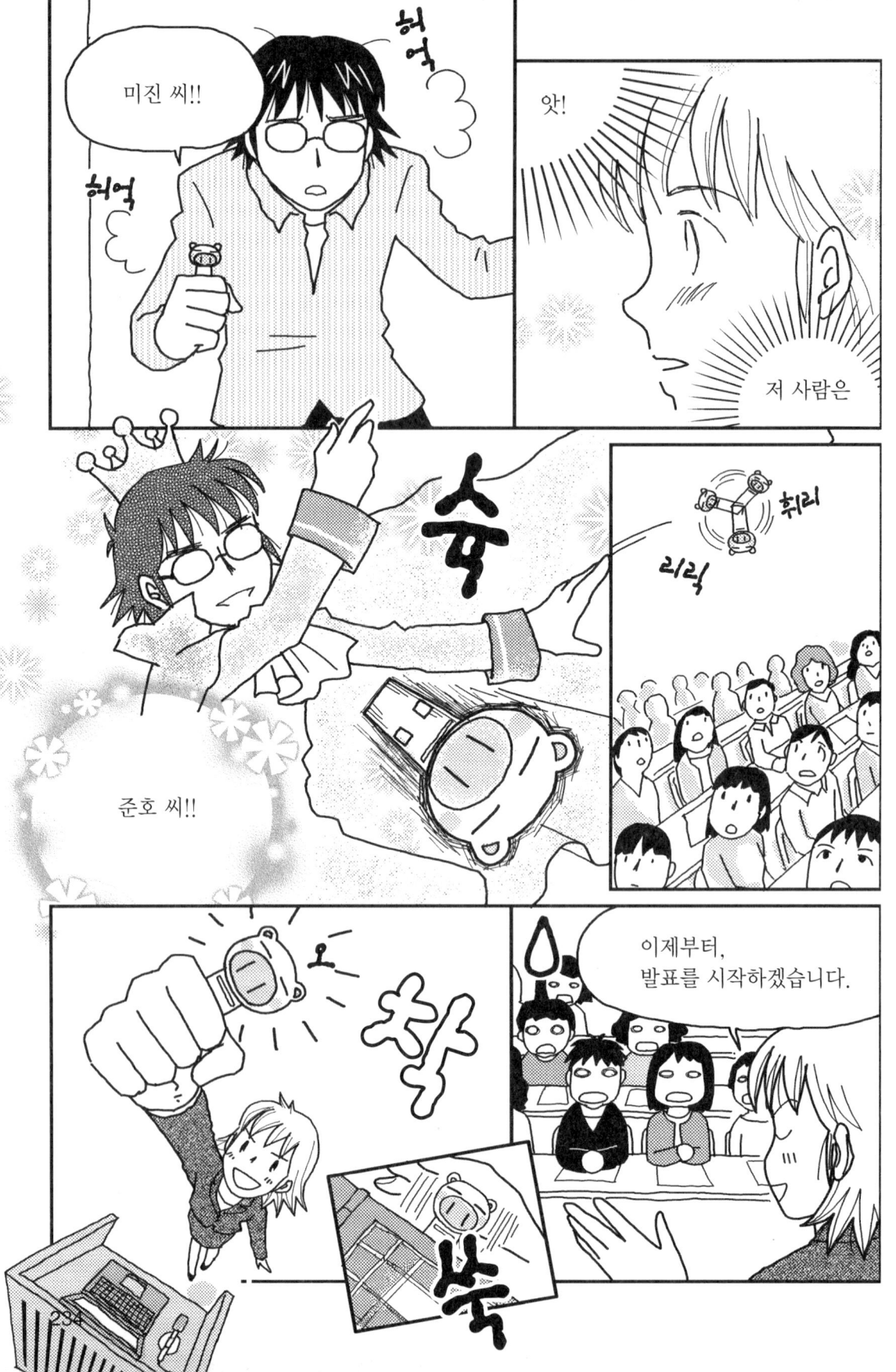

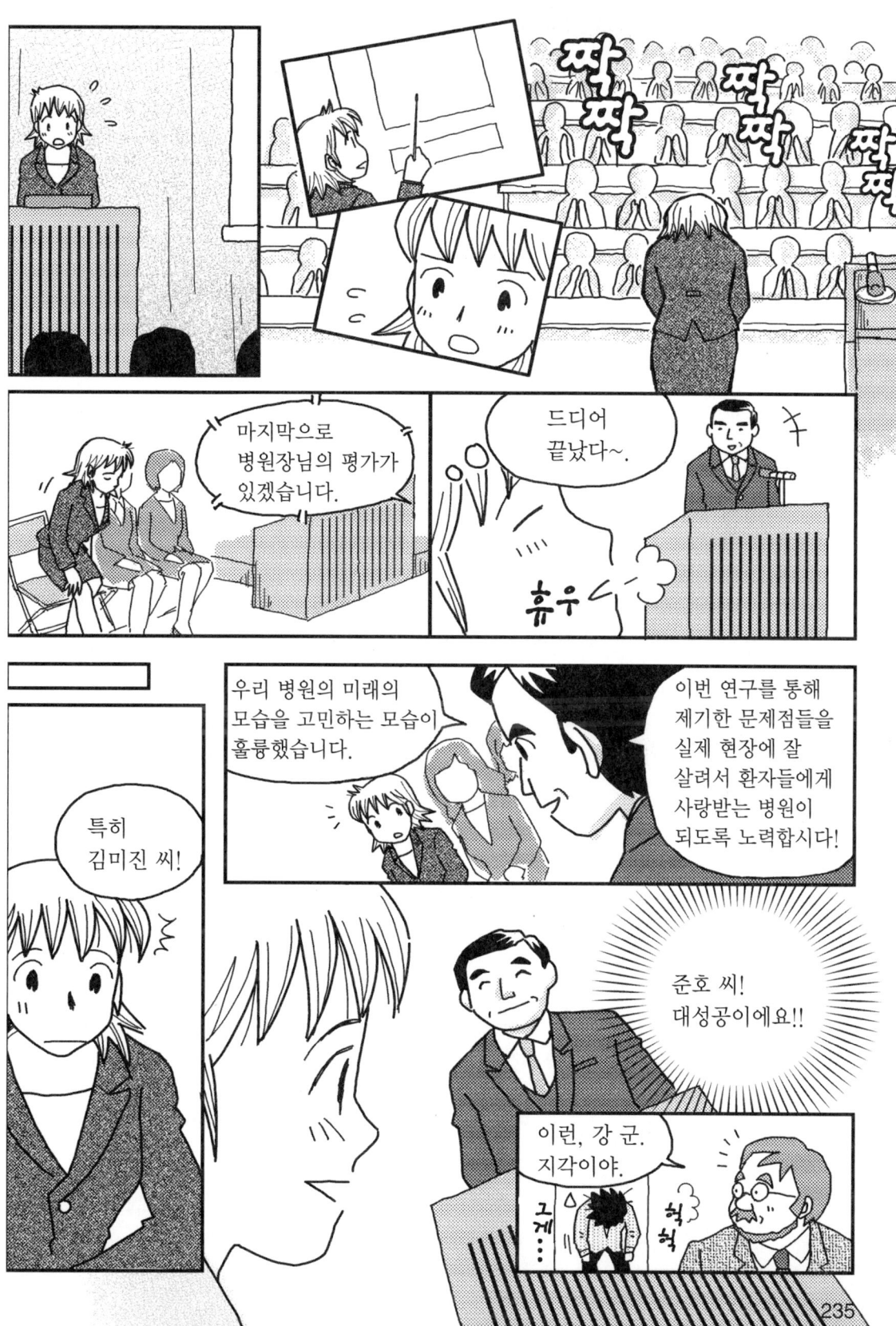

## 제7장 연습문제

다음 사례들을 분석할 경우, 본 장에서 소개한 어느 분석법을 사용해야 하는가? 아래의 선택지에서 고르시오.

### 1 단골손님의 수
가게의 손님이 매년 조금씩 늘고 있다. 그러나 오래된 단골손님이 얼마나 있는 것인지 알 수가 없다. 남성, 여성별로 가게에 찾는 시간이 다를까?

### 2 모임의 간사
모임의 간사를 맡게 되어 회비를 얼마씩 걷어야 할지 머리 아프게 고민하고 있다. 회비가 적으면 회원들이 모두 찬성하겠지만 그다지 좋은 음식을 먹을 수 없다. 금액이 높으면 호화로운 요리를 먹을 수는 있어도 찬성하는 사람이 적어진다. 반대를 0, 찬성을 1로 생각해서 그 분포를 알아보는 것은 무슨 분석인가?

### 3 과자 만들기
바자회에서 시식을 한 후에 판매할 과자를 만들기로 했다. 맛, 냄새, 크기, 가격, 포장, 판매 방법 중 어느 것이 판매량과 관계가 있을지 알아내고 싶다.

### 4 술집 출입문의 모양
커플들이 자주 갈 만한 술집의 출입구는 어떤 모양이 좋을까? 많은 술집들의 입구에 대해서 들어가기 편안한 분위기, 조명의 밝기, 고급스러움, 얼마나 눈에 잘 띄는지 등을 5단계로 평가해 놓은 결과를 알기 쉽게 보고 싶다.

### 5 이상적인 지도자상
입사 3년 차인 간호사에게 있어서 좋은 지도자라고 불리는 사람은 어떤 특징을 가지고 있는 것일까? 지도력, 커뮤니케이션 능력, 간호 처치능력 등의 면에서 생각해보자.

### 6 가족구성에 따른 차량의 구입 형태
연령(청년, 중년, 노년), 가족구성(가족의 유무), 소득(저, 중, 고)별로 어떤 차량을 구입할 것인지, 차종(웨건, 스포츠카, SUV)과의 관계를 조사한다.

| | | |
|---|---|---|
| a. 중회귀분석 | b. 주성분분석 | c. 인자분석 |
| d. 대응일치분석 | e. 로지스틱 회귀분석 | f. 생존분석 |

해답·해설은 268쪽에 있습니다.

# 제 8 장

# 발표 요령과 발표 자료의 예

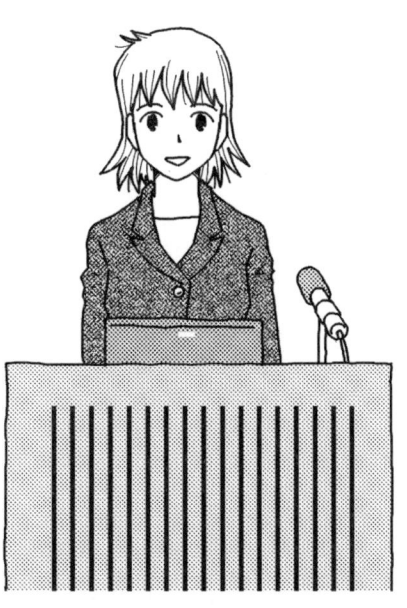

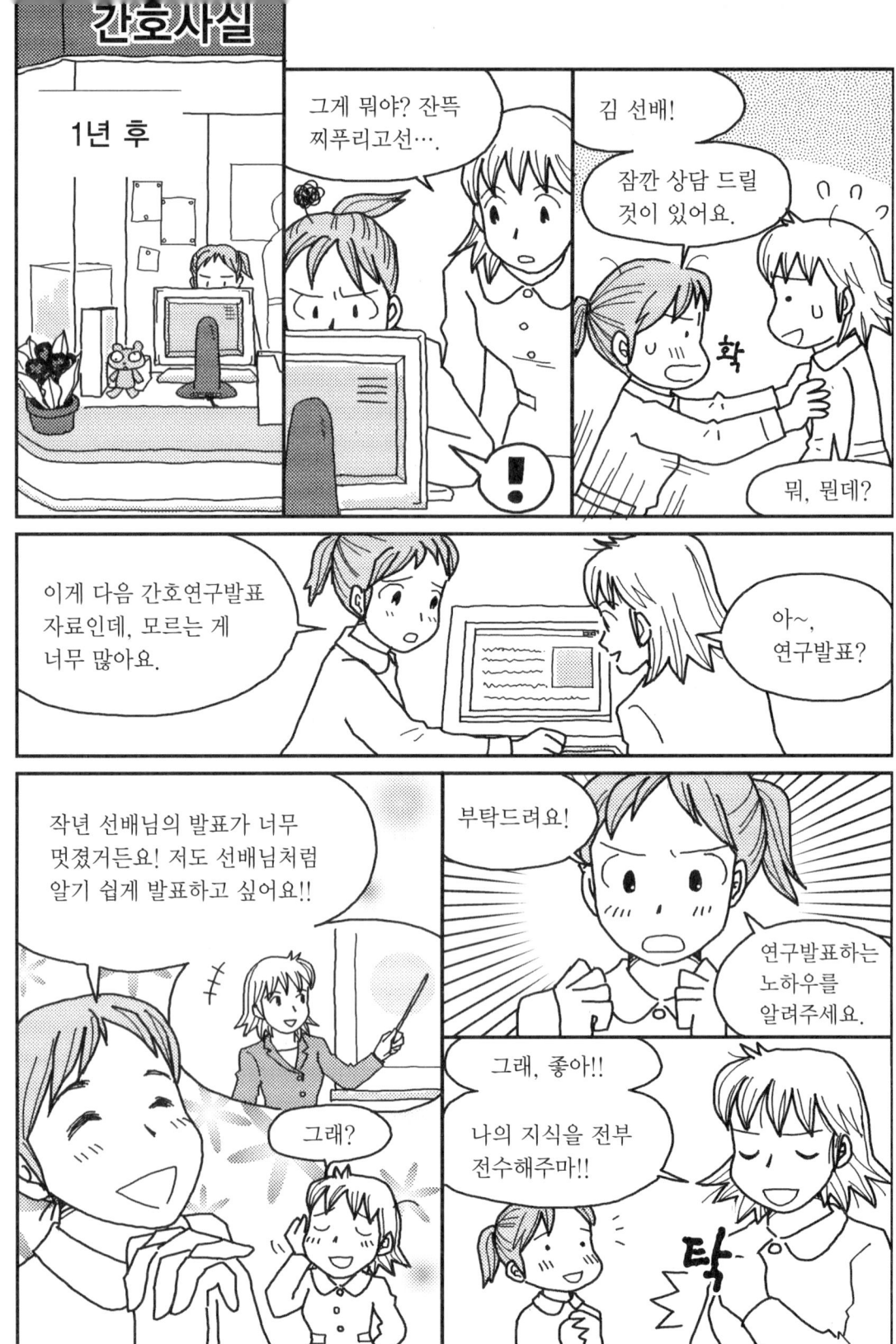

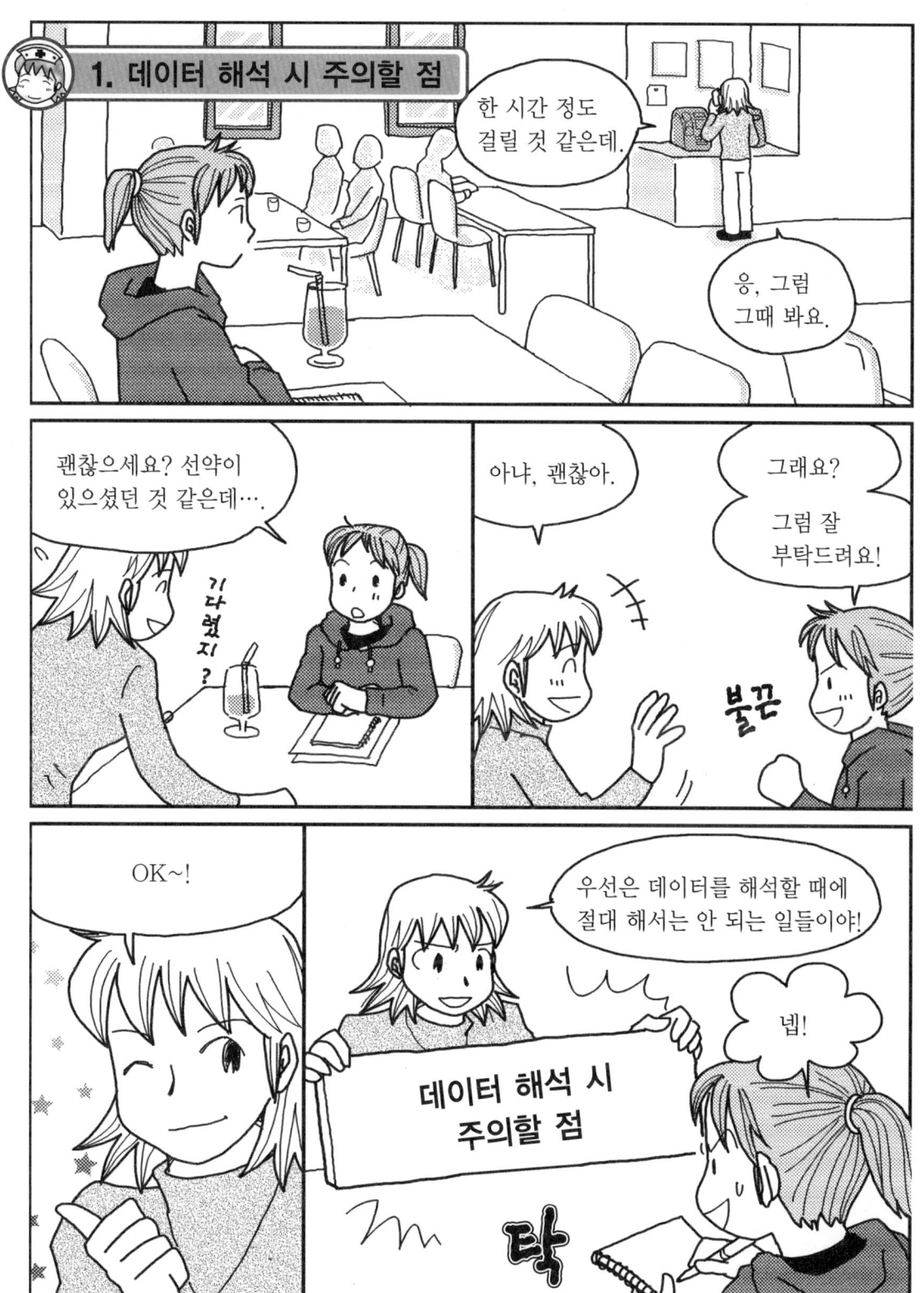

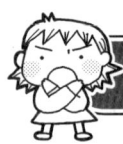
# 서열척도의 t 검정은 무턱대고 하지 말 것!!

4단계의 만족도의 평균 해석을 t검정으로 실행한다고 하자. 이것은 완전히 잘못되었다고 할 수는 없지만, 만족도는 서열척도이다. 서열척도는 수치의 나열 또는 대소 관계에만 의미가 있고, 그 평균값에는 의미가 없다.

예를 들어, 100m달리기에서의 순위를 보자.

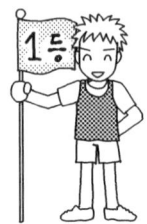 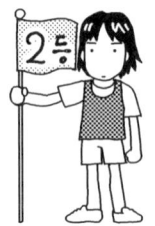 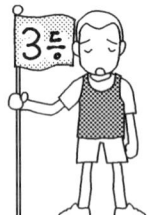

1등을 차지한 선수가 3등을 한 선수보다 3배 빠르게 달렸느냐 하면, 그렇지는 않다. 1, 2, 3이라는 순서에만 의미가 있기 때문이다.

단, 복수의 서열척도를 전부 더해서 점수화한 것의 분포가 정규분포에 가까울 경우 또는 데이터는 서열척도이지만 연속척도라고 가정하거나 정규분포에 가깝다는 것을 확인했을 경우에는 그 취지를 인정하여 t검정을 행해도 좋다.

※ 원내발표, 초심자가 많은 학회발표 등이나 현실사회에서의 입시나 인사평가 등에서는 5단계 평가의 합계나 평균값에 따라 의사결정을 행하는 경우가 많다. 그렇기 때문에 이러한 의사결정시스템이 큰 문제 없이 기능(機能)할 정도로는 타당하다고 여기고, '편의상 서열척도라 가정하고 해석을 하였다'라고 양해를 구하고 해석할 것을 권하는 바이다. 주위가 어느 정도의 엄밀함을 추구하는지를 아는 것도 중요하다.

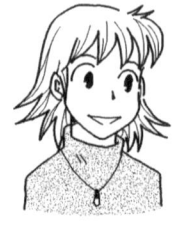

적절한 검정방법을 모르고 잘못된 해석을 하기보다는, 데이터의 종류를 어떻게 해석했는지 양해를 구한 다음에 해석을 하는 것이 중요해. 서열척도로 비교를 하고 싶을 때에는, **논-패러메트릭 검정**이 있어.

척도의 선택에 있어서 연속척도를 서열척도, **서열척도를 명목척도로**의 변환도 가능하다. 예를 들어, 신장 차이를 **cm 단위의 평균값으로 볼 것(연속척도)**인지, **10 cm 간격의 도수로 집계해서 차이를 볼 것(서열척도)**인지, **키가 큰 무리와 작은 무리(명목척도)**로 비교할 것인지 등이다. 다만, 이 경우엔 유의한 차이를 내기 어려워진다.

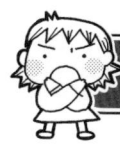
## 명목척도는 수치로 다루지 말 것!!

● **명목척도는 아무리 노력해도 수치로 취급할 수 없다.**

　흑과 백, 어느 쪽을 좋아하는가 하는 심리검사를 실행해, 흑을 0, 백을 1과 같이 색채에 번호를 부여해 명목척도를 수치화했다고 하자. 이 결과를 가지고 평균을 냈을 때, 평균이 0.5라고 해도 그것이 밝은 회색을 나타낸다고 말할 수는 없다.

　또한 설문조사에 기입하는 성별에서 남성을 1, 여성을 2라고 수치화해도 그 평균에는 의미가 없다.

※ 회귀분석에서의 '더미변수화'는 예외이다.

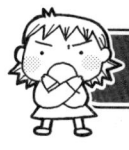
## 너무 적은 개수의 데이터의 해석은 하지 말 것!!

● **통계해석의 초심자는 가능하면 25~30개의 데이터를 모아야 한다.**

　질적 연구의 경우, 소수의 응답자에게 어떤 법칙을 발견해내는 방법을 취한다. 단, 이 책은 초심자를 대상으로 삼고 있기 때문에 많은 데이터를 다루는 양적연구를 중심으로 이루어져 있다.

　사육조건을 충분히 통제하는 동물실험의 경우, 5개 정도 사례의 소수 데이터를 비교하는 것만으로도 의미를 가질 수 있다. 그러나 개별성이 큰 환자들의 데이터를 다룰 경우에는, 소수 데이터는 해석하지 않는 편이 무난할 것이다.

　임상 간호사라면 현장 동료들의 인원수, 병동 환자들의 수 등을 고려했을 때, 25~30 정도의 수가 현실적이다. '원래는 보다 많은 데이터의 개수가 있는 것이 바람직하겠지만, 이런 사정으로 몇 건으로 해석을 하였다'라고 부가설명을 할 것을 권하는 바이다.

　만약 데이터를 몇 건 수집하지 못했을 경우, '시간, 환자 수의 관계로 데이터의 개수를 ○○로 했다', '원래대로라면 각 변수로 분류해야 하지만, 건수도 적고 불규칙 정도가 커서 전체 ○○ (데이터의 개수)에 대한 퍼센트를 표시하였다', '○○명 중에 몇 명이 이 대답을 선택하였다' 등과 같이 명확하게 양해를 구하는 것이 좋다.

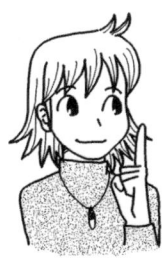
어떤 설문조사를 20명의 여성에게 실시했어. 이 20명 중에 아이가 있는 사람은 4명 있었고, 그 4명이 전원 'YES'라고 대답했다고 해서 아이가 있는 모든 여성들의 대답이 100% 'YES'라고 할 수는 없겠지.
청중들이 납득할 수 있는지를 사전에 고려해야 해.

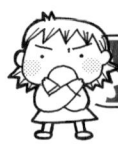
## 제멋대로의 해석으로 점수를 매겨서 평가하지 말 것!!

● 기존의 심리 테스트를 이용한 직접 만든 질문지를 사용해 제멋대로 해석을 하고 점수를 매겨 평가하면 안 된다.

학문적으로 확립된 심리 테스트나 행동평가 테스트들은, 엄격한 통계적 뒷받침이 있기 때문에 사용·평가되는 것이다. 그 중에는 다음과 같은 것이 있다.

**기분상태검사** (POMS : Profile of Mood States)
　기분상태를 나타내는 척도. 긴장불안, 불쾌, 분노, 활기, 피로, 혼란 총 6종류의 수치로 기분을 표현한다.

**불안검사** (STAI : State-Trait Anxiety Inventory)
　스필버그 등이 작성한 불안을 측정하는 척도. 지금 현재 느끼고 있는 불안인 '상태불안'과 평상시에 느끼고 있는 불안인 '특성불안'을 4단계로 평가한다. 각 20항목, 합계 40항목으로 2종류의 불안을 평가한다.

　이러한 기존의 심리 테스트의 척도를 참고로, 직접 질문지를 만들어 현상을 조사하는 접근방식은 허용되고 있다. 하지만 그 경우에 '질문지의 점수가 2점이기 때문에 불안도가 낮고, 7점이기 때문에 불안도가 높다' 라는 식의 제멋대로인 해석을 내려서는 안 된다. 질문지의 타당성, 신뢰성은 다른 차원의 문제이다. 임상 간호사가 질문지를 사용하는 것은 현장에서 어떤 문제가 있는지, 그 실태조사를 하고 싶은 경우가 많다. 사전에 '질문지를 이용해 무엇이 문제인지, 그 실태를 조사하였다.'라고 양해를 구하고 청중들이 납득할 수 있도록 기술하는 데 주의해야 한다.

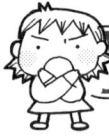
## 편의를 위해 데이터를 조작하지 말 것!!

● 자신의 가설에 맞는 결과가 나오도록 데이터를 조작해서는 안 된다.

당연한 일이지만, 아무도 보지 않는다고 해서 데이터를 조작해서는 안 된다. 위조된 데이터는 언젠가 탄로가 난다. 그것은 데이터의 사이에서 모순이 발생하기 때문이다.

이 데이터만 없으면, 위험률 5%로 유의한 차이가 나올 수 있다고 해서 제멋대로 데이터를 취사·선택해서는 안 될 것이다. 이상값은 질병을 의미할지도 모른다. 그 데이터의 배후에 담겨져 있는 의미를 생각해야 한다. 이상값을 제거하는 방법은 스미르노프 그라브스의 기각검정법이 있다. 그러나 그 이전에 조사가 올바르게 이루어졌는지의 여부를 살펴보는 것이 더 중요하다. 이상값을 갖는 데이터는 '이유 있는 데이터'라고 생각을 하고 조사가 바르게 행해졌는지를 알 수 있는 힌트로 여겨야 한다.

● 논문에 실린 숫자를 검증 없이 그대로 받아들이지 말 것!!

논문 속에도 숫자가 틀리게 적혀 있을 가능성이 있다. 검증 없이 데이터를 사용하지 말고 비판적인 자세로 문헌을 읽어야 한다.

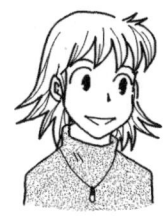
다음은 덤으로 말하는 건데, 이렇게 되지 않도록 주의해야 해!

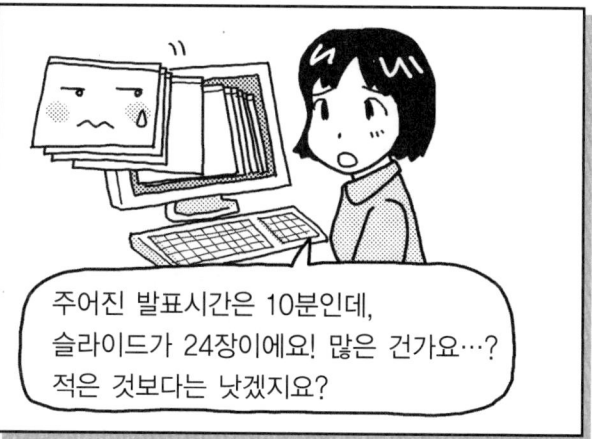
주어진 발표시간은 10분인데, 슬라이드가 24장이에요! 많은 건가요…? 적은 것보다는 낫겠지요?

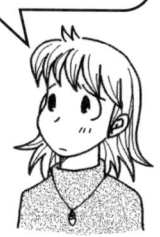
강의안을 만드는 것이 아니니까 1분에 한 장 정도의 분량이 좋아.

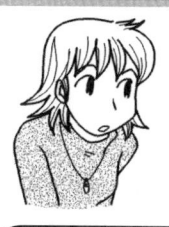
오버하지 말 것! 그리고 말을 빨리해서도 안 돼! 시간 내에 끝낼 수 있도록 요점만 간략하게, 중요한 내용을 하나만 채택하는 것이 좋아.

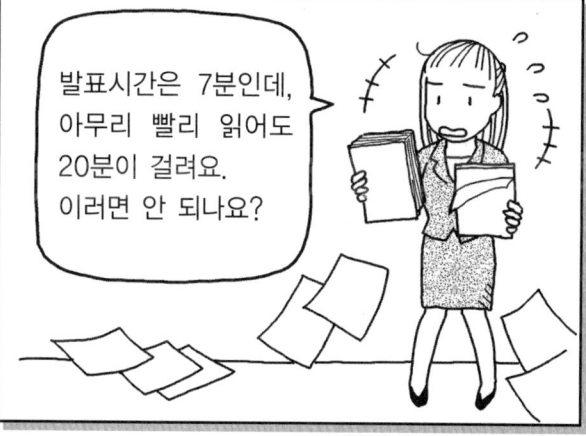
발표시간은 7분인데, 아무리 빨리 읽어도 20분이 걸려요. 이러면 안 되나요?

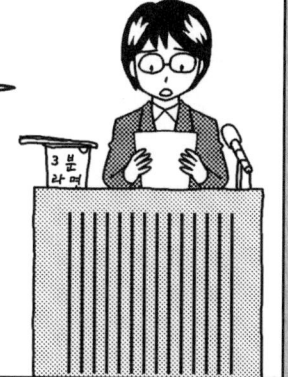
저는 그와는 반대로 3분 만에 끝나버리는데… 어쩌지요?

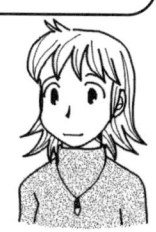
그건 거꾸로 원고에 내용이 없단 소리야. 다시 한번 연구 결과를 검토해보도록!

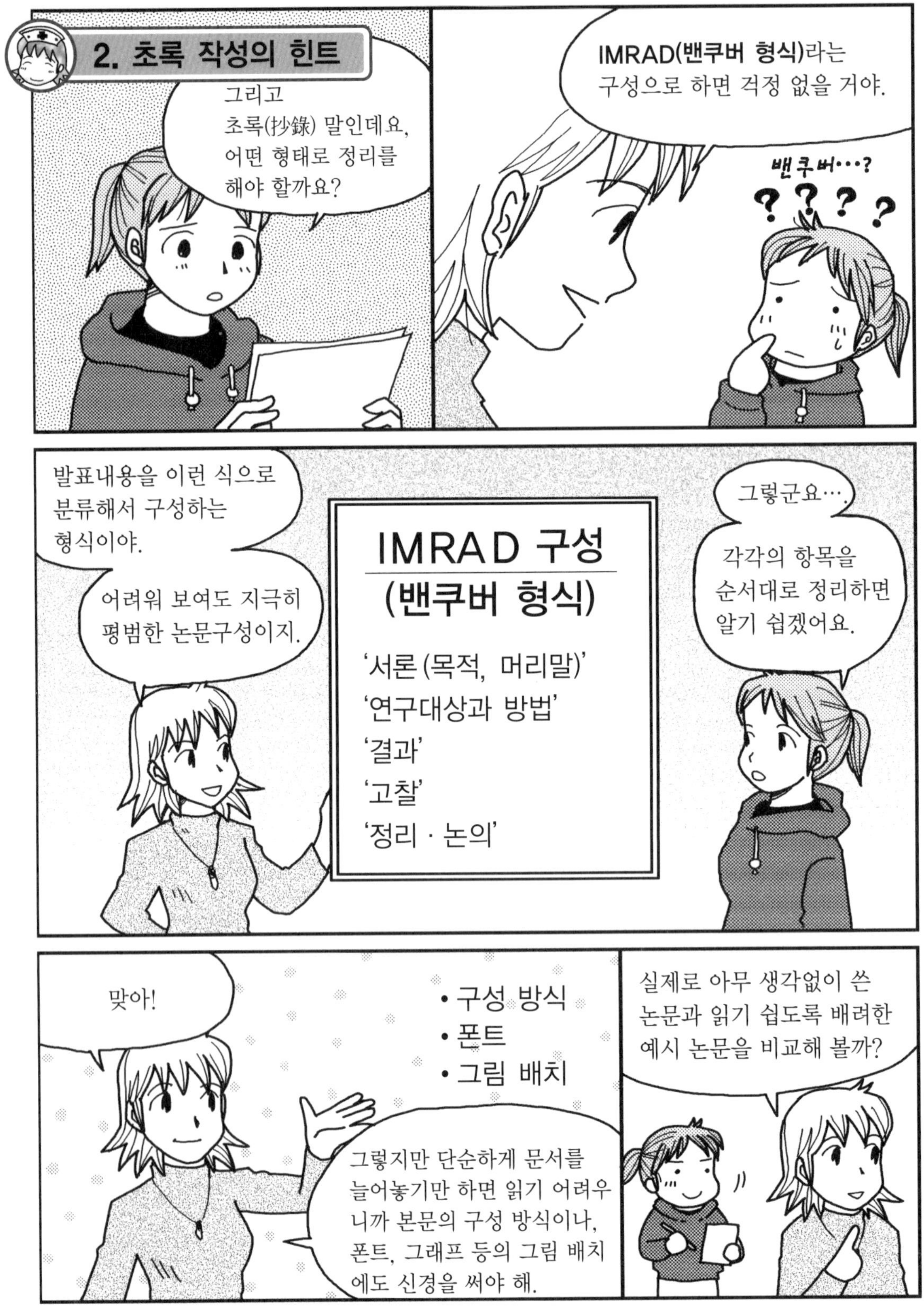

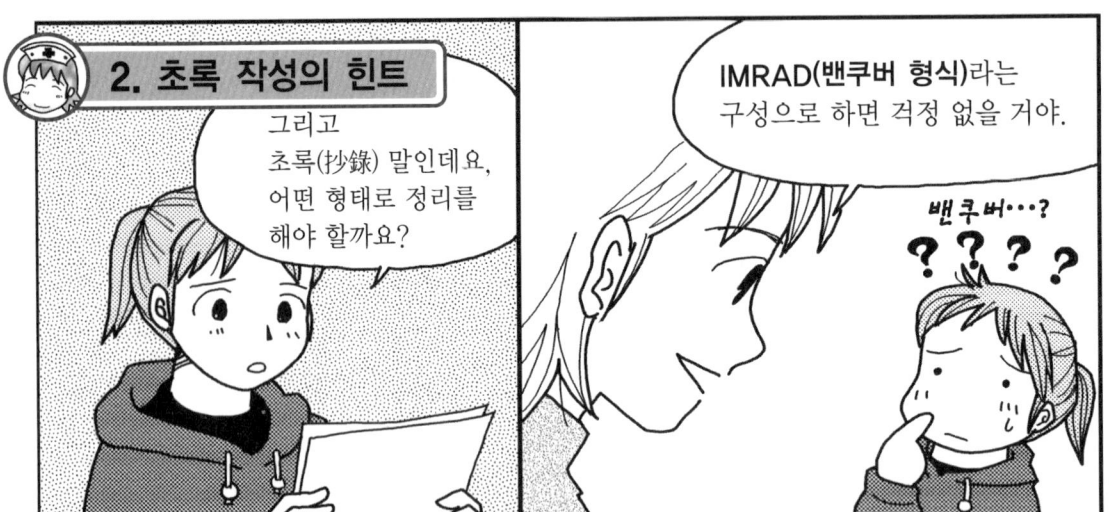
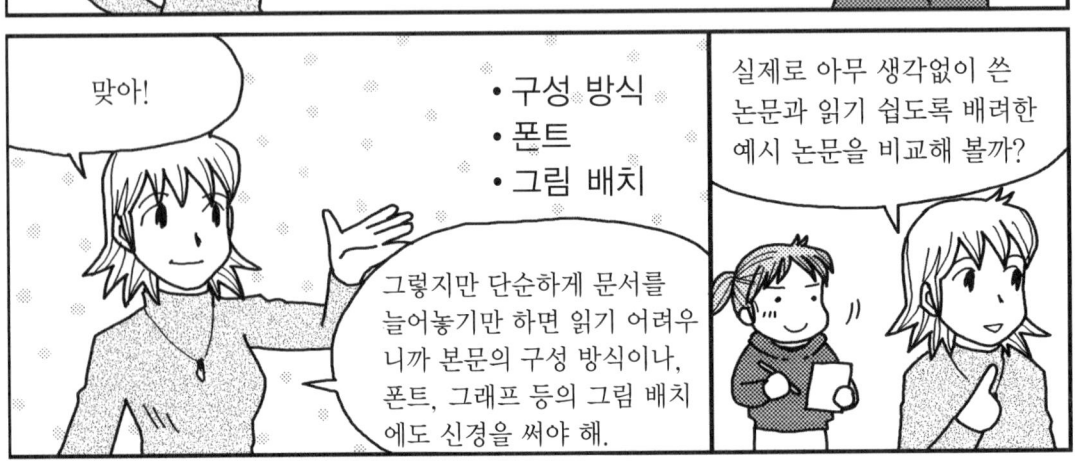

> **단지 문자로만 배열한 사례**

환자의 만족도 조사 - 입원·외래, 성별, 나이별 해석-
○○대학교 복지학과 ○○○

들어가며

　만족도 분석에 있어서, 입원·외래, 성별, 나이에 따라 같은 질문이라도 만족도의 분포가 다를 가능성이 있다. 그 점을 검토하기 위해 T대학교 의학부 부속 ○병원의 입원·외래환자들을 대상으로, 환자 서비스와 원내 환경에 대한 만족도 평가를 시행하였다.

대상과 방법

　설문조사를 실행한 외래환자 826명, 입원환자 440명의 응답지를 회수했다. 페이스 항목으로서 성별, 연령, 외래진료여부, 입원기간 등을 준비하였다. 입원환자에게는 간호사의 태도, 입원 중 생활, 질병·검사·치료·처치 등 36항목, 외래환자에게는 간호사의 태도, 병원의 환경, 질병·검사·치료 등 22항목의 만족도를 5단계로 측정하였다.
　페이스 항목의 결여, 오기입 등을 제외하고 해당병원의 환자 연령층을 고려해서, 20대에서 70대까지 본인의 회답만을 해석대상으로 삼았다. 그 결과, 해석대상은 외래 505명, 입원 334명이 되었다.

결과

　입원·외래에서 유사질문을 모아 간호사의 태도, 간호사와 환자의 커뮤니케이션, 복도나 화장실 환경, 환자에 대한 설명 등을 분류하여 입원·외래, 성별, 나이를 대비하여 비교하였다.
　입원·외래 모두 40~50대 남성의 만족도가 동성의 타 연령대와 비교했을 때 다소 저하된 경향을 보였다. 외래환자에는 20~30대 여성의 만족도가 대부분의 질문항목에서 낮게 체크되어 있었고, 연령이 높아질수록 만족도가 높아지는 경향을 보였다. 또한 20~30대 여성들은 외래환자의 만족도가 입원환자의 만족도보다 저하된 경향을 보였다.

고찰과 정리

　근년, 추계통계에 의존하지 않는, 대량의 데이터의 기술통계보다 전체의 경향을 찾는 데이터마이닝 기법이 마케팅 분야에서 활성화되고 있다. 본 보고서는 그러한 기법을 환자의 만족도 해석에 응용한 예라고 할 수 있다.
　이번에 입원환자는 40~50대 남녀 모두 타 연령대보다 만족도가 악화되어, 20~30대 외래 여성이 동년배의 입원여성과 비교하면 가혹한 평가를 내렸다. 병동과 외래에서의 간호사의 태도, 원내 환경은 극단적으로 악화되진 않았다. 따라서 해석해 보면, 40~50대의 평가는 항상 엄격한 경향을 보여, 외래환자에게는 그 경향에 간호사와 동성·동년배 시점의 가혹함까지 더해져 평가가 변화했다고 해석할 수 있겠다. 아이의 유무, 독신기혼 등, 사회적 지위 등 환자가 인생을 구축하고 있는 환경의 차이가 만족도에 영향을 준다고 생각할 수도 있지만, 상세한 설명은 이후의 연구로 미루고 싶다.
　그러나 현실에 존재하는 환자의 입원·외래, 성별, 나이에 따라 만족도 평가의 차이를 고려해 긴급히 이들의 경향을 업무에 참고해야만 할 것이다. 그러면 환자에게 정확한 서비스를 제공할 수 있으며, 환자의 고충을 줄여서 의료현장에서의 환자서비스의 향상에 공헌할 수 있을 것이다.

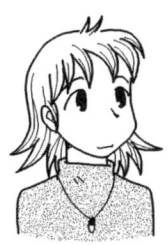

이건, 문장이 단지 나열되어 있을 뿐이잖아요.

읽기 힘들지? 여기에 조금 정성을 들이기만 하면 다음 페이지처럼 된단 말이지.

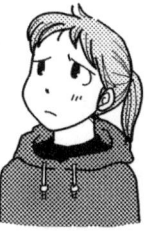

## IMRAD 구성을 이용해 정리한 사례

환자의 만족도 조사 - 입원·외래, 성별, 나이별 해석-    ○○대학교 복지학과  ○○○

### ■ 들어가며

만족도 분석에 있어서, 입원·외래, 성별, 나이에 따라 같은 질문이라도 만족도의 분포가 다를 가능성이 있다. 그 점을 검토하기 위해 T대학교 의학부 부속 ○병원의 입원·외래환자들을 대상으로, 환자 서비스와 원내 환경에 대한 만족도 평가를 시행하였다.

### ■ 대상과 방법

설문조사를 실행한 외래환자 826명, 입원환자 440명의 응답지를 회수하였다. 페이스 항목으로서 성별, 연령, 외래진료여부, 입원기간 등을 준비하였다. 입원환자에게는 간호사의 태도, 입원 중 생활, 질병·검사·치료·처치 등 36항목, 외래환자에게는 간호사의 태도, 병원의 환경, 질병·검사·치료 등 22항목의 만족도를 5단계로 측정하였다.

페이스 항목의 결여, 오기입 등을 제외하고, 해당 병원의 환자 연령층을 고려해서, 20대에서 70대까지 본인의 회답만을 해석대상으로 삼았다. 그 결과, 해석대상은 외래 505명, 입원 334명이 되었다.

### ■ 결과

입원·외래에서 유사질문을 모아, 간호사의 태도, 간호사와 환자의 커뮤니케이션, 복도나 화장실 환경, 환자에 대한 설명 등을 분류하여 입원·외래, 성별, 나이를 대비하여 비교하였다.

입원·외래 모두 40~50대 남성의 만족도가 동성의 타 연령대와 비교했을 때 다소 저하된 경향을 보였다. 외래환자에는 20~30대 여성의 만족도가 대부분의 질문항목에서 낮게 체크되어 있었고, 연령이 높아질수록 만족도가 높아지는 경향을 보였다. 또한 20~30대 여성들은 외래환자의 만족도가 입원환자의 만족도보다 저하된 경향을 보였다.

### ■ 고찰과 정리

근년, 추계통계에 의존하지 않는, 대량의 데이터의 기술통계보다 전체의 경향을 찾는 데이터마이닝 기법이 마케팅 분야에서 활성화되고 있다. 본 보고서는 그러한 기법을 환자 만족도 해석에 응용한 예라고 할 수 있다.

이번에 입원환자는 40~50대 남녀 모두 타 연령대보다 만족도가 악화되어, 20~30대 외래 여성이 동년배의 입원여성과 비교하면 가혹한 평가를 내렸다. 병동과 외래에서의 간호사의 태도, 원내 환경은 극단적으로 악화되진 않았다. 따라서 해석해 보면, 40~50대의 평가는 항상 엄격한 경향을 보여, 외래환자에게는 그 경향에 간호사와 동성·동년배 시점의 가혹함까지 더해져 평가가 변화했다고 해석할 수 있겠다. 아이의 유무, 독신기혼 등, 사회적 지위 등 환자가 인생을 구축하고 있는 환경의 차이가 만족도에 영향을 준다고 생각할 수도 있지만, 상세한 설명은 이후의 연구로 미루고 싶다.

그러나 현실에 존재하는 환자의 입원·외래, 성별, 나이에 따라 만족도 평가의 차이를 고려해 긴급히 이들의 경향을 업무에 참고해야만 할 것이다. 그러면 환자에게 정확한 서비스를 제공할 수 있으며, 환자의 고충을 줄여서 의료현장에서의 환자서비스의 향상에 공헌할 수 있을 것이다.

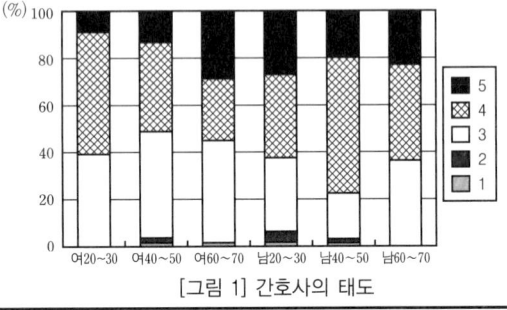

[그림 1] 간호사의 태도

※ word 2019로 작성. 제목은 고딕체 16포인트, 이름은 14포인트, 소제목은 12포인트 정도를 적용했다. 본문은 명조체 10.5포인트를 사용했다. 본문은 2단 구성으로 적용했다. 그래프는 Excel의 그래프를 이용, word에서 그림을 붙여넣기했다.

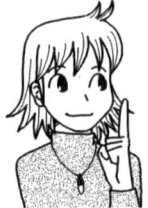

표제어를 눈에 띄게 하는 것만으로도 꽤나 읽기 쉬워졌지? 빽빽하게 문자만 나열하면 읽기가 힘들다구!

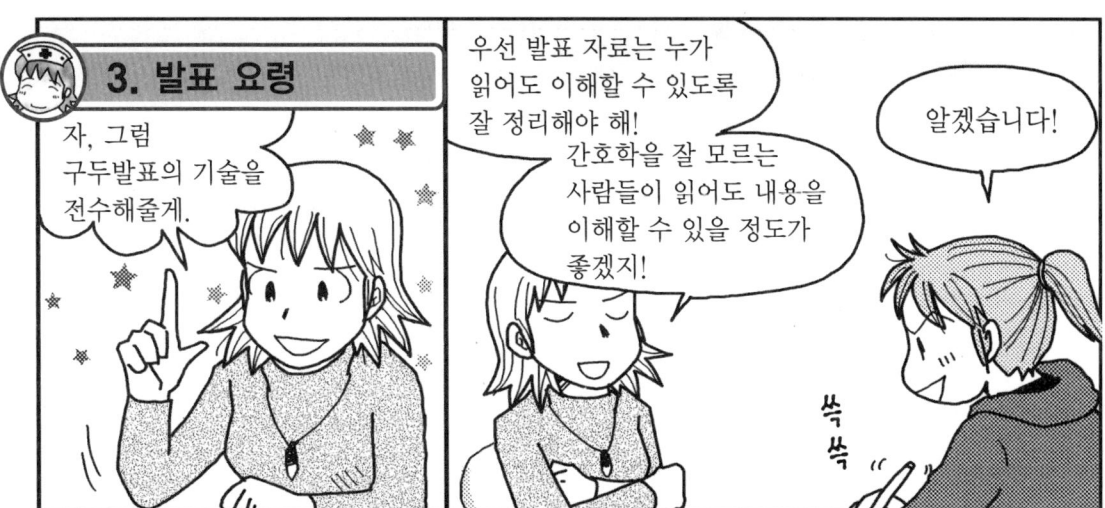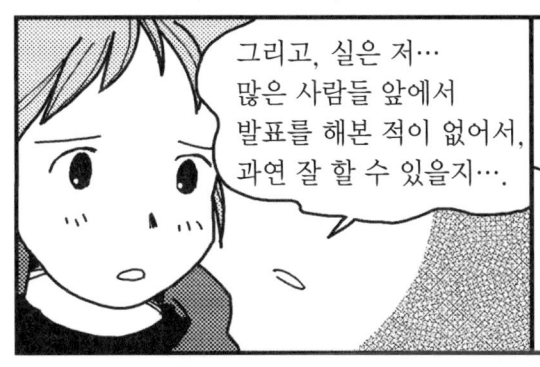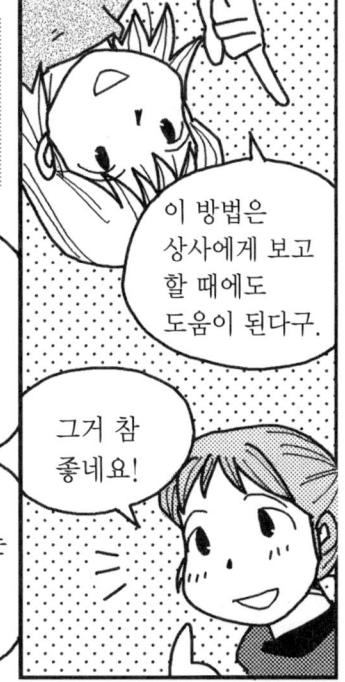

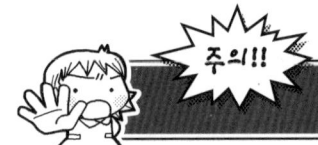
## 대본 읽기는 이제 그만!

학회에서 자주 볼 수 있는 광경인 초록원고를 대본 읽듯이 하는 발표는 이제 피하도록 한다. '아, 이걸 읽기만 하는군, 그럼 나 혼자 읽는 편이 빨라.' 라고 생각하고 아무도 발표를 들어주지 않는다.

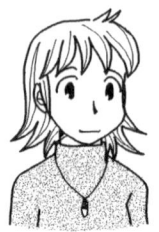

원고를 암기하면 어떨까? 라고 물어보는 사람도 있지만, 그것도 결국 같은 거야. 노력에 비해 효과가 없지.
긴 시간을 들여 연구를 했으니, 발표자의 머릿속에는 많은 지식이 들어 있을 터. 슬라이드와 손 안의 메모를 참고하며 즉석에서 발표하는 것이 최고의 방법이야!

메모를 보고 자신의 머리로 생각하면서 발표를 하면 내용에도 감정이 들어가, 매우 효과적이라고 할 수 있다. 국회답변을 떠올려 보자. 자신의 생각을 가지고 답변하는 국회의원과 비서가 준비한 원고를 읽어 내려가는 국회의원 중 어느 쪽에 더 신뢰가 갈까? 연구발표도 그와 마찬가지이다.

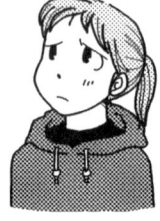

그래도, 도중에 말이 막히거나, 틀리기라도 하면….

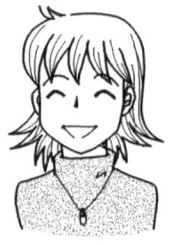

괜찮아! 원고를 읽어 내려가는 것이 아니니까, 어디서 틀렸는지 청중도 알지 못해! 게다가 미리 '몇 가지 점에 대해 얘기한다.'고 양해를 구해놓기만 하면 도중에 말문이 막히더라도 전혀 이상하게 보이지 않거든. 실수를 아는 사람은 발표자밖에 없을 거야.

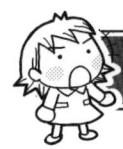
## 발표 연습을 하자!

　같이 연구하는 동료가 있다면 한 사람이 발표를 하고 다른 한 사람이 들어주며 내용 체크를 하도록 한다.

　한 명밖에 없다면 비디오를 찍어서 자신이 직접 체크하는 방법도 있다. 말이 너무 빠르지 않은지, 슬라이드를 넘기는 타이밍은 괜찮은지, 시선처리는 잘되고 있는지 등의 문제점을 한눈에 볼 수 있다. 비디오가 없으면 IC레코더 등으로 녹음을 한 후, 목소리만 체크해도 효과는 충분하다.

　사전에 발표장소에 들어갈 수 있는 경우에는 목소리가 잘 전달되는지, 청중들이 잘 보이는지를 체크해두는 것이 좋다. 함께 발표하는 사람들이 있는 경우에는 사전에 제스츄어나 사인을 정해두고, 마이크 음량이나 말의 속도 등에 대해서 발표 당일 지시를 보낼 수 있도록 해두면 당황하지 않고 발표를 할 수 있다.

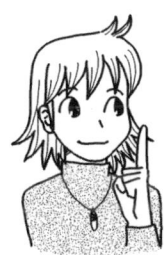

처음하는 발표에서는 긴장해서 말이 빨라지기 쉽기 때문에, 발표장소의 뒤편에서 동료가 '천천히' 라거나, 경우에 따라서 '좀 더 빨리'라고 사인을 보내주면 좋아.

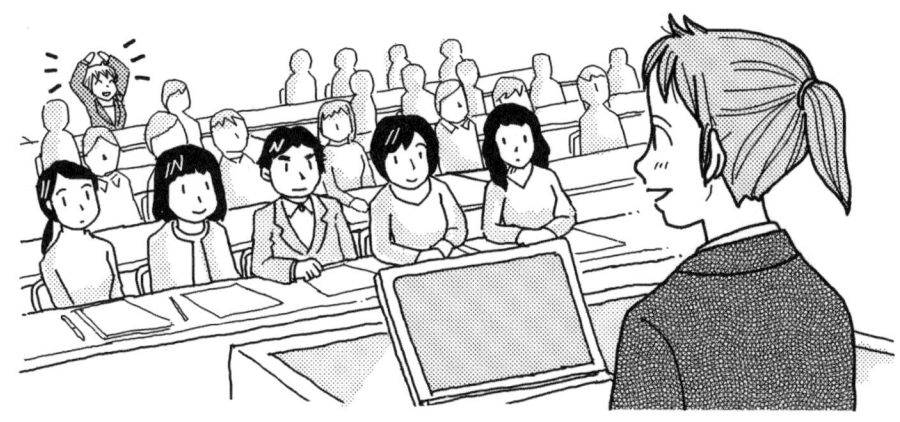

제8장 발표 요령과 발표 자료의 예

## Power Point를 사용한 발표의 기술

● 청중들의 주의를 화면에 고정시키고 싶을 때

　화면상으로 마우스 커서를 빙글빙글 돌리면 청중들이 보기 힘들다. 슬라이드 쇼 화면이 나타났을 때에「오른쪽 버튼→포인터 옵션」을 선택하면 레이저 포인터, 펜, 형광펜 등으로 슬라이드 화면상에 입력을 할 수 있다. 펜으로 입력한 글자를 지우고 싶을 때에는「오른쪽 버튼→포인터 옵션→슬라이드의 모든 잉크 삭제」를 선택하면 입력한 표시가 삭제된다.

● 화면을 어둡게 하고 싶을 때

　[B](Black) 키를 누르면 화면이 새까맣게 변한다.
　[W](White) 키를 누르면 하얗게 변한다.
　각각 다시 한 번씩 아무 자판이나 누르면 원상태로 돌아간다.

● 특정 슬라이드를 화면에 내보내고 싶을 때

　PowerPoint의 내용을 인쇄할 때에 '유인물'로 지정하여 인쇄를 하면, 어느 슬라이드가 몇 번째 장인지 바로 알 수 있다.

　슬라이드를 넘길 때에는 '좌우 화살표'를 이용한다. 여기에서 만약 5번째 슬라이드로 넘어가고 싶을 때에는 숫자 5를 누르고 [Enter] 키를 누르면 5번째 슬라이드가 나타난다.

　또한 슬라이드를 만들 때, [보기] 태그 안에 [슬라이드 노트]라고 코멘트를 넣을 수 있는 부분도 만들 수 있다. 그 내용은 파일을 인쇄할 때에 인쇄대상을 [슬라이드 노트]로 설정하면 슬라이드 본체의 그림과 함께 입력했던 슬라이드 노트 부분이 함께 인쇄된다. 따라서 슬라이드의 도표와 노트가 함께 들어있는 원고를 손에 들고 발표를 하면 더욱더 좋다.

● 다른 애플리케이션 화면으로 전환하고 싶을 때

　예를 들어, Excel의 데이터를 보고 집계하면서 얘기를 진행시켜 나갈 경우에, Windows 컴퓨터에서는 화면 아래쪽에서 애플리케이션들을 바꿀 수 있지만, PowerPoint는 전체 화면이 슬라이드 화면으로 되어 있기 때문에 보통 방식으로는 화면을 전환할 수 없다. 이 때에는 조금 특수한 조작으로 애플리케이션의 전환이 가능하다.

　1. 처음에 표시하고 싶은 다른 응용 프로그램(Excel 등)을 켜둔다.
　2. 다음에 PowerPoint에서 슬라이드를 표시한다.
　3. 다른 응용 프로그램을 표시하고 싶을 때에는 [Alt] 키와 함께 [Tab] 키를 누른다. 그러면 현재 컴퓨터상에 열려있는 복수의 응용 프로그램들의 아이콘이 화면에 모두 표시된다. 그와 함께 현재 선택된 응용 프로그램의 아이콘 주위가 파란 테두리로 표시된다.
　4. [Alt] 키를 누름과 동시에 [Tab] 키를 누르면 아이콘을 둘러싸고 있는 테두리의 위치가 이동한다. 그리고 나서 [Alt] 키와 [Tab] 키에서 손가락을 떼면 원하는 응용 프로그램의 화면으로 전환된다.

### 기타 주의사항

● 레이저 포인터는 한 손에 쥐면 빛이 흔들려 보는 사람들이 피곤해진다. 강연대 위에 한쪽 주먹을 올려놓고, 그 위에 레이저 포인터를 쥔 손을 올린다. 이렇게 하면 빛의 위치가 고정되어 눈이 피곤해지지 않는다. 또한 레이저의 점이 너무 작지 않은지도 미리 체크해 두어야 한다.

● 슬라이드가 무조건 많다고 좋은 것이 아니다. 발표 시간을 고려해서 적정량을 선택해 사용하도록 한다. 슬라이드는 발표 시간 1분당 한 장 정도를 기준으로 삼는 것이 좋다. 슬라이드가 너무 많으면 청중들이 이해하기 어렵다.

## 4. 논문 작성법

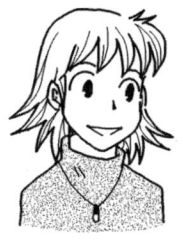

마지막은 논문을 쓰는 법이야. 초록을 쓸 때 다뤘던 IMRAD 구성(밴쿠버 형식)에 대해서 자세하게 설명해 볼게.

논문의 구성은 학회지마다 미묘하게 다르지만, 기본적인 구성으로서 International Committee of Medical Journal Editors가 1978년에 밴쿠버에 모여 결정했기 때문에 밴쿠버 형식이라고도 불리는 IMRAD 구성이 많이 알려져 있다.

① 제목　　　Title
　 저자　　　Author(s)
　 개요　　　Abstracts and key words

② 본문　　　Text
　　　목적, 서론　　　　　　　Introduction
　　　연구대상과 방법　　　　Materials and method(s)
　　　결과　　　　　　　　　　Results
　　　논의, 고찰　　　　　　　Discussion
　　　결론, 총괄, 정리, 결어　Conclusion

③ 사사(謝辭)　　　　Acknowledgement
　 부기(附記), 부록　Appendix
　 문헌　　　　　　　References
　 표　　　　　　　　Tables
　 그림 및 설명　　　Illustrations and legends for them

인용문헌
International Committee of Medical Journal Editors : Uniform Requirements for Manuscripts Submitted to Biomedical Journals. JAMA 269 : 2282-2286, 1993

이 형식은 본문 안의 각 요소들의 이니셜을 따서 IMRAD형식이라고 한다. 간호학회의 논문 등을 많이 읽어보면 그 실태를 쉽게 알 수 있지만, 다음 페이지에서 위의 ①~③에 대한 주의점을 알아보도록 하자.

## ① 제목 등에 대해서

### ● 제목
구체적인 내용을 나타낸다. 처음 듣는 내용이라도 어느 정도를 파악할 수 없다면 사람들은 읽어주지 않을 것이다. 그렇기 때문에, '○○에 관한 연구 제1호' 등의 제목은 피하는 편이 현명하다. 또한 너무 막연한 타이틀 '○○에 관한 환자의 심리에 대해서' 등도 피해야 한다. 중요한 것은 읽는 사람들이 그 내용을 보고 '재밌겠는데, 읽어보자.' 라는 마음을 가지는 것이다.

### ● 저자
연구 내용에 책임을 지는 사람이 저자이다. 연구에 충고나 조언을 해준 사람, 조사에 협력해준 사람들에게 감사하다고 정중하게 인사를 한다.

### ● 개요
요약(Summary), 개괄(Abstract)이라고도 불리지만, 바쁜 사람들은 이 부분을 보는 것으로 본문을 읽을 것인지의 여부를 결정한다. 200~300단어 정도로 요약해서 전체를 파악할 수 있게 하고, 중요한 결론을 이해할 수 있게 만든다.

문헌을 읽고 요약하는 연습을 하면 간단히 쓸 수 있게 된다. 이해하기 어려운 개요는 읽는 사람들을 전부 도망가게 만든다.

## ② 본문에 대해서

### ● 목적, 서론
선행문헌을 인용해서 지금까지 알게 된 사실과 그에 대한 문제점, 이번에 무엇을 어디까지 명확하게 할 것인지를 나타내야 한다. 자신의 독자성을 명확하게 하는 것이 중요하다.

또, '누구누구는 이렇게 말했다.' 라고 지나친 인용 표현은 피한다. 저자인 나 역시 의료계에 종사하지만, 이러한 지나친 인용 표현을 하는 간호계통 논문에는 위화감을 느낀다.

간호계 사람들도 의료계 학회에 눈문을 내는 것이 앞으로 더욱더 증가할 것이라 생각하기 때문에, 한번쯤은 의료계 논문이 어떻게 쓰여져 있는지 훑어볼 것을 추천하는 바이다.

그리고 선행문헌이 너무 많을 때에는, 예를 들어 'ICU에 입실한 환자의 심리상태에 대한 ○○의 보고가 상세하게 나와 있다.' 처럼 많은 문헌들을 모아 해설하는 Review 보고에서 다루는 것도 허용된다.

발표든 논문이든 처음의 선행문헌 조사가 꽤 큰 부분을 차지한다. 단순하게 '이런 것을 만들었습니다, 이런 조사를 했습니다.'로 끝나는 논문은 피하자.

● **연구대상과 방법**

　어떤 사람을 대상으로 무엇을 했는지를 명확하게 적는다. 포인트는 다른 사람들이 여러분의 보고를 재확인할 수 있는지이다. 재확인할 수 없게 기술해서는 안 된다.

　또, 연구대상의 연령, 배경, 그들을 어떻게 조사했는지 등의 조건도 중요하다. 바이어스(편중)라고 하는 대상을 비교해도 좋은가 아닌가 하는 전제조건도 중요하다. 예를 들어, 만족도 조사의 경우, 노인과 어린이를 단순하게 비교해서는 의미가 없을 것이다. 환자들을 대상으로 조사를 할 경우, 소아과와 산부인과를 제외해야 하는 경우도 있을 수 있다. 또, 환자 수가 적은 특수 외래를 제외해야 하는 경우도 있다. 중요한 점은 읽는 사람들이 여러분의 방법이 최선이라고 생각할 수 있는가이다.

　또한 조사를 할 경우에는 환자나 응답자에게 윤리적인 배려가 있었는지를 반드시 명시해야 한다. 억지로 모은 데이터는 정식 학회에서 발표로 인정받지 못할 수도 있다.

● **결과**

　연구의 결과는 그림이나 표를 사용해서 나타낸다. 일반적으로는 과거형으로 사용한다. 실행한 내용을 전부 쓸 필요는 없다. 내용이 많을 때에는 읽는 사람들이 흥미를 가질 내용으로 논문을 몇 개로 나눠도 좋다. '개인정보에 관한 조사'와 같이 조사한 내용을 전부 싣는 것은 조사보고서이지 논문과는 조금 다르다.

　읽는 사람들에게 자신이 실시한 내용을 보여주고 납득을 하게 만드는 것이 중요하다.

● **논의, 고찰**

　연구 초심자는 논의, 고찰 부분에서 많이 고심한다. '고찰'이라고 쓰면 번거롭기 때문에 단순하게 자신이 실행했던 조사결과를 '해설'한다고 생각하라.

　연구자가 당연하다고 생각했던 결과도 논문을 읽는 사람들은 모를 수가 있다. '자, 이런 것을 알게 되었다.' 라는 자세로 해설하면 된다.

　논의를 쓸 때에는 표제어를 몇 개 붙이는 것이 좋다. 예를 들어, 만족도 조사의 경우 연령의 영향, 진료과목의 영향, 입원기간의 영향 등과 같은 표제어를 적으면 훨씬 더 읽기 쉬워진다.

　또, 결과에서 이미 도표로 정리를 끝내는 바람에 고찰부분에서 그것들을 인용하기 어려울 때에는 '고찰과 결과'로 함께 정리하는 경우도 있다. 그 연장선상으로 '고찰과 정리'란 타이틀도 초록 등에서는 쓰이지만, '결과와 고찰 및 정리'는 없다.

　고찰 중에 자신이 낸 결과는 자신이 하고 싶었던 주장의 논거가 된다. 그와 함께 다른 문헌들을 인용해서 '어디의 누구도 같은 결과를 보고했다'라고 쓰는 경우도 있다.

　자신의 결과, 그리고 다른 사람의 문헌을 인용해서 자신이 시행한 내용들이 정당했는지를 나타낼 수 있어야 한다.

● 결론, 총괄, 정리, 결어

'이번에는 이런 일을 해서 여기까지 알게 되었다. 단, 이 보고의 한계는 이 정도일 뿐이고 이후에 이러이러한 것들이 필요하다' 라는 내용을 적는다.

시간에 쫓기는 독자들은 제목, 초록, 개요, 결론만 읽기 때문에 그 점을 충분히 유의해야 한다. 자신의 연구의 '장점'을 명확하게 해둬야 하는 것이다.

또한 결론, 총괄, 정리는 거의 같은 내용이지만 결어는 성격이 다르다. 결어란 한 줄 정도의 '○○에 대해 알게 되었다' 라는 간결한 표현을 칭한다. 연구의 초심자들은 무리하게 결어를 사용하는 일이 없도록 한다.

## ③ 사사 등에 대해서

● 사사(謝辭)

신세를 졌던 분들, 협력해준 사람들에게 인사를 한다.

연구에 대해 책임을 질 수 있는 협력자 혹은 공저자를 쓴다(권두에 공저자라고 이름을 내지 않았을 경우). 또한 그 경우엔 반드시 본인의 허락을 받고 기재해야 한다.

● 부기(附記), 부록

특수한 측정방법을 사용했거나 수식의 도출이 길어질 경우에 부기, 부록을 쓴다. 본문에 넣으면 너무 길어지긴 하지만, 꼭 넣어야 할 때에만 사용하는 편이 좋다.

● 문헌, 표, 그림 및 설명

이 3가지 요소들은 투고하는 학회지에 따라 자세한 지시사항이 있을 것이므로 그것을 참고하면 된다.

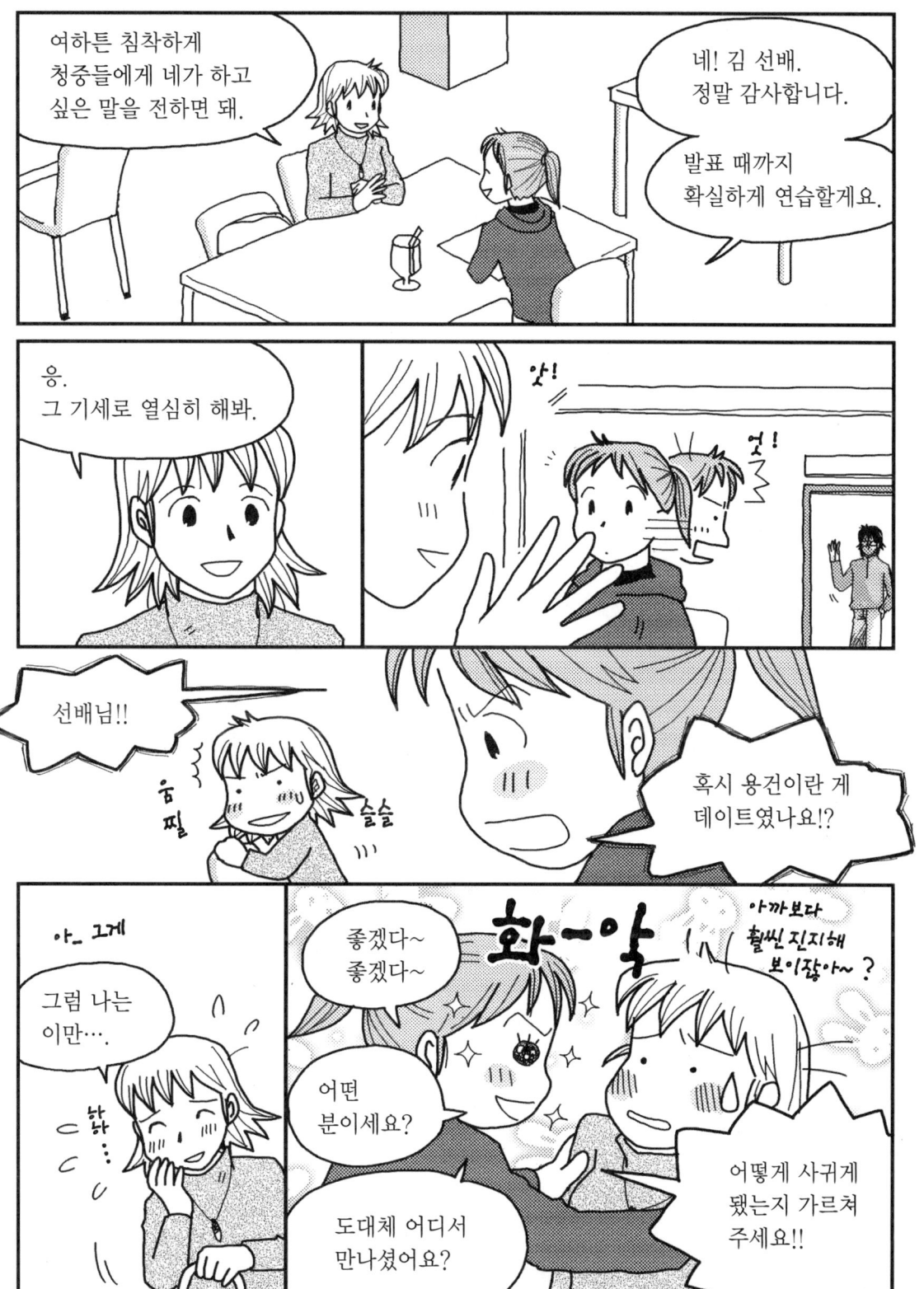

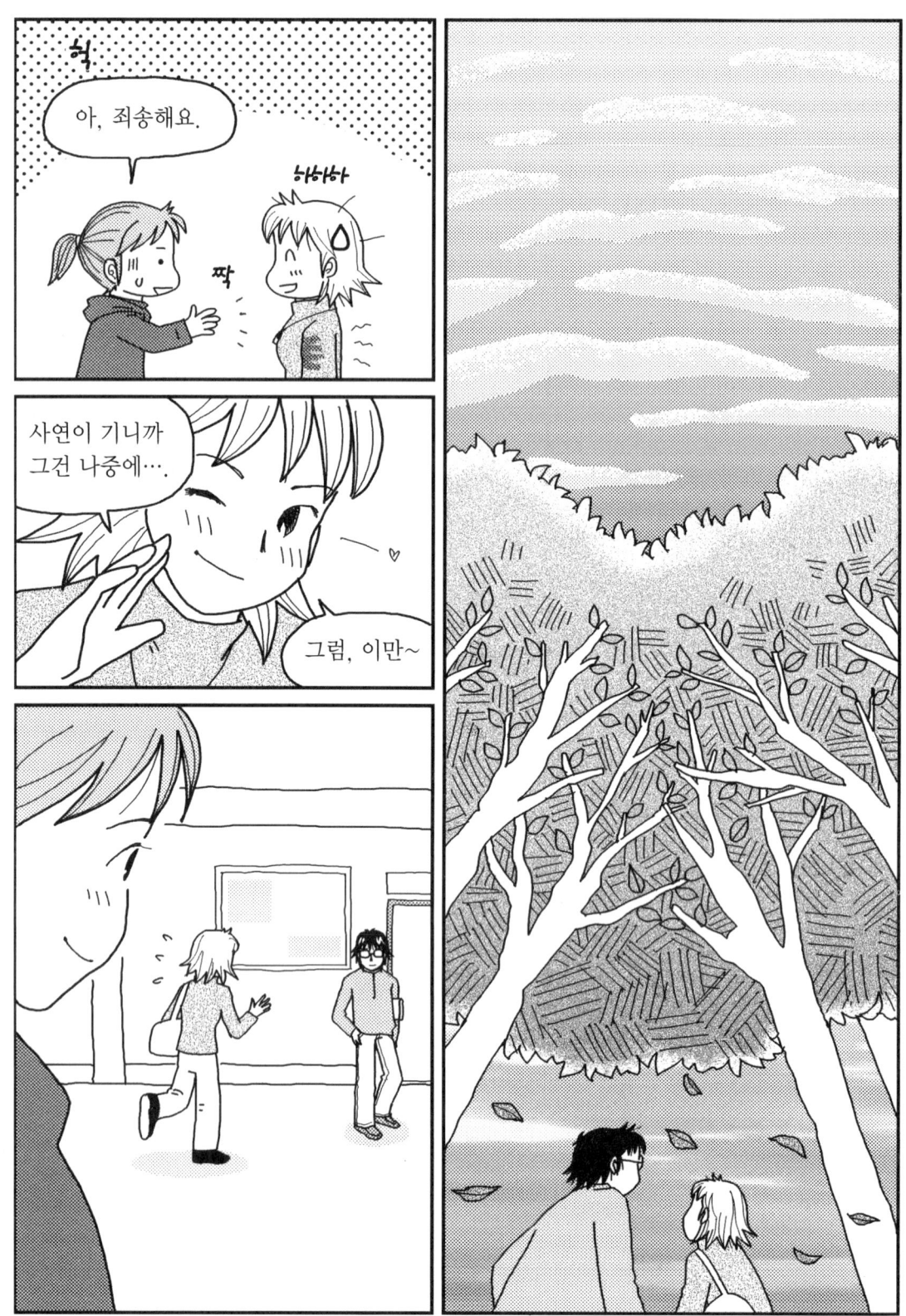

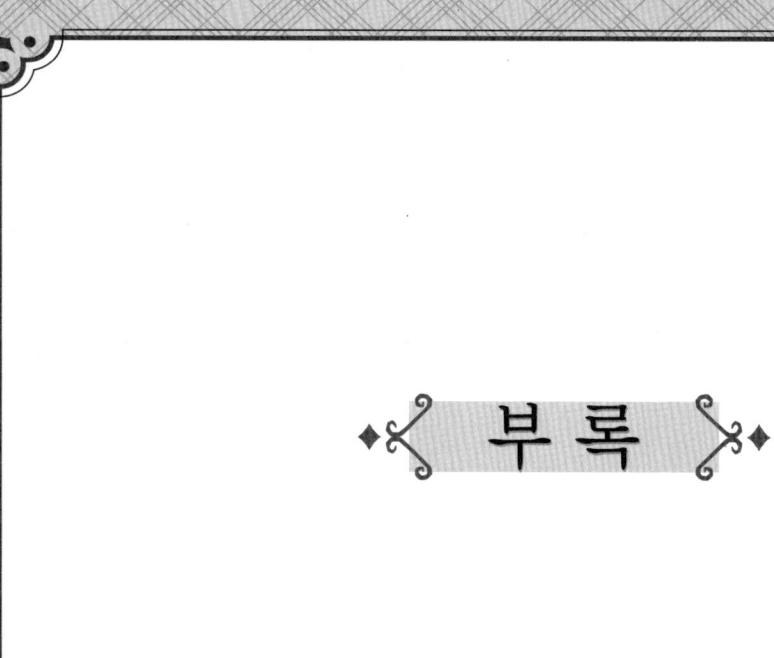

| 부록 A | 김 간호사의 설문조사결과의 분석 예 |

김미진 간호사가 제2장 49쪽의 '외래진료를 보다 좋게 만들기 위한 설문조사'에서 실제로 집계·정리한 데이터를 소개하고자 한다.

● **성별과 연령을 나타낸다**

가로축을 성별, 세로축을 연령별로 배합해서 그래프로 나타냈다. 이것이라면 한눈에 알아볼 수 있을 것이다(여성은 '~14세'와 '15~24세'를 함께 표시).

이 그래프를 보면 남성은 45~54세, 여성은 25~34세가 많다는 것을 알 수 있다. 주부의 내원이 많은 듯하다.

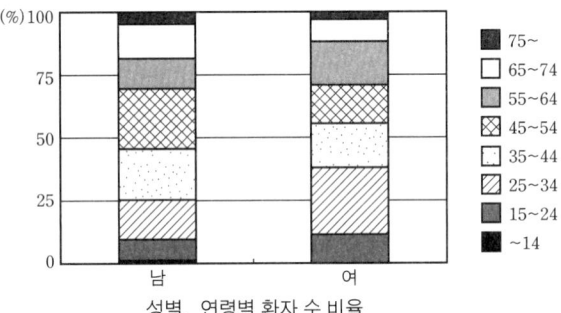

성별, 연령별 환자 수 비율

● **'당신은 이 병원에 다닐 것을 가족들이나 지인들에게 권하겠습니까?'(진료 추천)란 질문에 대한 응답 결과**

여성들 중에 부정적인 응답을 하는 사람이 많은 경향이 보이고 있다. 그러나 '여성들의 기준이 엄격하다.'라고 성급하게 결과해석을 해서는 안 된다. 해석을 좀 더 깊게 해볼 필요가 있다.

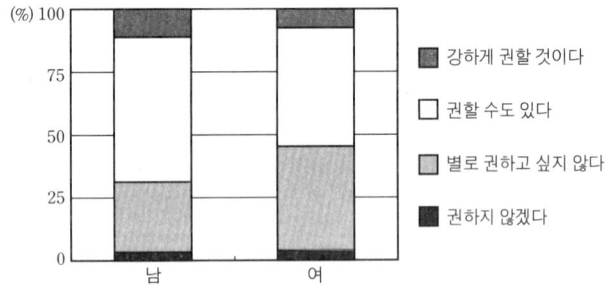

● **이하 A~F의 질문을 '매우 불만족', '불만족', '만족', '매우 만족'의 4단계로 응답한 결과**

A : 직원의 태도    B : 의사의 태도    C : 간호사의 태도
D : 대기 시간     E : 병원 내 분위기   F : 사생활 배려

분석결과를 간단하게 정리하기 위해 '매우 만족'과 '만족'을 합쳐서 '만족', '매우 불만족'과 '불만족'을 합쳐 '불만족'이라고 두 그룹으로 나누었다. 또, 응답자들을 '54세 이하', '55세 이상'의 두 그룹으로 나누었다.

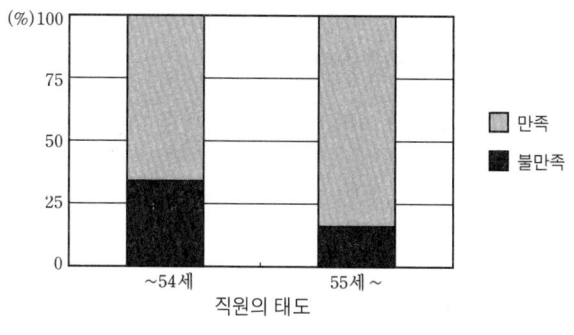

'만족'이라는 응답이 많아 흡족한 결과를 얻었다.

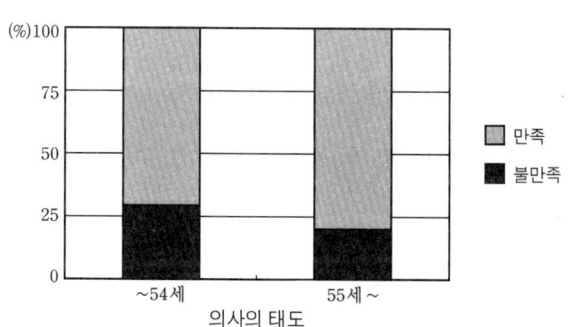

이것도 대체로 양호하다. 의사의 태도 부문에서 높은 평가를 얻었다.

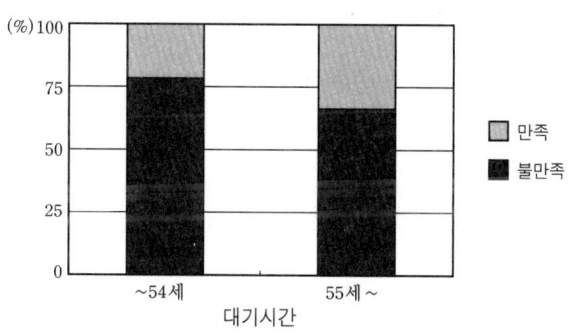

하지만 대기 시간에 관해서는 '불만족'이란 의견이 대부분을 차지하고 있다.

● **불만족이 많았던 대기시간에 대한 구체적인 고찰**

대기시간에 대해서 '불만족'이라는 응답이 많았던 것을 토대로 구체적인 고찰을 해보도록 하자. 응답자의 연령을 좀 더 자세하게 살펴보도록 하자.

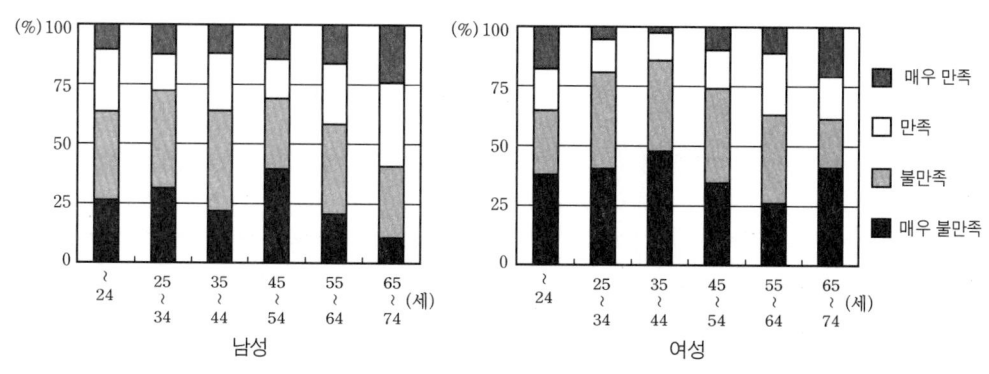

앞의 그래프를 자세히 살펴보면 다음과 같은 경향이 있다는 사실을 알 수 있다.
1. 응답자가 고령으로 올라갈수록 '매우 불만족', '불만족'이 감소한다.
2. 남성보다 여성이 엄격하게 평가하였다.
3. 여성 중 '35~44세'의 '매우 불만족', '불만족'이 가장 큰 비율을 차지한다.

이상의 점에서, 대기시간에 불만을 느끼는 환자들의 연령별, 성별 경향을 알 수 있었다. 이러한 결과를 충분히 고려하여 문제 해결을 위해 노력을 해야 하겠다.

● '만족도'의 저하에 의한 이차적 영향

만족도가 저하되면 진료를 추천하는 비율도 함께 저하될 우려가 있다. 양자의 관계를 그래프로 만들어 그 결과를 시각적으로 나타내보았다.

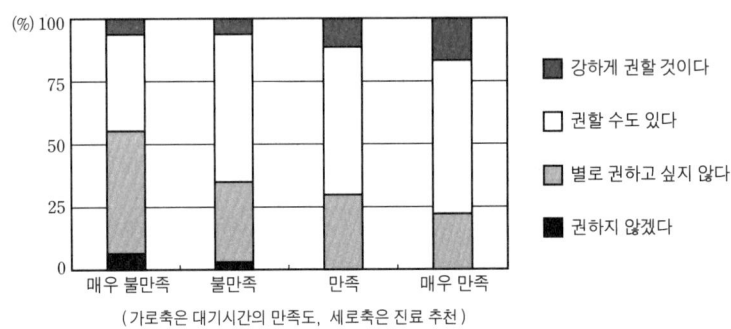

(가로축은 대기시간의 만족도, 세로축은 진료 추천)

이 결과, 만족도가 저하되면 진료를 지인들에게 추천하는 비율도 함께 저하된다는 것을 알 수 있다. 대기시간의 개선이 시급하다.

진료 시스템을 도입해서 대기시간의 근본적인 개선을 꾀하는 것이 이상적인 해결책이지만, '대기하는 도중에 그다지 불편을 느끼지 않도록 노력'을 해보는 것도 좋을 것이다. 예를 들어, 대기실에는 몇 번 사람까지 진료가 진행되고 있는지 게시하고, 몇 시 정도에 접수를 한 사람이 현재 진료받고 있는지 등을 게시하는 것도 하나의 방법이 될 수 있겠다.

> **정리**
>
> 이 책의 제7장에서는 다변량해석 등의 고도의 분석방법도 설명이 되어 있다. 그러나 학회 논문에서나 볼 수 있는 멋진 방법들을 흉내내기보다 단순한 변수의 조합으로도 충분히 '이것 보세요, 이런 점을 알게 되었습니다.'라고 발표할 것을 권하는 바이다. 그 편이 청중들의 이해도 수월할 것이다. 통계학 초심자들은 무조건 심플하게 하는 것이 포인트이다.

## 부록 B  Excel 속 비장의 무기

● 연속하는 데이터를 간단하게 정리하는 방법 ●

스포츠클럽의 예를 사용해 보자.

**1** 데이터를 준비한다.

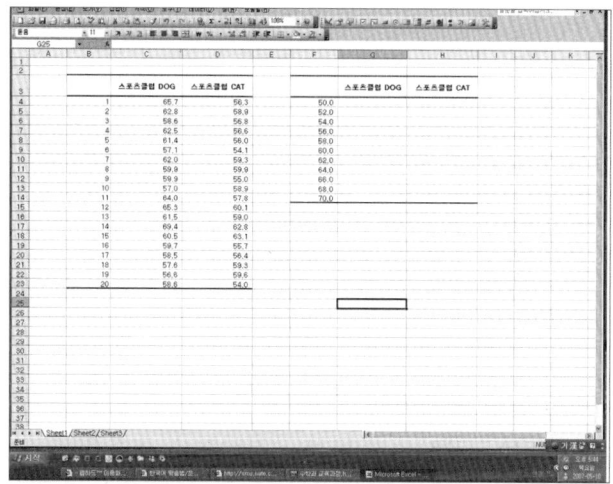

**2** 데이터가 있는 영역을 드래그해서 차트마법사 아이콘을 누르고, 알맞은 차트를 골라 마침 버튼을 누른다. 이 경우에는 꺾은선형 차트를 고른다. 그러면 꺾은선형 차트가 간단하게 만들어진다.

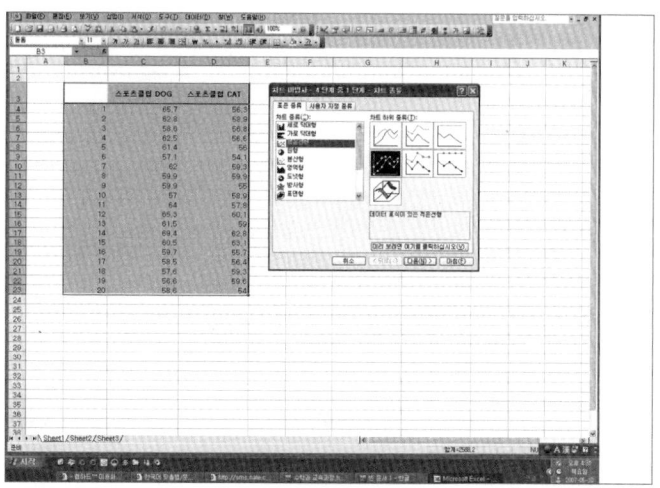

**3** 2cm 간격으로 집계표를 만들기 위해서는 FREQUENCY 함수를 사용한다. 그러기 위해서는 처음에 그림의 F열처럼 2cm마다 계급값을 배치한다.
=FREQUENCY(데이터의 범위, 계급값의 범위)를 드래그하고 괄호를 닫는다. 여기까지 특별한 문제는 없을 것이다.

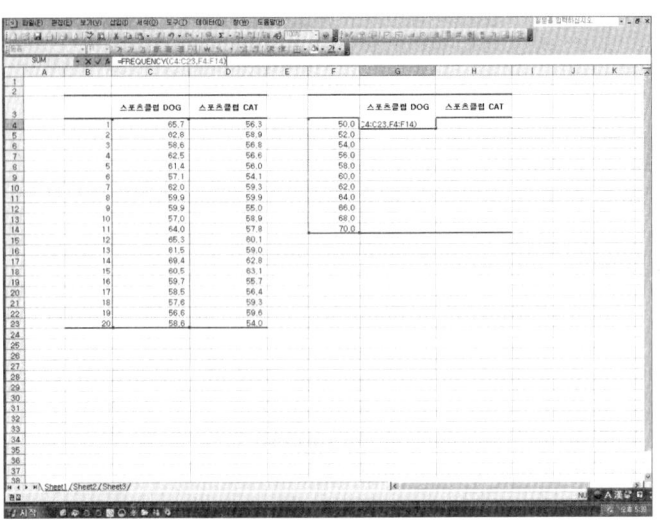

**4** 함수를 입력한 셀을 포함해서 집계결과를 붙이고 싶은 영역(그림에서는 G4 : G14)을 드래그한다. 이 단계에서 특별히 복사작업은 하지 않는다. 다음으로 수식바에 표시되어 있는 FREQUENCY 함수의 마지막 괄호 옆을 클릭한다. 그러면 집계된 데이터의 범위와 집계한 계급값이 선으로 둘러싸여 표시된다.

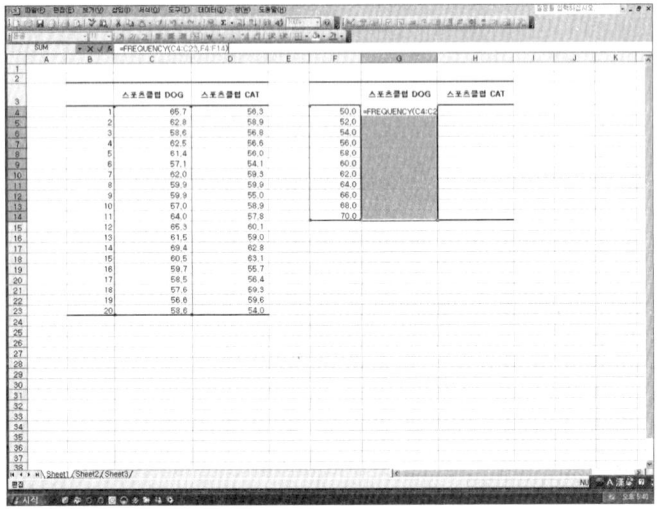

**5** 그 후에, [Ctrl] 키와 [Shift] 키를 누르면서, [Enter] 키를 입력하면 집계결과가 첨부된다. 옆의 예에도 같은 조작을 반복하면 전체 집계표가 완성되므로 그것을 근거로 차트를 작성한다.

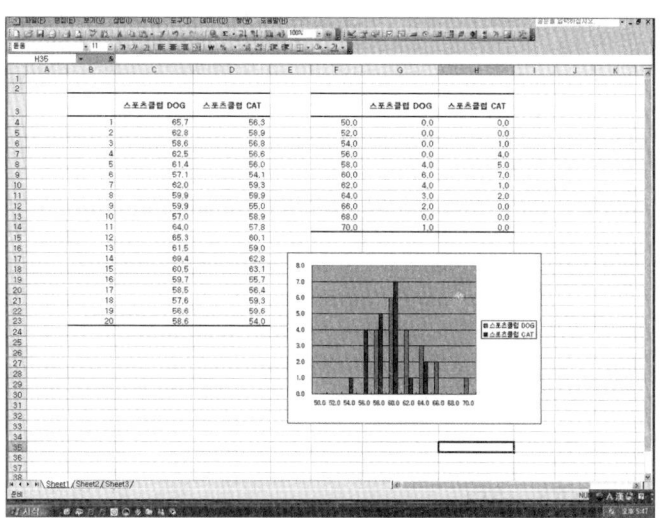

## ●주요 Excel 함수●

| 함수명 | 역할 | 사용 방법·예 |
|---|---|---|
| CHISQ.DIST.RT 함수 | 카이제곱분포에서 상측확률값을 구한다. | CHIDIST(카이제곱값, 자유도)<br>자유도=1, 카이제곱값=4라면<br>=CHISQ.DIST.RT(4,1)이라고 Excel에서 입력한다. 이 때, 0.0455의 값이 뜬다. 비밀의 숫자인 4 이상이 되는 것은 4.55%, 약 5%란 의미이다. |
| CHISQ.INV.RT 함수 | 자유도에 대응하는 카이제곱값의 상측확률의 값을 구한다. | 사용 예<br>CHISQ.INV.RT(0.05,1)   3.84(약 4)<br>CHISQ.INV.RT(0.01,1)   6.63(약 7)<br>CHISQ.INV.RT(0.001,1)  10.82(약 11) |
| CHISQ.TEST 함수 | 관측값, 기대값이 두 개인 표를 구해, $p$값을 직접 구한다. | 자유도를 입력하지 않고 손쉽게 카이제곱검정을 할 수 있지만, 데이터의 개수가 적으면 결과가 참된 값과 차이가 많이 난다. 초심자는 CHIDIST함수로 관측값, 기댓값, 자유도 등에 주의하며 사용할 것을 권한다. |
| F.DIST.RT 함수 | 지정된 분산비, 분자의 자유도, 분모의 자유도에서 F분포의 상측확률을 구한다. | F.DIST.RT(분산비, 분자의 자유도, 분모의 자유도)<br>예   F.DIST.RT(9, 2, 9)        0.00713 |
| NORM.S.DIST 함수 | 지정된 $z$까지의 하측확률을 구한다. NORM.S.DIST(x, 함수 형식) 함수 형식: TRUE에서는 누적분포함수, FALSE에서는 확률 밀도 함수를 구한다. $z$ 이상이 되는 확률을 알고 싶으면 함수 형식을 TRUE로 하고 1에서 그 값을 뺀다. | 누적분포 함수 : $z$까지의 경우<br>확률밀도함수 : $z$에 걸친 표준정규분포 그래프의 값<br>NORMSDIST($z$)<br>예   NORM.S.DIST(0, TRUE)      0.5<br>     NORM.S.DIST(1.96, TRUE)   0.975<br>     NORM.S.DIST(4, TRUE)      0.999 |
| T.TEST 함수 | $t$검정을 실행한다. | T.TEST(한 표본의 데이터 범위, 나머지 표본의 데이터 범위, 미부, 검정의 종류)미부에는 단측검정일 경우에 2를 넣지만, 보통은 2란 값을 넣는다. 조건을 엄격히 해서 검정을 실행할 뿐이다. 이 검정은 다음과 같이 3종류로 나눠진다. |
| | | **대응표본 $t$검정**<br>예 T.TEST(한 표본의 데이터 범위, 나머지 표본의 데이터 범위, 2, 1) |
| | | **독립표본 $t$검정**<br>예 T.TEST(한 표본의 데이터 범위, 나머지 표본의 데이터 범위, 2, 2) |
| | | **베르치검정**<br>예 T.TEST(한 표본의 데이터 범위, 나머지 표본의 데이터 범위, 2, 3) |

## ● 통계 소프트웨어의 종류 ●

| 제품명 | 회사명 | 특징 |
| --- | --- | --- |
| SPSS | IBM사 | BASE 시스템을 기본으로 여러 가지 옵션을 첨가할 수 있다. |
| JMP | SAS Institute사 | 비주얼 검색형 소프트웨어. 시각적 조작이 가능해 문제점을 발견하기 쉽다는 장점이 있다. |
| SAS | SAS Institute사 | SPSS와 같이 BASE시스템이 있고, 여러 가지 옵션을 첨가할 수 있다. |
| R | INSIGHTFUL사 | S-PLUS의 GNU(오픈 소스)판. 컴퓨터 상급언어와 비교하면 조작이 쉽지만, 프로그래밍 이미지가 강해서 간호사들이 쓰기에는 난이도가 높다. |
| S-PLUS | INSIGHTFUL사 | 통계해석을 목적으로 개발된 컴퓨터언어이다. |

많은 제품들이 있지만, 비교적 가격이 저렴한 SAS Institute사의 JMP를 권장한다.

JMP에는 다음과 같은 장점이 있다.
- 데이터와 다이나믹하게 링크된 그래프를 사용하며 인간의 직감에 가까운 뛰어난 유저 인터페이스와 프레젠테이션 기능으로 인해 시각적으로 문제점들을 발견하기 쉽다.
- 이용하는 데이터 크기에 제한이 없다.
- 간결하고 구동이 빠르다.
- 해석 소프트웨어 중에서는 가격이 매우 저렴하다.
- 공학에서 의학, 사회과학계열의 해석까지 적용 가능하다.
- 통계학습의 교재로도 이용할 수 있다.
- Excel로 할 수 없는 분석 도구(tool)가 많다.

## 부록 C 연습문제 해답·해설

### 2장

| 명목척도 | 병원의 이름, 성별, 병명, 진료 과목명 |
|---|---|
| 연속척도 | 백혈구 수 WBC, 적혈구 수 RBC, 호흡 수, ALT(GPT), 혈압, 맥박, AST(GOT) |
| 서열척도 | 비행기의 운임(비즈니스 클래스, 이코노미 클래스 등), 신생아의 아프가 점수, 욕창 발생 위험 인자, 불안 척도 STAI, 초밥의 종류 |

### 3장

| 만족도 | 외과 | 내과 |
|---|---|---|
| 매우불만족 | 9 | 24 |
| 불만족 | 36 | 62 |
| 만족 | 48 | 42 |
| 매우만족 | 66 | 19 |
| 합계 | 159 | 147 |

### 4장

⟨문제 1⟩ 좋아하는 이성 앞에 서면 긴장한다.

관찰값

| | 부정 | 긍정 | 합계 |
|---|---|---|---|
| 남 | 20 | 34 | 54 |
| 여 | 35 | 121 | 156 |
| 합계 | 55 | 155 | 210 |

기댓값

| | 부정 | 긍정 |
|---|---|---|
| 남 | 14.14 | 39.86 |
| 여 | 40.86 | 115.14 |
| 합계 | 55 | 155 |

카이제곱값 = 4.424
$p = 0.035$

해설 : 이 데이터에서는 여성이 남성보다 긴장하는 경향을 보인다. 좋아하는 이성 앞에 서면 긴장해서 말을 못하는 여성은 다수파에 속하며 이는 극히 평범한 현상인 듯하다.

⟨문제 2⟩ 결혼생활에 대해서 공상을 많이 한다.

관찰값

| | 부정 | 긍정 | 합계 |
|---|---|---|---|
| 남 | 43 | 13 | 56 |
| 여 | 97 | 52 | 149 |
| 합계 | 140 | 65 | 205 |

기댓값

| | 부정 | 긍정 |
|---|---|---|
| 남 | 38.24 | 17.76 |
| 여 | 101.76 | 47.24 |
| 합계 | 140 | 65 |

카이제곱값 = 2.567
$p = 0.109$

해설 : 유의한 차이는 없지만, 남녀 모두 공상을 하는 사람이 어느 정도 있다는 것에 주목하자. 공상을 하던 사람들끼리 결혼을 하면 파국을 향해 쏜살같이 달려갈지도 모를 일이다.

⟨문제 3⟩  이성에게 먼저 말을 거는 편이다.

**관찰값**

|  | 부정 | 긍정 | 합계 |
|---|---|---|---|
| 남 | 25 | 29 | 54 |
| 여 | 109 | 47 | 156 |
| 합계 | 134 | 76 | 210 |

**기댓값**

|  | 부정 | 긍정 |
|---|---|---|
| 남 | 34.46 | 19.56 |
| 여 | 99.54 | 56.46 |
| 합계 | 134 | 76 |

카이제곱값 = 9.655
$p = 0.002$

해설 : 말을 거는 사람은 여성이 적은 경향을 보인다. 만약 당신이 여성이라면 좋아하는 남성에게 라이벌 여성도 말을 걸지 못하고 있을 가능성이 높기 때문에, 라이벌보다 먼저 말을 걸어야 할 것이다. 그러면 승리(?)가 눈앞에 보인다.

## 5장

⟨문제 1⟩

|  | 스포츠클럽 DOG | 스포츠클럽 CAT |
|---|---|---|
| 50 | 0 | 0 |
| 52 | 0 | 1 |
| 54 | 0 | 1 |
| 56 | 0 | 1 |
| 58 | 7 | 4 |
| 60 | 3 | 8 |
| 62 | 6 | 2 |
| 64 | 2 | 3 |
| 66 | 1 | 0 |
| 68 | 1 | 0 |
| 70 | 0 | 0 |

⟨문제 2⟩

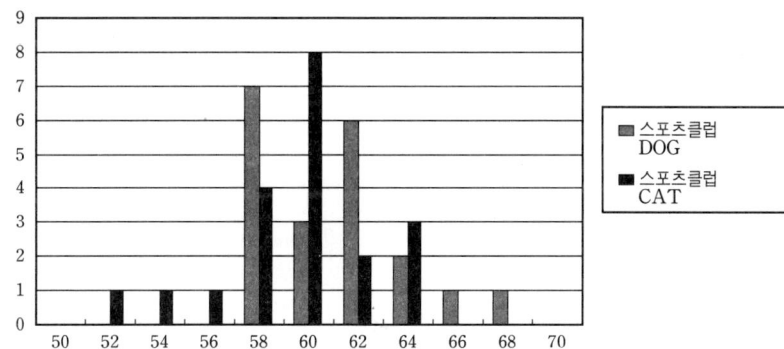

⟨문제 3⟩  분산비 = 1.015

⟨문제 4⟩  2보다 작으므로 등분산. 자세하게는 = F.DIST.RT(1.015, 19, 19)로 $p = 0.487226 > 0.05$, 즉 5% 이하가 아니므로 등분산이라고 판단된다.

⟨문제 5⟩  =T.TEST(DOG의 범위, CAT의 범위, 2, 2)로 구하면 $p = 0.161572$이다.

# 6장

**1** 상관계수를 구하시오.

| | X | Y | X−X의평균 | Y−Y의평균 | (X−X의평균)² | (Y−Y의평균)² | (X−X의평균)×(Y−Y의평균) |
|---|---|---|---|---|---|---|---|
| 1 | 57.0 | 66.4 | 0.320 | 7.020 | 0.1024 | 49.2804 | 2.2464 |
| 2 | 55.4 | 52.6 | −1.280 | −6.780 | 1.6384 | 45.9684 | 8.6784 |
| 3 | 56.9 | 62.2 | 0.220 | 2.820 | 0.0484 | 7.9524 | 0.6204 |
| 4 | 58.2 | 52.0 | 1.520 | −7.380 | 2.3104 | 54.4644 | −11.2176 |
| 5 | 55.9 | 63.7 | −0.780 | 4.320 | 0.6084 | 18.6624 | −3.3696 |
| 평균 | 56.6800 | 59.3800 | | | | | |
| | | | | 합계 | 4.7080 | 176.3280 | −3.0420 |

〈문제 1〉   〈문제 2〉

〈문제 3〉

$$상관계수 = \frac{-3.042}{\sqrt{4.708 \times 176.328}} = -0.1056$$

**2** 이상값이 있는 경우의 상관계수를 구하시오.

| | X | Y | X−X의평균 | Y−Y의평균 | (X−X의평균)² | (Y−Y의평균)² | (X−X의평균)×(Y−Y의평균) |
|---|---|---|---|---|---|---|---|
| 1 | 57.0 | 66.4 | 0.433 | 15.867 | 0.1878 | 251.7511 | 6.8756 |
| 2 | 55.4 | 52.6 | −1.167 | 2.067 | 1.3611 | 4.2711 | −2.4111 |
| 3 | 56.9 | 62.2 | 0.333 | 11.667 | 0.1111 | 136.1111 | 3.8889 |
| 4 | 58.2 | 52.0 | 1.633 | 1.467 | 2.6678 | 2.1511 | 2.3956 |
| 5 | 55.9 | 63.7 | −0.667 | 13.167 | 0.4444 | 173.3611 | −8.7778 |
| 6 | 56.0 | 6.3 | −0.567 | −44.233 | 0.3211 | 1956.5878 | 25.0656 |
| 평균 | 56.5667 | 50.5333 | | | | | |
| | | | | 합계 | 5.0933 | 2524.2333 | 27.0367 |

$$상관계수 = \frac{27.0367}{\sqrt{5.0933 \times 2524.2333}} = 0.2384$$

그래프를 그려보면

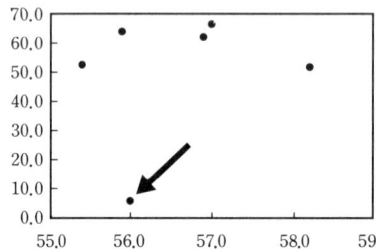

가장 아래에 위치한 이상값의 영향을 크게 받고 있다는 사실을 알 수 있다.

# 7장

1. 단골손님의 수 → f. 생존분석
2. 모임의 간사 → e. 로지스틱 회귀분석
3. 과자 만들기 → a. 중회귀분석
4. 술집 출입문의 모양 → b. 주성분분석
5. 이상적인 지도자상 → c. 인자분석
6. 가족구성에 따른 차량의 구입 형태 → d. 대응일치분석

## 참고문헌

- 『입문 공분산구조분석의 실제』 아사노 히로히코, 스즈키 토쿠히사, 코지마 다카야 공저, 고단샤, 2005년
- 『Excel로 배우는 회귀분석 입문』 우에다 타이치로, 고바야시 마기, 후치가미 미키 공저, 옴사, 2004년
- 『Excel로 배우는 생존시간 분석』 우치나미 마모루 저, 옴사, 2005년
- 『Excel로 배우는 공분산구조분석과 그래피컬 모델링-Excel 2013/2010/2007 대응판』 코지마 다카야·야마모토 마사시 공저, 옴사, 2013년
- 『만화로 쉽게 배우는 통계학』 다카하시 신, TREND-PRO 만화 제작, 옴사, 2004년
- 『만화로 쉽게 배우는 회귀분석』 다카하시 신, 이노우에 이로하 그림, TREND-PRO 제작, 옴사, 2005년
- 『Excel로 배우는 코레스폰던스 분석』 다카하시 신 저, 옴사, 2005년
- 『Excel로 배우는 친절한 통계학』 다큐 히로시 저, 옴사, 2004년
- 『간호 연구는 두렵지 않아 제2판』 다큐 히로시, 의학서원, 2019년
- 『야무진 간호연구』 다큐 히로시 저, 닛소켄, 2005년
- 『JMP에 의한 통계분석 입문』 다큐 히로시·하야시 토시카츠·코지마 다카야 공저, 옴사, 2002년

## 출전 데이터

- 208쪽에 있는 병원 대기실 평가의 주성분분석에 사용한 데이터는 'JMP에 의한 통계해석입문'의 12.2절 '아트리움의 인상평가 데이터'를 유용한 것이다.
- 211쪽의 '극장·콘서트홀에 갈 때, 어떤 점을 중시하는가'에 대한 조사에 사용한 데이터는 일본 국토교통성 국토기술정책 종합연구소의 연구과제 '공공시설의 CS 매니지먼트시스템 구축에 관한 연구(H17~18)' 및 독립행정법인 건축연구소의 연구과제 '건축 프로젝트의 원활한 추진을 위한 브리핑에 관한 연구(H17~18)'의 일환으로서, 2005년 9월에 실시된 조사데이터를 저자가 책임지고 분석한 것이다.

# 찾아보기

## ㄱ

가설검정 · · · · · · · · · · · · · · · · · · · · · · · · · · · · · 105
검정 · · · · · · · · · · · · · · · · · · · · · · · · · · · · · 24, 80
검정대응표 · · · · · · · · · · · · · · · · · · · · · · · · · · · 81
검증적 인자분석 · · · · · · · · · · · · · · · · · · · · · 221
경로계수 · · · · · · · · · · · · · · · · · · · · · · · · · · · · · 217
경로도 · · · · · · · · · · · · · · · · · · · · · · · · · · · · · · · 217
고유값 · · · · · · · · · · · · · · · · · · · · · · · · · · 211, 223
공분산구조분석(SEM) · · · · · · · · · · · · · · · 217
관련 · · · · · · · · · · · · · · · · · · · · · · · · · · · · · · · · · 106
관측변수 · · · · · · · · · · · · · · · · · · · · · · · · · · · · 218
귀무가설 · · · · · · · · · · · · · · · · · · · · · · · 106, 178
기각한다 · · · · · · · · · · · · · · · · · · · · · · · · · · · · 106
기댓값 · · · · · · · · · · · · · · · · · · · · · · · · · · · · · · · · 84
기술통계 · · · · · · · · · · · · · · · · · · · · · · · · · · · · · 21
기여율 · · · · · · · · · · · · · · · · · · · · · · · · · · 211, 223
꺾은선그래프 · · · · · · · · · · · · · · · · · · · · · · · · · 71

## ㄴ

누적기여율 · · · · · · · · · · · · · · · · · · · · · 211, 223

## ㄷ

다중비교 · · · · · · · · · · · · · · · · · · · · · · · · · · · · 182
단극척도 · · · · · · · · · · · · · · · · · · · · · · · · · · · · 215
단일 회귀분석 · · · · · · · · · · · · · · · · · · · · · · · 204
단일표본 t검정 · · · · · · · · · · · · · · · · · · · · · · 149
단측확률 · · · · · · · · · · · · · · · · · · · · · · · · · · · · 134
대립가설 · · · · · · · · · · · · · · · · · · · · · · · 106, 178
대응 · · · · · · · · · · · · · · · · · · · · · · · · · · · · · · · · · · 54
대응일치분석 · · · · · · · · · · · · · · · · · · · 212, 216
대응표본 t검정 · · · · · · · · · · · · · · · · · · · · · · 157
더미변수화 · · · · · · · · · · · · · · · · · · · · · · · · · · 206
독립변수 · · · · · · · · · · · · · · · · · · · · · · · · · · · · 201
띠그래프 · · · · · · · · · · · · · · · · · · · · · · · · · · · · · 73

## ㄹ

라벨 산포도 · · · · · · · · · · · · · · · · · · · · · · · · · 209
래더링 · · · · · · · · · · · · · · · · · · · · · · · · · · · · · · · · 29
로그값 · · · · · · · · · · · · · · · · · · · · · · · · · · · · · · · 191
로그랭크 검정 · · · · · · · · · · · · · · · · · · · · · · · 231
로그변환 · · · · · · · · · · · · · · · · · · · · · · · · · · · · 191
로지스틱 회귀분석 · · · · · · · · · · · · · · · · · · 226

## ㅁ

맥니머의 검정 · · · · · · · · · · · · · · · · · · · · · · · 114
명목척도 · · · · · · · · · · · · · · · · · · · · · · · · · 51, 53
모집단 · · · · · · · · · · · · · · · · · · · · · · · · · · · 23, 178
모평균 · · · · · · · · · · · · · · · · · · · · · · · · · · · · · · · 142

## ㅂ

바이어스 · · · · · · · · · · · · · · · · · · · · · · · · · · · · · · 45
바이플롯 · · · · · · · · · · · · · · · · · · · · · · · · · · · · 211
베르치 검정 · · · · · · · · · · · · · · · · · · · · · · · · · 160
변수 · · · · · · · · · · · · · · · · · · · · · · · · · · · · · · · · · · 50
변수변환 · · · · · · · · · · · · · · · · · · · · · · · · · · · · 191
본페로니 방법 · · · · · · · · · · · · · · · · · · · · · · · 182
분산 · · · · · · · · · · · · · · · · · · · · · · · · · · · · · · · · · 130
분산분석 · · · · · · · · · · · · · · · · · · · · · · · · · · · · 177
분산분석표 · · · · · · · · · · · · · · · · · · · · · · · · · · 181
불편분산 · · · · · · · · · · · · · · · · · · · · · · · · · · · · 147

## ㅅ

사건 · · · · · · · · · · · · · · · · · · · · · · · · · · · · · · · · · · 83
산포도 · · · · · · · · · · · · · · · · · · · · · · · · · · 184, 193
산포도행렬 · · · · · · · · · · · · · · · · · · · · · · · · · · 208
삼차원 산포도 · · · · · · · · · · · · · · · · · · · · · · · 210
상관계수 · · · · · · · · · · · · · · · · · · · · · · · · · · · · 186
상관계수행렬 · · · · · · · · · · · · · · · · · · · · · · · · 208
상관비 · · · · · · · · · · · · · · · · · · · · · · · · · · · · · · · 194
상관지표 · · · · · · · · · · · · · · · · · · · · · · · · · · · · 194
상측확률 · · · · · · · · · · · · · · · · · · · · · · · · · · · · 156

생존분석 · · · · · · · · · · · · · · · · · · · · · · · · · · · · · · · · · · · 229
서열척도 · · · · · · · · · · · · · · · · · · · · · · · · · · · · · · · · · · · · · 52
스피어만의 순위상관계수 · · · · · · · · · · · · · · · · 193

### ㅇ

양극척도 · · · · · · · · · · · · · · · · · · · · · · · · · · · · · · · · · · · · 215
양적연구 · · · · · · · · · · · · · · · · · · · · · · · · · · · · · · · · · · · · · 57
양측확률 · · · · · · · · · · · · · · · · · · · · · · · · · · · · · · · · · · · · 134
연속척도 · · · · · · · · · · · · · · · · · · · · · · · · · · · · · · · · 50, 53
위험률 · · · · · · · · · · · · · · · · · · · · · · · · · · · · · · · · · · · · · · · 99
윌콕슨 검정 · · · · · · · · · · · · · · · · · · · · · · · · · · · · · · · 231
유의수준 · · · · · · · · · · · · · · · · · · · · · · · · · · · · · · · · · · · 107
이상값 · · · · · · · · · · · · · · · · · · · · · · · · · · · · · · · · · · · · · · 189
인자부하량 · · · · · · · · · · · · · · · · · · · · · · · · · · · 211, 223
인자분석 · · · · · · · · · · · · · · · · · · · · · · · · · · · · · 221, 225

### ㅈ

자유도 · · · · · · · · · · · · · · · · · · · · · · · · · · · · · · 90, 93, 147
잔차의 제곱의 합 · · · · · · · · · · · · · · · · · · · · · · · · · 203
잠재변수 · · · · · · · · · · · · · · · · · · · · · · · · · · · · · · · · · · · 218
잠재인자 · · · · · · · · · · · · · · · · · · · · · · · · · · · · · · · · · · · 218
적합도 · · · · · · · · · · · · · · · · · · · · · · · · · · · · · · · · · · · · · 220
정규분포 · · · · · · · · · · · · · · · · · · · · · · · · · · · · · · · · · · · 125
종속변수 · · · · · · · · · · · · · · · · · · · · · · · · · · · · · · · · · · · 201
주성분분석 · · · · · · · · · · · · · · · · · · · · · · · · · · · · · · · · 207
중상관계수 · · · · · · · · · · · · · · · · · · · · · · · · · · · · · · · · 204
중심극한정리 · · · · · · · · · · · · · · · · · · · · · · · · · · · · · 141
중앙값 · · · · · · · · · · · · · · · · · · · · · · · · · · · · · · · · · · · · · 128
중회귀분석 · · · · · · · · · · · · · · · · · · · · · · · · · · · · · · · · 204
질적연구 · · · · · · · · · · · · · · · · · · · · · · · · · · · · · · · · · · · · 57

### ㅊ

최빈값 · · · · · · · · · · · · · · · · · · · · · · · · · · · · · · · · · · · · · 129
최소제곱법 · · · · · · · · · · · · · · · · · · · · · · · · · · · · · · · · 203
추정 · · · · · · · · · · · · · · · · · · · · · · · · · · · · · · · · · · · · · 24, 80
추측(추론)통계 · · · · · · · · · · · · · · · · · · · · · · · · 21, 80
층별 히스토그램 · · · · · · · · · · · · · · · · · · · · · · · · · 154

### ㅋ

카이제곱값 · · · · · · · · · · · · · · · · · · · · · · · · · · · · · · · · · 89
카이제곱검정 · · · · · · · · · · · · · · · · · · · · · · · · · · · · · · 82
카이제곱분포 · · · · · · · · · · · · · · · · · · · · · · · · · 90, 167
크래머의 연관계수 · · · · · · · · · · · · · · · · · · · · · · · 194
크로스 집계표 · · · · · · · · · · · · · · · · · · · · · · · · 68, 215
큰수의 법칙(대수의 법칙) · · · · · · · · · · · · · · · 140

### ㅌ

탈리도마이드 사건 · · · · · · · · · · · · · · · · · · · · · · · 193
탐색적 인자분석 · · · · · · · · · · · · · · · · · · · · · · · · · · 221

### ㅍ

편회귀계수 · · · · · · · · · · · · · · · · · · · · · · · · · · · · · · · · 204
평가 그리드법 · · · · · · · · · · · · · · · · · · · · · · · · · · · · 317
평균값의 검정 · · · · · · · · · · · · · · · · · · · · · · · · · · · · 152
평균제곱값 · · · · · · · · · · · · · · · · · · · · · · · · · · · · · · · · 180
표본 · · · · · · · · · · · · · · · · · · · · · · · · · · · · · · · · · · · · · · · · · 23
표준오차 · · · · · · · · · · · · · · · · · · · · · · · · · · · · · · · · · · · 139
표준점수 · · · · · · · · · · · · · · · · · · · · · · · · · · · · · · · · · · · 133
표준정규분포 · · · · · · · · · · · · · · · · · · · · · · · · · · · · · 133
표준편차 · · · · · · · · · · · · · · · · · · · · · · · · · · · · · · · · · · · 129
표준화 · · · · · · · · · · · · · · · · · · · · · · · · · · · · · · · · · · · · · 133
피어슨의 적률상관계수 · · · · · · · · · · · · · · · · · · 186

### ㅎ

하측확률 · · · · · · · · · · · · · · · · · · · · · · · · · · · · · · · · · · · 134
회귀분석 · · · · · · · · · · · · · · · · · · · · · · · · · · · · · 200, 201

### 영문

F검정 · · · · · · · · · · · · · · · · · · · · · · · · · · · · · · · · · · · · · · 152
F분포 · · · · · · · · · · · · · · · · · · · · · · · · · · · · · · · · · · · · · · 155
IMRAD(밴쿠버 형식) · · · · · · · · · · · · · · · · 244, 251
Kaplan-Meier method · · · · · · · · · · · · · · · · · · · · · 229
t검정 · · · · · · · · · · · · · · · · · · · · · · · · · · · · · · · · · · · · · · · 146
z검정 · · · · · · · · · · · · · · · · · · · · · · · · · · · · · · · · · · · · · · 142

# 만화로 쉽게 배우는 보건통계학

원제 : マンガでわかる 保健統計学 [第2版]

2007. 7. 20. 1판 1쇄 발행
2016. 6. 22. 1판 2쇄 발행
**2021. 7. 23. 2판 1쇄 발행**

지은이 | 다큐 히로시(田久 浩志), 코지마 다카야(小島 隆矢)
그 림 | 코야마 케이코
감 역 | 이정렬
역 자 | 홍희정
펴낸이 | 이종춘
펴낸곳 | BM (주)도서출판 성안당

주소 | 04032 서울시 마포구 양화로 127 첨단빌딩 3층 (출판기획 R&D 센터)
      10881 경기도 파주시 문발로 112 파주 출판 문화도시 (제작 및 물류)
전화 | 02) 3142-0036
      031) 950-6300
팩스 | 031) 955-0510
등록 | 1973. 2. 1. 제406-2005-000046호
출판사 홈페이지 | www.cyber.co.kr
ISBN | 978-89-315-8296-3 (17410)
정가 | 17,000원

### 이 책을 만든 사람들

진행 | 김해영
전산편집 | 김인환
홍보 | 김계향, 유미나, 서세원
국제부 | 이선민, 조혜란, 김혜숙
마케팅 | 구본철, 차정욱, 나진호, 이동후, 강호묵
마케팅 지원 | 장상범, 박지연
제작 | 김유석

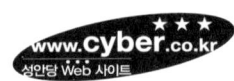
성안당 Web 사이트

이 책은 Ohmsha와 BM (주)도서출판 성안당의 저작권 협약에 의해 공동 출판된 서적으로, BM (주)도서출판 성안당 발행인의 서면 동의 없이는 이 책의 어느 부분도 재제본하거나 재생 시스템을 사용한 복제, 보관, 전기적·기계적 복사, DTP의 도움, 녹음 또는 향후 개발될 어떠한 복제 매체를 통해서도 전용할 수 없습니다.

■ 도서 A/S 안내

성안당에서 발행하는 모든 도서는 저자와 출판사, 그리고 독자가 함께 만들어 나갑니다.
좋은 책을 펴내기 위해 많은 노력을 기울이고 있습니다. 혹시라도 내용상의 오류나 오탈자 등이 발견되면 "좋은 책은 나라의 보배"로서 우리 모두가 함께 만들어 간다는 마음으로 연락주시기 바랍니다. 수정 보완하여 더 나은 책이 되도록 최선을 다하겠습니다.
성안당은 늘 독자 여러분들의 소중한 의견을 기다리고 있습니다. 좋은 의견을 보내주시는 분께는 성안당 쇼핑몰의 포인트(3,000포인트)를 적립해 드립니다.
잘못 만들어진 책이나 부록 등이 파손된 경우에는 교환해 드립니다.